Applications of the Unified Protocol for
Transdiagnostic Treatment of Emotional Disorders

成人情绪障碍
跨诊断治疗的统一方案

—— 应用实例 ——

[美] 戴维·H.巴洛　　托德·J.法尔基奥内 ／ 主编
（David H. Barlow）　（Todd J. Farchione）

王建平　林　灵　陈依怡 等／译

中国轻工业出版社

图书在版编目（CIP）数据

成人情绪障碍跨诊断治疗的统一方案：应用实例／
（美）戴维·H. 巴洛（David H. Barlow），（美）托德·
J. 法尔基奥内（Todd J. Farchione）主编；王建平等译.
北京：中国轻工业出版社，2025. 1. -- ISBN 978-7
-5184-5112-8

Ⅰ. R749.4

中国国家版本馆CIP数据核字第20243SH216号

责任编辑：孙蔚雯　　　责任终审：张乃东

策划编辑：孙蔚雯　　　责任校对：刘志颖　　　责任监印：吴维斌

出版发行：中国轻工业出版社（北京鲁谷东街5号，邮编：100040）

印　　刷：三河市鑫金马印装有限公司

经　　销：各地新华书店

版　　次：2025年1月第1版第1次印刷

开　　本：710×1000　1/16　印张：28

字　　数：380千字

书　　号：ISBN 978-7-5184-5112-8　　定价：118.00元

读者热线：010-65181109

发行电话：010-85119832　　010-85119912

网　　址：http://www.chlip.com.cn　http://www.wqedu.com

电子信箱：1012305542@qq.com

版权所有　侵权必究

如发现图书残缺请拨打读者热线联系调换

201229Y2X101ZYW

Applications of the Unified Protocol for
Transdiagnostic Treatment of Emotional Disorders

成人情绪障碍
跨诊断治疗的统一方案

—— 应用实例 ——

[美] 戴维·H. 巴洛　　托德·J. 法尔基奥内 ／主编
（David H. Barlow）　　（Todd J. Farchione）

王建平　林　灵　陈依怡 ／译
牛国雯　袁　颖　陈　亮

中国轻工业出版社

◀译 者 序▶

我曾于 2006—2007 年在美国波士顿大学的焦虑及相关障碍治疗中心（Center for Anxiety and Related Disorders，CARD）做访问学者（简称"访学"）。我当时的访学导师正是本书的主编之一戴维·H. 巴洛（David H. Barlow）教授，他也是该中心的创始人。在我访学期间，巴洛教授就在带领团队进行情绪障碍跨诊断治疗的统一方案（简称统一方案；Unified Protocol for Transdiagnostic Treatment of Emotional Disorders，UP）的研发工作。2011 年，第一版《情绪障碍跨诊断治疗的统一方案——治疗师指南》（*Unified Protocol for Transdiagnostic Treatment of Emotional Disorders: Therapist Guide*）和《情绪障碍跨诊断治疗的统一方案——自助手册》（*Unified Protocol for Transdiagnostic Treatment of Emotional Disorders: Workbook*）在美国正式出版；2013 年，我带着硕博士研究生翻译的中文版①出版。自那之后，这套书就一直是我们"2 年认知行为疗法连续培训项目"的主要学习教材之一。它的实用性、针对性和灵活性使它受到了越来越多的国内一线精神科医生及心理学工作者的认可与青睐。近几年，跨诊断治疗的理念也在临床上更为普及，被应用于日益复杂的各类情绪障碍及共病状况。与此同时，巴洛教授的团队从未停止过探索的步伐，孜孜不倦地致力于提升统一方案的便利性与适用性，持续开展针对不同情绪问题、

---

① 中文版《情绪障碍跨诊断治疗的统一方案——治疗师指南》和《情绪障碍跨诊断治疗的统一方案——自助手册》由中国轻工业出版社出版。——译者注

不同来访群体的干预研究，探究统一方案的临床疗效并不断进行改良。在他们的努力下，统一方案不断发展完善；我们也紧随其后，自 2022 年至今，先后翻译出版了一系列统一方案的图书 ①：

- 《儿童和青少年情绪障碍跨诊断治疗的统一方案——治疗师指南》（ *Unified Protocols for Transdiagnostic Treatment of Emotional Disorders in Children and Adolescents: Therapist Guide* ）
- 《儿童情绪障碍跨诊断治疗的统一方案——自助手册》（ *Unified Protocol for Transdiagnostic Treatment of Emotional Disorders in Children: Workbook* ）
- 《青少年情绪障碍跨诊断治疗的统一方案——自助手册》（ *Unified Protocol for Transdiagnostic Treatment of Emotional Disorders in Adolescents: Workbook* ）
- 《成人情绪障碍跨诊断治疗的统一方案（原著第二版）——治疗师指南》（ *Unified Protocol for Transdiagnostic Treatment of Emotional Disorders: Therapist Guide，Second Edition* ）
- 《成人情绪障碍跨诊断治疗的统一方案（原著第二版）——自助手册》（ *Unified Protocol for Transdiagnostic Treatment of Emotional Disorders: Workbook，Second Edition* ）
- 《儿童和青少年情绪障碍跨诊断治疗的统一方案——应用实例》（ *Applications of the Unified Protocols for Transdiagnostic Treatment of Emotional Disorders in Children and Adolescents* ）
- 《成人情绪障碍跨诊断治疗的统一方案——应用实例》（ *Applications of the Unified Protocol for Transdiagnostic Treatment of Emotional Disorders* ）

---

① 中文版均由中国轻工业出版社出版。——译者注

后两本书都以真实的个案为例，为读者完整地呈现了统一方案的各个模块可以如何应用于不同类型的情绪障碍患者；而这也正是许多临床心理学工作者最想了解与学习的！

本书共 17 章。第一章简要概述了统一方案的发展历程及基本内容。第二章提纲挈领地介绍了跨诊断视角下的评估与个案概念化。第三至十四章具体阐述了统一方案可以如何应用于各类与情绪相关的问题，包括：焦虑障碍、强迫及相关障碍、重性抑郁障碍、双相及共病障碍、创伤后应激障碍、酒精使用障碍共病焦虑障碍、进食障碍、失眠障碍、非自杀性和自杀性自伤意念与行为、边缘型人格障碍、慢性疼痛和高度复杂性共病个案。第十五章呈现了统一方案如何在团体中使用。第十六章以日本与哥伦比亚为例，探讨了跨文化问题。第十七章对统一方案的未来方向进行了展望。

在翻译过程中，我的内心常常涌动对巴洛教授团队的钦佩以及油然而生的感动之情。我钦佩他们在工作上的严谨性和灵活性。统一方案从诞生之初发展至今，一直恪守循证理念，在每一个模块的设计与调整的背后，都有科学理论与实证数据的支持。但他们并没有墨守成规，而是致力于把统一方案应用到更多复杂的临床问题中。他们巧妙地对重点模块的实施以及会谈的频率和时间等做出调整，因势利导地在干预中融入跨诊断治疗的基本原则与核心要素，再通过临床试验对统一方案的有效性进行验证，在科学循证的基础上尽可能做到因时、因地、因人制宜，提高统一方案与不同问题患者的适配性。

我也深深感动于巴洛教授团队在专业上的精益求精，以及在助人上的拳拳之心。自第一版统一方案发表以来，他们的研发团队没有故步自封，除了持续收集来自各方的实践反馈以进一步完善方案外，他们还希望拓宽统一方案的应用可能性，使之服务于更多群体，以及提升治疗的可获得性。为此，他们马不停蹄地开始探索统一方案在团体治疗中的应用、在跨文化背景下的疗效，并且从未间断过对样本的招募，以研究不同类型的症状更为复杂的个案，为使用统一方案的临床工作者提供了宝贵的经验与建议。这些从本书中均可见一斑。这 17 章是整个团队共同的智慧结晶，凝结了他们无数个日夜的辛勤付出！

我们为本书成立了专门的翻译小组。我的硕士毕业生林灵（执业咨询师，中国心理学会注册督导师）和我一起制订了翻译计划，并监督翻译进程，把控翻译质量，进行了多轮校对和统稿。林灵跟随我学习并践行认知行为疗法已近 10 年，一直致力于认知行为疗法的传播。接到翻译任务后，她不遗余力地积极统筹与协调，组建了一个有胜任力的翻译小组。翻译小组中的其他四位成员均参加过我所开发的认知行为疗法连续培训项目，他们是：陈依怡（温州市榕安心理咨询有限公司）、牛国雯（北京顺义国际学校）、陈亮（深圳市福田区红岭教育集团华富中学）和袁颖（成都文理学院）。所有译者都至少参加过一轮为期 2 年的基础训练，并且在实务方面均有非常丰富的经验，能够尽可能保证专业上的翻译准确性。在开始翻译前，我们提炼了术语表并对专业术语的翻译进行了统一；在翻译过程中，各位译者通过定期的工作例会做阶段性报告与讨论；某些不确定译法的地方往往是集所有翻译小组成员之力逐字逐句推敲后成文的；为了一个单词或一个句子而查阅多篇文献以确认其准确含义，是常有之事；对于某些有东西方文化差异的内容，我们也会追根溯源，避免歧义，并在必要的地方添加了译者注进行补充说明。这样的翻译与讨论过程也让每一位译者受益匪浅。本书第一至十章以及第十五至十七章的译者是陈依怡，第十一章和第十二章的译者是陈亮，第十三章和第十四章的译者是袁颖。牛国雯对全书进行了第一轮校对；之后，翻译小组成员共同进行了第二轮交叉校对；陈依怡和牛国雯进行了第三轮校对；林灵对全书进行了第四轮校对；最后由我审定译稿。我带领的认知行为疗法培训与督导团队也提供了重要的支持，该团队共有 9 人，主要由我的硕士、博士及多年跟随我学习的临床工作者构成，除了林灵，还有胡泊、李婉君、徐慊、陶金花、朱雅雯、李荔波、蔡远和胡邵仑；此外，我已毕业的学生余萌博士亦有贡献。每位参与者都为本书的翻译付出了很多心血，在此对他们表达深深的谢意！同时，还要特别感谢中国轻工业出版社"万千心理"和孙蔚雯编辑为本书的出版付出的努力。希望我们的翻译工作能为统一方案在国内的普及与推广尽绵薄之力，唯愿有更多与各种情绪问题做斗争的人受益于统一方案。

尽管力求完美，但由于能力有限，译作中难免有疏漏，诚请各位专家、同行及读者不吝指正，以便在今后进一步修订完善。我的邮箱是 wjphh@bnu.edu.cn。在此先向您致以诚挚的感谢！

王建平

北京师范大学心理学部

2024 年 6 月

◀ 前 言 ▶

　　这本书聚焦于情绪障碍跨诊断治疗的统一方案的临床应用。我们想在开篇就为读者阐明本书不会探讨的内容，希望对读者有所帮助。首先，它并不是对统一方案的深入解析。更新并修订后的统一方案治疗师指南[①]，以及详细地包含了统一方案所有必要元素的患者自助手册[②]将很快出版（Barlow，Farchione，et al.，2018；Barlow，Sauer-Zavala，et al.，2018）。此外，本书不会更多地讨论统一方案的基础性理论和概念及相关研究结果；不过在必要时，这些主题会出现在不同的章节中。本书的重点是提供在各种情况下使用统一方案的具体的实操建议，比如复杂的共病个案；或者治疗师在治疗和问题解决过程中可能遇到的典型难题。

　　有些读者最初翻阅本书目录时，可能会因其中呈现了不同类型的《精神障碍诊断与统计手册》（*Diagnostic and Statistical Manual of Mental Disorders*，DSM）的诊断分类而感到困惑，如重性抑郁障碍、双相障碍和进食障碍。毕竟，我们提出的是一种聚焦适用于所有情绪障碍的核心共同治疗要素的跨诊断评估和干预方法，为何又将它置于特定障碍的背景下呢？为此我们再次强调，本书旨在阐明如何从一个关注共同气质特征的框架视角来概念化不同的情绪障碍（大多存在共病的情况），使得五个核心的跨诊断要素均能应用在这些障碍上。因此，本书对这种治疗方法在每种障

[①] 《成人情绪障碍跨诊断治疗的统一方案（原著第二版）——治疗师指南》。——译者注
[②] 《成人情绪障碍跨诊断治疗的统一方案（原著第二版）——自助手册》。——译者注

碍中的应用都进行了详细的分步介绍，从向患者解释治疗的基本原理开始，到对每个核心模块或元素的应用。

开发这种跨诊断治疗的宗旨是减轻一线临床医生的工作压力，因为他们要面对各种各样的情绪障碍患者，如社交焦虑障碍、抑郁障碍和惊恐障碍，其中大多数障碍到目前为止都有自己的单一诊断循证治疗方案，而且不少方案的差异很大。很少有临床医生知晓所有可用的方案，更不用说精通它们了。而熟悉统一方案的临床医生的经验之谈是，那些核心的跨诊断治疗要素几乎就是他们解决情绪障碍所需掌握的全部内容了。

本书第一章概述了统一方案在过去几十年的发展，描述了统一方案的组成要素，以及目前支持统一方案的有效性的研究，其中包括最近由美国国家精神卫生研究所（National Institute of Mental Health，NIMH）赞助的一项大型临床试验。该试验表明，统一方案在治疗主诊断为焦虑障碍的患者时，其效果至少与基于个体和单一诊断的治疗方案一样好（Barlow et al.，in press）。第二章介绍了跨诊断评估和个案概念化的重要内容，通过对患者进行逐步深入的心理教育，使他们了解情绪的本质以及自身的临床问题与其生活中的情绪失调机制之间的联系。接下来的 11 章囊括了当前常见的特定障碍或类型，比如双相障碍（第六章）、情绪障碍合并酒精使用障碍（第八章），还有被认为在所有情绪障碍中最严重的边缘型人格障碍（第十二章），及其他一些典型的障碍。第十三章和第十四章讨论了复杂的临床表现（当然在一线临床实践中，这是常态而非例外），具体到不同的个案中，可能表现为关注到其他失调的情绪，如羞耻、内疚或尴尬。第十五章是极其重要的关于团体治疗应用的内容。在团体中应用可能是统一方案的新优势，因为统一方案中共同的跨诊断治疗要素使得患有不同情绪障碍（焦虑、抑郁等）的个体得以形成异质性团体，从而提高治疗效率。第十六章是关于跨文化应用的章节，其中涉及我们在世界上非常不同的文化背景下使用统一方案的经验，包括在经历了哥伦比亚长期内战的个体身上的应用，以及最近在日本的应用。最后，我们在第十七章中总结了统一方案未来的运用方向，包括我们在使用这些原则来预防情绪障碍方面做出的初步努力。

许多临床医生每天都要与这些复杂且可能无法完全匹配任何一种 DSM 诊断的情绪问题做斗争。我们真诚地希望他们能从本书所提及的特定个案研究中发现对其日常实践有帮助的治疗要素。随着统一方案使用经验的拓展与延伸，未来将出现更多元化的应用方向，我们也很期待听到临床医生分享他们的使用经验。

托德·J. 法尔基奥内（Todd J. Farchione）

戴维·H. 巴洛（David H. Barlow）

◀ 主 编 简 介 ▶

戴维·H. 巴洛（David H. Barlow） 美国波士顿大学精神病学和心理学荣誉退休教授，波士顿大学焦虑及相关障碍治疗中心的创始人。他发表过600 余篇文章和书籍章节，出版了 80 余本书和临床手册，主要涉及情绪障碍的性质和治疗领域。他的书籍和临床手册已被翻译成 20 多种语言，包括阿拉伯语、汉语、印地语、日语和俄语。他获得过许多奖项，包括美国佛蒙特大学和威廉詹姆斯学院的荣誉学位，以及心理学的两个最高奖项——美国心理学协会颁发的心理学应用杰出科学奖（Distinguished Scientific Award for Applications of Psychology from the American Psychological Association）和美国心理科学协会颁发的詹姆斯·麦基恩·卡特尔研究员奖（James McKeen Cattell Fellow Award from the Association for Psychological Science）；这两个奖项皆用以表彰在应用心理学研究方面取得重大成就者。同时他也是美国精神病学协会 DSM-IV 工作组的成员，他的研究一直由美国国家卫生研究院（National Institutes of Health）资助，超过 45 年。

托德·J. 法尔基奥内（Todd J. Farchione） 美国波士顿大学心理学与脑科学系研究副教授。他于 2001 年在美国加利福尼亚大学洛杉矶分校获得博士学位。他在美国退伍军人事务部西洛杉矶医学中心完成了博士前实习培训，并在加利福尼亚大学洛杉矶分校神经精神研究所与医院完成了博士后研究。近 15 年来，法尔基奥内博士一直是波士顿大学焦虑及相关障碍治疗中心临床研究小组的成员，他在那里合作参与了多项由美国联邦资助的研究，涉及关于焦虑、心境和相关障碍的性质、评估和治疗。他的研究重点是理解情绪调节过程，确定治疗变化的机制，以及开发与传播新的预防措施和改善情绪障碍的治疗方法。

◀ 贡 献 作 者 ▶

阿曼蒂亚·A. 阿梅塔伊（Amantia A. Ametaj），文学硕士
美国波士顿大学心理学与脑科学系，焦虑及相关障碍治疗中心
（Department of Psychological and Brain Sciences, Center for Anxiety and Related Disorders, Boston University）

奥比努朱娃·安纳克文泽（Obianujunwa Anakwenze），文学学士
美国波士顿大学心理学与脑科学系，焦虑及相关障碍治疗中心

戴维·H. 巴洛（David H. Barlow），博士
美国波士顿大学心理学与脑科学系，焦虑及相关障碍治疗中心

凯特·H. 本特利（Kate H. Bentley），文学硕士
美国哈佛大学医学院附属麻省总医院（Massachusetts General Hospital/Harvard Medical School）

埃米莉·E. 伯恩斯坦（Emily E. Bernstein），文学硕士
美国哈佛大学心理学系
（Department of Psychology, Harvard University）

汉娜·T. 贝彻（Hannah T. Boettcher），文学硕士
美国波士顿大学心理学与脑科学系，焦虑及相关障碍治疗中心

克里斯蒂娜·L. 布瓦索（Christina L. Boisseau），博士
美国布朗大学沃伦·阿尔珀特

医学院精神病学和人类行为学系（Department of Psychiatry and Human Behavior, Warren Alpert Medical School of Brown University）

詹姆斯·F. 博斯韦尔（James F. Boswell），博士
美国纽约州立大学阿尔巴尼分校心理学系（Department of Psychology, University at Albany, State University of New York）

马泰奥·布加迪（Matteo Bugatti），文学硕士
美国纽约州立大学阿尔巴尼分校心理学系

杰奎琳·R. 布利斯（Jacqueline R. Bullis），博士
美国哈佛医学院附属麦可林医院抑郁和焦虑障碍科（Division of Depression and Anxiety Disorder, McLean Hospital/ Harvard Medical School）

克莱尔·凯西洛－罗宾斯（Clair Cassiello-Robbins），文学硕士
美国波士顿大学心理学与脑科学系，焦虑及相关障碍治疗中心

拉伦·R. 康克林（Laren R. Conklin），博士
美国退伍军人事务局，查默斯·P. 威利流动医疗中心（Department of Behavioral Health, Chalmers P. Wylie VA Ambulatory Care Center）

蒂洛·德克斯巴赫（Thilo Deckersbach），博士
美国哈佛大学医学院附属麻省总医院

史蒂文·杜富尔（Steven Dufour），文学学士
美国哈佛大学医学院附属麻省总医院

克丽丝滕·K. 埃拉德（Kristen K. Ellard），博士
美国哈佛大学医学院附属麻省总医院

托德·J. 法尔基奥内（Todd J.

Farchione），博士
美国波士顿大学心理学与脑科学系，焦虑及相关障碍治疗中心

马修·W. 加拉格尔（Matthew W. Gallagher），博士
美国休斯敦大学得克萨斯州测量评估和统计研究所心理学系（Department of Psychology, Texas Institute for Measurement Evaluation and Statistics, University of Houston）

特蕾西·M. 古德尼斯（Tracie M. Goodness），博士
美国波士顿大学心理学与脑科学系，焦虑及相关障碍治疗中心

伊藤正哉（Masaya Ito），博士
日本国立认知行为治疗及研究中心（National Center for Cognitive Behavior Therapy and Research），日本国立精神及神经中心（National Center of Neurology and Psychiatry）

凯瑟琳·A. 肯尼迪（Katherine A. Kennedy），理学学士
美国福特汉姆大学心理学系（Department of Psychology, Fordham University）

希瑟·默里·拉京（Heather Murray Latin），博士
美国波士顿大学心理学与脑科学系，焦虑及相关障碍治疗中心

安德鲁·A. 尼伦伯格（Andrew A. Nierenberg），医学博士
美国哈佛大学医学院附属麻省总医院

珍妮弗·M. 奥斯瓦尔德（Jennifer M. Oswald），博士
美国纽约州立大学阿尔巴尼分校心理学系

劳拉·A. 佩恩（Laura A. Payne），博士
加利福尼亚大学洛杉矶分校大卫·格芬医学院儿科疼痛和姑息治疗项目（Department of Pediatrics, Pediatric Pain and Palliative Care Program, David Geffen School of

Medicine at UCLA）

斯里拉姆亚·波特鲁力（SriRamya Potluri），文学学士
美国波士顿大学心理学与脑科学系，焦虑及相关障碍治疗中心

米歇尔·拉特纳-卡斯特罗（Michel Rattner-Castro），文学硕士
哥伦比亚安第斯大学心理学系（Department of Psychology, Universidad de los Andes）

香农·索尔-扎瓦拉（Shannon Sauer-Zavala），博士
美国波士顿大学心理学与脑科学系，焦虑及相关障碍治疗中心

约翰娜·汤普森-霍兰兹（Johanna Thompson-Hollands），博士
美国波士顿大学医学院精神病学系（Department of Psychiatry, Boston

University School of Medicine）

斯蒂芬妮·文托（Stephanie Vento），理学学士
美国波士顿大学心理学与脑科学系，焦虑及相关障碍治疗中心

凯特琳·M. E. 威廉姆斯（Katelyn M. E. Williams），文学硕士
美国波士顿大学心理学与脑科学系，焦虑及相关障碍治疗中心

朱莉安娜·G. 威尔纳（Julianne G. Wilner），文学学士
美国波士顿大学心理学与脑科学系，焦虑及相关障碍治疗中心

妮娜·王·萨维尔（Nina Wong Sarver），博士
美国密西西比大学医学中心儿科（Department of Pediatrics, University of Mississippi Medical Center）

◀ 目　录 ▶

第一章
情绪障碍跨诊断治疗的统一方案：
引言

凯瑟琳·A. 肯尼迪和戴维·H. 巴洛

情绪障碍跨诊断治疗的统一方案的发展，最早可追溯到大约在 30 年前出版的《焦虑障碍与治疗》（*Anxiety and Its Disorders*；Barlow，1988）一书中的记载。在题为"减少恐惧与焦虑过程：情感疗法"的一章中，作者基于情绪理论尝试提出了一种适用于所有情绪障碍的一以贯之的治疗方法。在他所描述的跨诊断治疗的目标中包含了要改变伴随强烈情绪出现的行动倾向（action tendencies），即我们现在熟知的情绪驱动行为（emotion-driven behaviors）。其他需要改变的核心目标包括对生活压力事件弥散性的失控感（现在被研究团队视为神经质本身的核心气质之一），以及消极的注意偏差（包括对自身内在、情感性和自我评价图式的关注）。

这些理念之后被搁置了 10 多年，我们更关注的是进一步开发和评估单一诊断的治疗方案，如惊恐障碍治疗的大型临床试验（Barlow，Gorman，Shear，& Woods，2000）等。直到 2004 年，我们把关注点重新放在情绪障碍的共同特征上，并发表了一篇题为《通向情绪障碍的统一治疗》（Toward a Unified Treatment for Emotional Disorders；Barlow，Allen，& Choate，2004）的文章。当时，我们意识到已经有过多针对 DSM-IV 分类下的各种焦虑、心境及相关障碍的治疗手册，于是决定回归于 1988 年提出的方法，以求形成一套适用于改善上述各类障碍的通用方法。

与此同时，和蒂姆·布朗（Tim Brown）共同进行的对情绪障碍的分类和性质的研究强调了一个事实：与 DSM-IV 和 DSM-5 诊断系统中的症状表现相比，焦虑、心境及相关障碍的主要气质特点更接近这些障碍的本质（Brown & Barlow，2009）。这一研究结果使人们更加关注神经质等相关人格特质下的潜在气质，如外倾性（extraversion），又称积极情感（positive affect）。这也是干预不再聚焦于特定障碍的症状而直接针对这些气质特点进行工作的概念化起点，并最终形成了一套由五个核心治疗步骤组成的跨诊断的（transdiagnostic），或者说是适用于所有情绪障碍的方案，具体细节在后文中呈现。本章的其余部分将致力于解释这套方案的基本原理，并描述其发展现状。本书的后续章节则重点阐述统一方案在各种情绪障碍中的应用。

统一方案的基本原理

近年来，整合不同领域的研究成果为我们创建一个统一的治疗情绪障碍的跨诊断方法提供了强有力的理论依据。情绪障碍间的共性被越来越多地报告出来，包括高共病率、在共病情况下对治疗的相似性反应，以及共同的神经生物学综合征表现。此外，有研究提出了情绪障碍中聚焦于气质核心维度的层级结构，也就是说，有那么一些共同的特质和倾向，会让个体更容易产生一系列心理问题，如惊恐发作、闯入性思维、创伤后应激反应、担忧和抑郁。近期，我们对情绪障碍存在诸多共性的原因有了新的认识：它们都是由相似的功能性加工过程维持的，比如以明显的消极反应应对强烈的情绪体验。接下来，我们会对其中涉及的各个研究做简明扼要的介绍。

不同情绪障碍间的共性

第一，自世纪之交，研究的重点就开始转向各种情绪障碍的共性

（Barlow，2002；Brown，2007；Brown & Barlow，2009），特别是高共病率、共病的情绪障碍间普遍的治疗反应以及共同的神经生物学机制，都表明各种情绪障碍间的相似性多于差异性。从诊断层面看，当前和终生的高共病率体现了情绪障碍间的相互重叠（例如，Allen et al.，2010；Brown，Campbell，Lehman，Grisham，& Mancill，2001；Kessler et al.，1996；Roy-Byrne，Craske，& Stein，2006；Tsao，Mystkowski，Zucker，& Craske，2002，2005）。例如，美国波士顿大学焦虑及相关障碍治疗中心进行了一项由 1127 名患者参与的研究，结果表明，55% 的主诊断为焦虑障碍的患者在评估阶段都至少患有另外一种焦虑或抑郁障碍（Brown et al.，2001）。当统计包括了终生诊断时，这个比例上升至 76%。此外，根据 DSM-III-R 或 DSM-IV 的诊断标准，60% 的被诊断为惊恐障碍的伴有或不伴有场所恐怖症（panic disorder with or without agoraphobia，PDA）的患者都符合另一种焦虑或心境障碍的诊断标准，或同时符合二者。统计终生诊断时，这一数据上升至 77%。拥有最高共病率的诊断包括创伤后应激障碍（posttraumatic stress disorder，PTSD）、重性抑郁障碍（major depressive disorder，MDD）、恶劣心境（dysthymia，DYS）和广泛性焦虑障碍（generalized anxiety disorder，GAD），尤其是在社交恐惧症（social phobia，SOC）和心境障碍（mood disorders）之间、惊恐障碍和创伤后应激障碍之间，以及创伤后应激障碍和心境障碍之间，都能发现明显的共病模式。梅里坎加斯（Merikangas）等人对 500 名参与者持续跟踪了 15 年的一项研究（Merikangas，Zhang，& Aveneoli，2003）显示，只患有一种心境障碍或焦虑障碍的人相当少。

第二，针对一种障碍的心理治疗往往会改善共病的焦虑或心境障碍，虽然那些共病问题并不在治疗计划中（Allen et al.，2010；Borkovec，Abel，& Newman，1995；Brown，Antony，& Barlow，1995；Tsao，Lewin，& Craske，1998；Tsao et al.，2002）。布朗等人（Brown et al.，1995）对接受认知行为疗法的惊恐障碍患者做共病诊断进程检查时发现，患者的总体共病率从治疗前到治疗后有显著下降（从 40% 到 17%）。另一项研究表明，多种情绪障碍（包括重性抑郁障碍、强迫症和惊恐障碍）都对于抗抑郁药物治疗有相似的反应（Gorman，2007）。这些研究结果可能意味着，针对单一诊断的治疗能同时作用于多种障碍的症状，或者说它至少在某种程度上能作用于所有情绪障碍下的核心特征。

　　第三，情绪神经科学的研究显示，情绪障碍具有共同的神经生物学机制。例如，被诊断为焦虑及相关障碍的患者的脑区活动显示，持续增强的消极情绪与边缘系统的过度兴奋和皮质结构有限的抑制控制相关（Etkin & Wager，2007；Mayberg et al.，1999；Porto et al.，2009；Shin & Liberzon，2010）。具体而言，广泛性焦虑障碍（Etkin，Prater，Hoeft，Menon，& Schatzberg，2010；Hoehn-Saric，Schlund，& Wong，2004；Paulesu et al.，2010）、社交焦虑障碍（Lorberbaum et al.，2004；Phan，Fitzgerald，Nathan，& Tancer，2006；Tillfors，Furmark，Marteinsdottir，& Fredrikson，2002）、特定恐怖症（Paquette et al.，2003；Straube，Mentzel，& Miltner，2006）、创伤后应激障碍（Shin et al.，2005）和抑郁障碍（Holmes et al.，2012）的相关研究都表明，其中存在"自下而上"认知加工过程的增加和紊乱的杏仁核区皮质抑制反应。研究也发现，高水平神经质个体的杏仁核会相对不受抑制地被过度激活（Keightley et al.，2003）。

情绪障碍的层级结构

　　对情绪障碍潜在维度特征的研究揭示了基于气质的两个核心维度——神经质和外倾性——的层级结构（Barlow，2002）。外倾性泛指对世界有积极的看法，包括精力充沛和善于社交的性格。相反，神经质被描述为一种在应对压力时频繁产生强烈的消极情绪体验的倾向，且伴随无法控制（无力应对）的感觉。外倾性也被叫作积极情感或行为激活（behavioral activation），相对应的神经质则被描述为消极情感（negative affect）、行为抑制（behavioral inhibition）和特质性焦虑（trait anxiety）。神经质和外倾性被认为在解释焦虑障碍和心境障碍的发生、症状的重合和维持中都扮演着重要角色（Brown，2007；Brown & Barlow，2009；Brown，Chorpita，& Barlow，1998；Gershuny & Sher，1998；Griffith et al.，2010）。

对于神经质的研究已经持续了几十年，许多学者在文献中都描述过与神经质（以及外倾性）相似的特征（Eysenck & Eysenck，1975；Gray，1982；Kagan，1989，1994；McCrae & Costa，1987；Tellegen，1985；Watson & Clark，1993）。一些重要的人格理论，如"大三人格（Big Three）"和"大五人格（Big Five）"都引用了这些人格维度（McCrae & Costa，1987；Tellegen 1985）。格雷（Gray，1982）的行为抑制－行为激活系统[1]理念似乎对应于不同强度的神经质和外倾性（例如，高水平的行为抑制与高水平的神经质相关），而战或逃系统则类似于恐惧情绪（惊恐）。克拉克和沃森（Clark & Watson，1991）基于两个核心维度——神经质／积极情绪和外倾性／消极情绪——提出了他们的三元模型理论[2]（Clark，2005；Clark，Watson，& Mineka，1994；Watson，2005）。

为了更清楚地弄明白这些概念，研究者用潜在变量模型探究这些人格特质在焦虑和心境障碍中扮演的角色（Brown et al.，1998；Chorpita，Albano，& Barlow，1998；Clark，2005；Clark & Watson，1991；Watson，2005）。布朗及其同事（Brown et al.，1998）证实了情绪障碍的层级结构：从神经质到广泛性焦虑障碍、社交恐惧症、惊恐障碍、强迫症和重性抑郁障碍的显著通路，表明神经质和外倾性在层级结构内属于更高级别的因素。值得注意的是，低水平的积极情感与重性抑郁障碍和社交恐惧症之间

---

[1]　行为抑制系统可抑制当前行为，提高对环境中条件性惩罚的觉醒水平，它是过度抑制新异事物或惩罚的刺激信号的行为抑制系统，也是焦虑的生物学基础；而行为激活系统则是促进个体对奖赏和非惩罚刺激做出反应的行为犒赏系统。——译者注

[2]　三元模型理论认为，焦虑和抑郁既共享一些"消极情绪"的症状特征，又可以通过各自独有的特征进行区分。抑郁具有低"积极情感"的特征（兴趣丧失和消极情感），焦虑则与生理上的过度唤起有关。——译者注

的显著通路相关。除此之外，罗塞利尼、劳伦斯、迈耶和布朗（Rosellini，Lawrence，Meyer，& Brown，2010）发现，场所恐怖症也和低水平外倾性相关，并由此与惊恐障碍进行了区分。

其他一些研究团队重复了这些研究，并得出了相似的结论（例如，Griffith et al.，2010；Kessler et al.，2011）。一项以青少年为研究对象的使用自评和他评测量的大型研究显示，神经质是心境障碍和焦虑障碍终生诊断的共同因素（Griffith et al.，2010）。虽然焦虑障碍和心境障碍的各诊断分类里的具体症状无法被完全归类到更高级别的气质维度上，但是基于这些数据可以得出结论，情绪障碍之间的相似性比重大于差异性。

对情绪体验的消极反应

与健康的同龄人相比，患有情绪障碍的个体会呈现更高水平的消极情感或神经质（Brown & Barlow，2009），表达消极情绪的频率会更高（Campbell-Sills，Barlow，Brown，& Hofman，2006；Mennin，Heimberg，Turk，& Fresco，2005）。更重要的是，他们往往对情绪体验有更消极的反应（Barlow，1991；Barlow et al.，2011；Campbell-Sills et al.，2006；Brown & Barlow，2009），更难以接纳情绪（McLaughlin，Mennin，& Farach，2007；Tull & Roemer，2007；Weiss et al.，2012），更无法容忍消极情绪（Roemer，Salters，Raffa，& Orsillo，2005）。因此，很多情绪障碍患者都想尽可能减少消极的情绪体验（Aldao，Nolen-Hoeksema，& Schweizer，2010；Baker，Holloway，Thomas，Thomas，& Owens，2004）。这样的消极反应是由个体在情绪体验发生时的处理方式导致的（Sauer & Baer，2009；Sauer-Zavala et al.，2012）。例如，惊恐障碍的早期模型最早呈现出了这样具有功能性联系的关系：个体在经历了一次惊恐发作后，会将身体症状（如呼吸急促）与这次发作联系起来，并唤起焦虑，使个体关注接下来要发生的事情（如晕厥或再次惊恐发作），从而进一步加剧身体症状和认知症状（Barlow，

1988；Clark，1986）。没有惊恐障碍的个体在经历惊恐发作时并不会诱发相似的情绪反应（因此被称为非临床性惊恐发作）（Bouton，Mineka，& Barlow，2001）。所以对于患有惊恐障碍的个体来说，担心惊恐发作及发作时的消极情绪反应比惊恐发作本身更能对症状起维持作用。对情绪的消极解释会强化情绪体验，这一现象并不专属于惊恐障碍，在其他焦虑和心境障碍中都很常见。例如，拉赫曼和德席尔瓦（Rachman & de Silva，1978）发现，强迫症患者和对照组在压力下会产生相似的消极的闯入性思维，但是只有强迫症患者组对那些明显的消极想法产生了强烈的痛苦和焦虑反应。另一个例子是，当遇到潜在的压力情境时，患有广泛性焦虑障碍的个体会尝试通过表达担忧（以密集的语言过程激活大脑抑制情感的结构区域），或者通过相关的检查和确认行为，来缓解他们的情绪；而非广泛性焦虑患者不会这样做（Newman & Llera，2011）。情绪障碍间的差异（例如，惊恐障碍、强迫症和社交恐惧症之间的不同症状表现）可能是由早期特定的习得性经验决定的（Barlow，Ellard，Sauer-Zavala，Bullis，& Carl，2014）。无论如何，情绪障碍的心理病理核心机制或者功能性关系都是由消极的情绪反应和继发的想要缓解情绪体验的尝试形成的。

反映功能性关系的相关组块

当前，已有多项与情绪障碍的发展和维持相关的跨诊断组块（constructs）通过研究得以明确，它们共同描述了一种对情绪体验感到厌恶的倾向（Barlow，Ellard，Sauer-Zavala，Bullis，& Carl，2014）。这些组块包括经验性回避、焦虑敏感性、缺乏正念觉知力、消极评价和归因，它们均反映了神经质中的失控感（见图1.1）。

经验性回避（experiential avoidance）是一种想要逃离或回避不舒服的内在体验（如想法、回忆或情绪）的冲动（Hayes，Wilson，Gifford，Follette，& Strosahl，1996）。一些研究表明，患有焦虑或抑郁障碍的个体在自我报告

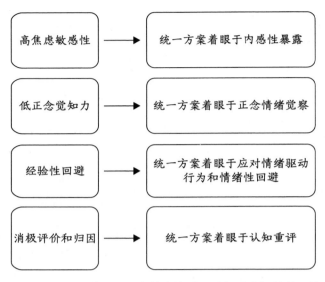

图 1.1　与强烈情绪所引发的失控感及消极反应相关的组块

中呈现出了高水平的经验性回避（Begotka，Woods，& Wetterneck，2004；Berking，Neacsiu，Comtois，& Linehan，2009；Kashdan，Breen，Afram，& Terhar，2010；Shahar & Herr，2011）。李、奥尔西洛、罗默和艾伦（Lee，Orsillo，Roemer，& Allen，2010）发现，在考虑了与消极情感频率有关的方差后，经验性回避能够预测广泛性焦虑障碍的症状。另外值得注意的是，此组块在神经质与创伤后应激障碍之间起中介作用（Maack，Tull，& Gratz，2012；Pickett，Lodis，Parkhill，& Orcutt，2012）。而近期的研究发现，在有高水平经验性回避的个体中，回避的应对策略在消极情绪体验和主要抑郁症状间起部分中介效应（Cheavens & Heiy，2011）。患有情绪障碍的个体往往会使用各种形式的回避性应对策略，包括情绪抑制和思维反刍。情绪抑制（emotion suppression）是一种个体试图消除消极的、不想要的情绪唤起体验的策略。然而，这些情绪通常会以更激烈的形式卷土重来，并导致消极情感的增加（Abramowitz，Tolin，& Street，2001；Rassin，Muris，Schmidt，& Merkelbach，2000；Wegner，Schneider，Carter，& White，1987）。患有情绪障碍的个体，包括抑郁障碍、广泛性焦虑障碍、强迫症和创伤后应激障碍，都报告了高水平的情绪抑制（Purdon，1999）。

思维反刍（rumination）是另一种认知策略，指的是个体反复固着于消极心境和可能导致这些心境的原因、意义与结果（Nolen-Hoeksema，1991）。经证明，思维反刍会强化消极情感。随着消极心境的不断增加，思维反刍也会越来越多，直到个体转移注意力，开始使用回避行为（如反复检查、物质滥用或自伤行为）（Selby，Anestis，& Joiner，2008）。因为暂时性地免除了个体所承受的令人痛苦的忧虑，这样的循环也得到了负强化（Lyubomirsky & Nolen-Hoeksema，1995；Lyubomirsky，Tucker，Caldwell，& Berg，1999）。这种策略的使用在情绪障碍中普遍存在，并能预测焦虑和抑郁症状的加重（Aldao et al.，2010；Butler & Nolen-Hoeksema，1994；Calmes & Roberts，2007；Hong，2007；Nolen-Hoeksema，2000；Nolen-Hoeksema，Larson，& Grayson，1999；O'Connor，O'Connor，& Marshall，2007；Sarin，Abela，& Auerbach，2005；Segerstrom，Tsao，Alden，& Craske，2000）。

另一个被确定为情绪障碍的发展因素的跨诊断组块是焦虑敏感性（anxiety sensitivity，AS），指一种相信焦虑和恐惧的症状会有消极结果的倾向（Reiss，1991）。除与情绪本身的持续时间和严重程度相关外，它还特别影响了不同人在情绪体验发生当下的个体性反应。虽然对焦虑敏感性的讨论主要是在伴有或不伴有场所恐怖的惊恐障碍背景下进行的（例如，Maller & Reiss，1992；Plehn & Peterson，2002；Rassovsky，Kushner，Schwarze，& Wangensteen，2000），不过也有一些研究证实焦虑敏感性和其他焦虑与抑郁障碍有所关联（Boswell et al.，2013；Naragon-Gainey，2010；Taylor，1999；Boettcher，Brake，& Barlow，2016）。

有意思的是，焦虑敏感性除了能预测焦虑体验的倾向性之外，还能够跨诊断地预测焦虑与抑郁障碍的发作（Maller & Reiss，1992；Schmidt，Keough，Timpano，& Richey，2008）。在治疗期间焦虑敏感性的降低预示着患者的康复（Gallagher et al.，2013）。除此之外，焦虑敏感性对于心境障碍和焦虑障碍症状的预测甚至比神经质拥有更高的增值效度（Collimore，McCabe，Carelton，& Asmundson，2008；Cox，Enns，Walker，Kjernisted，& Pidlubny，2001；Kotov，Watson，Robles，& Schmidt，2007；Norton et al.，1997；Reardon & Williams，2007）。这支持了一个论点，即个体与消极情绪的关系，和消极情感的持续时间或严重程度一样，都是情绪障碍发展的决定性因素。因此，我们目前正致力于将对焦虑敏感性的研究成果拓展至普遍意义上的情绪敏感性。

缺乏正念觉知力也是情绪障碍的特征之一。正念（mindfulness）指的是对个人体验（包括当下的情绪）的觉察和接纳，无论这些体验有多么令人不悦（Cheavens et al.，2005；Hayes et al.，1996；Kabat-Zinn，1982）。跨诊断研究发现，不同的情绪障碍都会呈现正念觉知力的缺乏（Baer，Smith，Hopkins，Kritemeyer，& Toney，2006；Brown & Ryan，2003；Cash & Whittingham，2010；Rasmussen & Pidgeon，2011）。最近的一项研究发现，在实验室压力源的作用下，有高水平正念觉知力的个体比低水平个体报告了更少的焦虑感，并且显示了更低的皮质醇反应（Brown，Weinstein，& Creswell，2011）。另外，和消极情绪的固有倾向相比，个体运用正念来应对消极情绪的频率更能预测精神病性问题（Segal，Williams，& Teasdale，2002；Sauer & Baer，2009）。与经验性回避和焦虑敏感性相似，这些研究结果支持了聚焦于个体对消极情绪发生时的反应的重要性。

最后，鉴于贝克（Beck）博士自 20 世纪 70 年代就开始的先驱性工作（如 Beck，1976），我们已经认识到所有情绪类的障碍都和对他人（包括自己）及情境的归因与评价有关，这些归因和评价往往是悲观且消极的，并且非常僵化和自动化。如上所述，虽然这些消极的解释与评估最初是在对抑郁障碍的研究中发现的，但它们其实在焦虑与心境障碍中也普遍存在。

维度化诊断和评估

自 DSM-III 发展至 DSM-IV 和 DSM-5，精神障碍诊断的分类越来越精细。基于焦虑、抑郁和躯体化等相关障碍的不同类别，特定的药物和心理治疗应运而生（Barlow et al.，1984），它们也因此成为后续研究的自变量。之后，研究人员对这些方案进行了临床试验，并从精神动力学治疗的研究开始，用手册的形式描述治疗的过程，以创建一个可操作的自变量（Strupp，1973）。这一研究过程产生了大量有效的针对性治疗方案，临床医生需要掌握这些方案来治疗出现特定疾病（如广泛性焦虑障碍、强迫症和重性抑郁障碍）的相关症状的患者。

虽然分类的方法可以提高诊断学信度，但这无疑建立在牺牲效度的代价之上，因为当前系统可能过分强调潜在气质表现出来的细微差异。在疾病分类学（nosology）的概念中，使用结构方程模型的量化法最适合用来诊查情绪障碍，且不受 DSM-5 分类体系的限制。以这种方式构建出对情绪障碍的多维度分类既能解决共病问题，又能体现各情绪障碍间的显著特征。

于是，我们提出了这样一种方法（Brown & Barlow，2009）。这种维度化的方法在充分发展后，将会更完整地描绘患者的临床表现，而不再像分类法一样用多种共病的诊断来表述。在这个系统里，每位患者的临床剖面分析（clinical profile）会呈现几个组块，包括神经质、外倾性（行为激活／积极情感）、回避、心境和自主唤起（常见于惊恐发作和闪回），还有对多个特定的焦虑焦点（如闯入性思维、社交评价和创伤经历）的严重程度的维度化评估。神经质的得分反映了消极情绪的频率、强度和痛苦程度，对未来不确定事件的看法，还有应对这些情绪的低自我效能感。低水平的外倾性／积极情感与重性抑郁障碍、社交恐惧症和场所恐怖症有关，高水平的外倾性／积极情感则与双相障碍的稳定状态和环性心境障碍有关。

近期开发的一份多维度情绪障碍量表（Multidimensional Emotional Disorder Inventory，MEDI）旨在评估情绪障碍的这些易感性和特点。这个测量方法当前仍处于验证阶段；但新近的研究显示，它可能在评估情绪障碍维度上是可信且有效的（Rosellini，2013；Rosellini，Boettcher，Brown，& Barlow，2015）。例如，当使用这个测量方法时，患有创伤后应激障碍的患者可能会呈现高水平的神经质，以及对于过往创伤和自主唤起（闪回）的先占观念。但是他们的临床剖面分析可能还会反映一定程度的与创伤无关的对社交评价的担忧，以及闯入性的自我矛盾的想法。基于情绪障碍间的高共病率情况，多维度情绪障碍量表将特别适用于评估有临床或亚临床共病障碍的患者，因为在这些障碍中，原先不予使用的信息如今可以被整合进治疗计划。本书第二章会介绍更多关于维度化诊断和评估的内容。

统一方案的发展

统一方案最初在 2011 年以手册的形式出版，包括《情绪障碍跨诊断治疗的统一方案——自助手册》和《情绪障碍跨诊断治疗的统一方案——治疗师指南》（Barlow，Ellard，et al.，2011；Barlow，Farchione，et al.，2011），并且于近期进行了修订 ① （Barlow，D. H.，Sauer-Zavala，S.，Farchione，T. J.，Latin，H.，Ellard，K. K.，…，Cassiello-Robbins，2018；Barlow，D. H.，Farchione，T. J.，Sauer-Zavala，S.，Latin，H.，Ellard，K.

---

① 修订后的中文版《成人情绪障碍跨诊断治疗的统一方案（原著第二版）——治疗师指南》和《成人情绪障碍跨诊断治疗的统一方案（原著第二版）——自助手册》已由中国轻工业出版社于 2024 年 1 月出版。为了让表述更加简洁，后文会将《成人情绪障碍跨诊断治疗的统一方案（原著第二版）——治疗师指南》简称为《治疗师指南》，将《成人情绪障碍跨诊断治疗的统一方案（原著第二版）——自助手册》简称为《自助手册》。——译者注

K.，Bullis，J. R.，…，Cassiello-Robbins，C. 2018）。统一方案的目标是帮助患者理解和辨识自身的情绪，并能以一种更具适应性的方式应对引起不适的消极情绪。改变这些非适应性反应能够降低不适情绪的强度和发生频率。统一方案由五个核心治疗模块和三个附加模块组成，预期需要 12 ~ 18 次每周面对面形式的治疗会谈，每次会谈持续 50 ~ 60 分钟，每个模块的会谈次数可灵活调整。根据患者的治疗进展，临床心理工作者可以决定最后几次会谈是每周进行 1 次还是隔几周进行 1 次。如果进展顺利，在最后阶段隔周进行 1 次会谈能帮助患者巩固治疗成效。另一方面，如果患者对于运用在治疗中所学的技术感到困难，那么每周进行的强化治疗更能让患者有所获益。五个核心模块（模块 3—7）与跨诊断组块相呼应，能够反映之前提到的情绪障碍的功能性关系（见专栏 1.1）。下面将简要地介绍每一个模块。

专栏 1.1　统一方案组成模块和会谈次数建议

模块 1：设定目标和维持动机（1 次会谈）

模块 2：理解情绪（1 ~ 2 次会谈）

模块 3：正念情绪觉察（1 ~ 2 次会谈）

模块 4：认知灵活化（1 ~ 2 次会谈）

模块 5：应对情绪性行为（1 ~ 2 次会谈）

模块 6：理解并直面身体感觉（1 次会谈）

模块 7：情绪暴露（4 ~ 6 次会谈）

模块 8：回顾成果，展望未来（1 次会谈）

注：黑字为核心模块

模块 1：设定目标和维持动机

第一个治疗模块使用动机式访谈（motivational interviewing，MI；Miller & Rollnick，2013）的原则和技术，通过培养患者对自身改变能力的觉察，增强患者改变的意愿和动机。我们之所以将动机式访谈纳入，是因为近期的研究显示这个方法可以提高焦虑障碍的治疗效果（Westra，Arkowitz，& Dozois，2009；Westra & Dozois，2006）。治疗师通过使用练习决策权衡和练习设定治疗目标来激活动机。在决策权衡练习里，患者需要和治疗师一起讨论改变和维持现状各自的利弊。在设定治疗目标的练习里，患者谈论他们最想要改变的部分。这些练习的作用是在治疗中确定改变的潜在阻碍，并使目标具体化。这个模块帮助患者在核心模块进展中为学习做好准备。可以在治疗的任何一个时间点对本模块的原则进行重新讨论，以此强化治疗参与度。

模块 2：理解情绪

这个模块通常涵盖 1 ~ 2 次会谈，可以作为初始会谈，也可以安排在动机增强模块之后，为患者提供关于情绪的功能和情绪如何发展的心理教育。除了焦虑，统一方案还会涉及其他若干情绪，如愤怒、悲伤和恐惧。在这个模块里，治疗师会解释构成情绪的想法、身体感觉和行为这三种成分及其相互影响，希望患者理解情绪的功能性和适应性，了解情绪能为他们提供与周围环境相关的信息，并且指引恰当的行动。

接下来，治疗师会从患者的生活经历中选取一个符合情绪三成分模型（想法、行为和身体感觉）的例子来加强理解，和患者一起讨论其情绪如何对应于该模型中的三个成分。治疗以此模型为框架，使患者的情绪得以清楚地呈现，看到每一种成分如何影响另外两种成分，以及它们如何作用于整体感受。通过对情绪体验反应的细致监测，患者得以对自身的情绪反应模式和相关诱发因素有更好的觉察。

为便于准确地监测情绪，统一方案使用"情绪反射弧（ARC）"来描述围绕情绪发生的事件的顺序。情绪总是由事件、情境或经历诱发的，也就是我们熟知的诱因（antecedent，ARC 中的 A），它可能是在情绪体验产生的当下或几天前（甚至更久之前）发生的事件。在通常情况下，情绪有若干诱因，包括近期和早期的事件。个体对于情绪体验的反应（response，ARC 中的 R）指的是情绪三成分模型中的想法、身体感觉和行为。最后，情绪反应的短期和长期结果即为结果（consequence，ARC 中的 C）。治疗师会用一个实例来向患者更清晰地解释这个模型。

治疗师将用负强化来解释这个情绪的循环是如何被维持的，并且向患者阐明逃离或者以任何形式回避一段消极的情绪体验（一个结果）会使焦虑和痛苦维持得更久，因为情绪虽在短期内得到了缓解（例如，通过回避的方式），但患者无法了解到他其实可以管理情绪，而且不适的情绪最终会自然消失。这个过程是患者可以在情绪暴露中获益的主要原因，将在之后的模块中得到详细说明。

模块 3：正念情绪觉察

这是第一个核心模块，通常在 1 ~ 2 次治疗会谈里完成。这个模块的目标是让患者学习并开始从一个客观的、聚焦当下的、非评判的角度看待他们的情绪。通常，患者会报告情绪是自动的、让人困惑的，并且看起来是他们无法掌控的。这个模块帮助患者意识到想法、身体感觉和行为在一段情绪体验里是如何互相影响的。治疗师会回顾原发情绪的概念，或者是对一个情境或一段记忆的初级情绪反应，也就是说患者对于原发情绪的反应通常是消极的或者不聚焦当下的。在会谈中，对这些概念的学习会通过不同患者对于各自情绪体验的具体例子来进行。

具体而言，对情绪的反应往往是主观的、评判性的和消极的。例如，患者会担心焦虑这个情绪将妨碍自己做该做的事。这些反应通常不基于从当下获得的信息，它们会屏蔽情绪反应本质中的积极信息。此时，患者需要对自己的情绪有足够的理解，这使他们能够运用下个模块里的策略。

模块 4：认知灵活化

这个模块通常需要 1 ~ 2 次会谈时间，旨在鼓励患者使用灵活的思维方式，其理论源于贝克（Beck，1975）。在随后 10 多年间，我们又基于本方案的设置对该理论进行了相应的调整（例如，Barlow & Craske，1988）。在这个模块里，治疗师会引导患者理解对情境的错误解读和评价将如何影响情绪反应。自动评价几乎是在瞬间快速产生的，而且往往是消极的。核心自动思维（core automatic appraisals）是患者对自我的普遍认知，比如"我是一个令人失望的人"。这些核心自动评价会引发很多情绪反应，并使患者排除其他可能与现实情境更符合的看法。它们被称为"思维陷阱"，指的是患者无法用其他更有可能性的视角看待当前情境。所有情绪障碍都有两种常见的思维陷阱（在统一方案里只讲授这两种常出现的思维陷阱）：高估危险性（probability overestimation），即认为消极结果发生的可能性很大的倾向；灾难化结果（catastrophizing），即认为结果一定非常糟糕的想法。治疗师会教患者如何识别这些认知偏差，并鼓励他们使用标准认知疗法中的认知重评技术，使其思维变得更加灵活。

模块 5：应对情绪性行为

这个模块通常需要 1 ~ 2 次治疗会谈。情绪回避策略是指患者尝试回避或压抑强烈情绪体验的行为。之所以要对情绪回避策略做讨论，是因为这些行为会阻止患者充分地体验到由情境引起的情绪。由于回避，患者总是会感受到一开始的高焦虑和痛苦，而无法体验情绪终会自然平息下来的过程；也正因为这样，患者永远难以验证其预期的消极结果与充分暴露于痛苦情绪之后的真实结果之间的差距，从而使其强烈的情绪一再得以维持。由此，患者也无法习得更多适应性的情绪调节策略。所以，患者需要举例说明自己的回避策略，并讨论这些策略如何维持了消极情绪的循环。

治疗师将介绍三种主要的情绪回避类型：细微的行为回避、认知回避以及使用安全信号。细微的行为回避策略对应的是一系列行为，视具体的障碍而定。例如，强迫症患者为了避免感到被污染，可能会回避触摸盥洗盆或马桶。相似地，回避咖啡因和控制呼吸对惊恐障碍患者来说可能都是某种形式的细微的行为回避。对这些行为进行功能分析是非常重要的，由此能确定哪些行为的目的是减少或压抑情绪体验，或者是有某种功能性联系。第二种策略是认知回避，包括分散注意力、检查清单和回想先前的事件，担忧和思维反刍也可能成为回避情绪的策略，因为个体会关注未来的事件而非当下（Borkovec，1994）。同时，担忧还会对人们充分地体验情绪造成阻碍，因为患者会提前或过度地为将来可能会发生的小概率负面事件做充分的准备（Borkovec，Hazlett-Stevens，& Diaz，1999）。最后，安全信号指的是个体为了在可能引发情绪的情境里感觉舒适或减少情绪唤起而携带的物品。有些人会随身带真正的药物、空药瓶，甚至是一些幸运物。然而，这些策略实际上是有害的，因为它们维持了负强化循环。

除了识别和调整情绪回避策略之外，这个模块也着重于认识并改变情绪驱动行为。统一方案创造了"情绪驱动行为"这个词来形容情绪的行为化反应，它对应的是情绪理论文献里提到的"行动倾向（action tendencies）"（Barlow，1988）。行动倾向是指那些普遍的、逐步发展的、有偏好的由情绪激活和驱动的行为，通常为了实现与生存相关的目的。情绪驱动行为分为适应性的和非适应性的，比如，一个适应性的情绪驱动行为可以是由恐惧驱使的逃离行为——逃离一个直接威胁生命安全的情境（例如，逃离发生火灾的建筑物）。不过，如果当前没有什么明显的威胁（虚假警报），情绪和行为还是产生了，那么这样的情绪驱动行为就是非适应性的。情绪驱动行为通常会因负强化而得以维持，因为它们能在短期内降低消极情绪的强度，但这反而维持了情绪的循环。请患者从他们自身的经历出发讨论情绪驱动行为的例子将会很有帮助。针对情绪回避与情绪驱动行为，患者可以采取两种策略进行应对：一是体验他们当前正在回避的情绪和情境；二是发展和使用更合适的、与非适应性情绪驱动行为不同的行为。

模块 6：理解并直面身体感觉

这个模块通常需要 1 次会谈，目的是提高患者对于身体感觉作为情绪体验的组成部分的觉察与耐受。在治疗师的演示之后，患者将进行内感性暴露练习，通过诱发往往在情绪痛苦时体验到的身体感觉，来增强患者对于身体感觉（例如，呼吸困难、心跳加快或头晕）作为情绪体验三成分之一的理解。标准的内感性暴露练习包括过度通气、快速转圈和原地跑步，这些常用的策略分别能使身体产生类似呼吸系统、前庭系统和心血管系统等被唤起时的身体感觉。更多的策略见于本书的后续章节。在患者完成了每项内感性暴露练习后，治疗师会请他对感受到的生理反应的强度和引发的痛苦程度，以及它们与在强烈情绪中体验到的身体感觉的相似度进行评分。在之后的 1 周直到下次会谈前，患者需要每天完成多次能诱发这类身体症状的内感性暴露练习。通过反复暴露，每次引发的痛苦程度会逐渐降低，并能打破患者认为身体感觉会带来灾难化结果的消极预期。

模块 7：情绪暴露

最后一个核心模块由治疗师根据每位患者的症状而量身定制，通过在会谈内外的情绪暴露练习，强调对治疗理念的实践（该模块通常需要 4 ~ 6 次会谈）。情绪暴露练习会选择患者之前因强烈的情绪而回避的某些现实情境、事件或活动，但是重点应该是激活情绪，而非情境本身。具体例子包括当众演讲，搭乘电梯，重现过往意象（通常适用于创伤后应激障碍或广泛性焦虑障碍），上完厕所不洗手，或是观看令人悲伤的电影片段（适用于重性抑郁障碍）。在上一个模块里发现的内感性线索会被整合到该练习里。情绪暴露有助于患者用更具适应性的评价代替对情境危险性的解读，减少情绪回避及重塑情绪驱动行为；最重要的是减少他们对于强烈情绪体验的焦虑反应。在进行会谈内的情绪暴露时，治疗师需要留意患者自己可能没有意识到的任何回避策略或情绪驱动行为，并为消极的自动思维寻找更合理的替代解释。一些患者还可以继续做内感性暴露，来加强对不舒服的身体感觉的耐受度。

模块 8：回顾成果，展望未来

在最后的结束阶段，会谈将回顾治疗的主要理念和患者取得的进步。如有必要，还可以讨论进展受限的原因或是治疗目标的不足之处，包括诊断错误、参与度不够、对原理的理解不足，以及治疗目标不切实际等。鉴于未来难免遇到压力源并且可能引发症状的反复，我们还需要讨论用特定的应对策略维持和巩固治疗的效果。

早期成果与现阶段临床试验

统一方案应用于治疗情绪障碍的有效性已经获得了若干研究的初步支持，如在一项小型随机对照试验（$N = 37$）里，与等候治疗的对照组相比，统一方案被证实对治疗一系列焦虑障碍有效（Farchione et al.，2012；Ellard，Fairholme，Boisseau，Farchione，& Barlow，2010）；甚至在治疗结束的 18 个月后，患者的病情仍在持续改善（Bullis，Fortune，Farchione，& Barlow，2014）。

基于这些振奋人心的试验结果，我们新近完成了一项由美国国家心理健康机构赞助的、为期 5 年的大型随机对照等效试验（$N = 223$）。该试验将统一方案与四种有效的单一障碍治疗方案（single-disorder treatment protocols，SDPs）——分别针对主诊断为广泛性焦虑障碍、社交恐惧症、强迫症及惊恐障碍的治疗方案——的干预效果进行了比较，同时也与等候治疗的对照组进行了比较。治疗后的评估和 6 个月后的随访结果显示，所有治疗组都和对照组存在显著差异，统一方案在这两个时间点上都与单一障碍治疗方案同样有效。最重要的是，与单一障碍治疗方案组相比，统一方案组脱落的患者明显更少（Barlow et al., in press）。

在前面提到的随机试验中，我们研究了统一方案对气质维度的改变能力（Carl, Gallagher, Sauer-Zavala, Bentley, & Barlow, 2014）。结果显示，和等候治疗组相比，治疗后的统一方案组在神经质和外倾性上产生了从低到中度的改变。这些气质方面的变化与功能性受损和生活质量方面的显著改善相关（Carl et al., 2014）。这些试验结果强调了在评估治疗成效时，把气质改变纳入考虑的潜在重要性。

除此之外，基于团体治疗相较于个体治疗所具备的优点（例如，能治疗更多的患者，减少寻求治疗带来的羞耻感，能从其他成员身上学习自己所缺乏的东西），我们研究了以团体形式实施统一方案的有效性，这恰好是统一方案最初产生的原因（Barlow et al., 2004）。结果显示，统一方案对焦虑与抑郁症状、功能性受损、生活质量、情绪管理技术、好的接纳能力和患者的总体满意度都呈现出了中等强度的效果，并且基本等同于个体治疗的效果（Bullis et al., 2015）。在其他方面，还有一项统一方案应用于情绪障碍共病物质使用患者的临床试验（Ciraulo et al., 2013），这证明了统一方案在焦虑及相关物质使用方面的有效性。其他应用在本书的后续章节里有更具体的说明。

积极情感的作用

本章提到的这些模块是以消极情感和神经质作为目标的，但一些将干预策略的目标定为积极情感或外倾性的研究也开始出现。患有焦虑和心境障碍的个体似乎更难以维持积极情绪，并会尽量减少积极情绪。我们实验室近期的一项研究发现，在实施了标准的认知行为疗法（用以治疗焦虑和抑郁障碍）之后，加入4次提高积极情绪的强化性干预会谈，可有效地提高大约55%的患者的积极情绪调节技术（Carl & Barlow, submitted）。患者可以从焦虑和抑郁症状、积极和消极情绪以及生活质量这几方面的改善中获益。

除此之外，马塔等人（Mata et al.，2012）发现，在完成 1 次中等强度的运动之后，重性抑郁障碍患者和对照组参与者都被证实有积极情感的提升。有意思的是，随着体育锻炼时间的延长与强度的增加，抑郁的参与者与健康对照组相比，会报告更大程度的积极情感的提升。另外，动物实验室的研究发现，运动会促进海马体的神经生长，这是心理治疗和运动成功结合的可能的作用机制（Speisman，Kumar，Rani，Foster，& Omerod，2012）。

结　　论

总而言之，因为情绪障碍间的症状重合、共同的治疗反应和共同的神经生物学综合征，情绪障碍间的相似之处多于差异，这些都提示了统一治疗方法的适当性。统一方案旨在干预所有情绪障碍之下共同的气质因素——神经质。有这种气质的个体倾向于体验更频繁、更强烈的消极情绪，并且对这些情绪体验有焦虑和痛苦的反应。统一方案的五个核心模块包括使用正念情绪觉察，增加认知灵活性，对抗情绪驱动行为（行动倾向），增加对明显的情绪性身体感觉的觉察，以及针对消极情绪及由此产生的厌恶体验（情绪障碍的假定驱动机制）的情绪暴露。

接下来的章节将深入探究统一方案在具体个案中的呈现和应用。第二章涵盖了跨诊断评估和个案概念化的内容，用以确定潜在特质和需要治疗的相关症状。第三至十三章介绍了统一方案在多种情绪障碍和共病模式下的具体临床应用，以此说明统一方案对个案的广泛适用性。第十四章聚焦于能从对共病诊断干预中获益的复杂临床表现。第十五章着重讨论了在团体设置中使用统一方案的优势。第十六章讨论了在其他国家使用跨诊断治疗的相关跨文化应用问题。最后，第十七章阐述了统一方案在医疗预防体系、传播推广和实践应用方面的未来方向。

第二章

跨诊断评估和个案概念化：

统一方案的基本原理与应用

汉娜·T. 贝彻和拉伦·R. 康克林

研究学者和临床工作者都希望开发或实施有效的治疗，而评估和个案概念化是他们面临的最重要的任务之一。对个体的心理病理的功能性理解——对心理病理现象发展、维持和加剧过程的理解——为个案概念化和创建个性化的循证干预方法提供了基础。因此，该领域从不缺乏关于如何以最佳方式对个案进行评估和概念化的观点。本章将重点围绕当前通用的分类系统——以分类诊断为主的 DSM-5——展开讨论，并对其优缺点进行有力的论证。

在这种类别化分类的优势（例如，高效、易沟通）和对心理病理学各维度日益增长的认识之间，临床研究和实务工作者越来越难以抉择（例如，Maser et al.，2009；Brown & Barlow，2009；Rosellini，Boettcher，Brown，& Barlow，2015）。此外，还需考虑到维持和加剧每个患者困扰的独特过程——显然，评估和个案概念化远不如想象的那么简单。

本章的目标是为这些任务提供一个实用且灵活的框架。我们首先讨论改进目前 DSM 分类的方法，说明跨诊断的方法为何是一种有前景的替代性选择。接下来，我们会提供对于使用统一方案进行评估和概念化的跨诊断工作过程的具体指导。本章结尾处会提出一个跨诊断分类的新方向：由我们的临床机构美国波士顿大学焦虑及相关障碍治疗中心所研发的全新的跨诊断评估工具。

精神障碍分类：可优化的空间？

我们的讨论从分类（例如，诊断标签的分配）开始，因为在大多数情况下，分类的方法不仅决定初始评估的方法，还决定了后续的个案概念化和对治疗效果的评估。在任何关于分类的讨论中，首先都要认识到 DSM-5 和 DSM 既往版本所使用的分类诊断系统的优势，这一点很重要。不管是在学术研究中还是在临床实践中，类别化分类都是实用且必需的部分。

研究显示，在使用 DSM-IV 和 DSM-5 的标准时，对情绪障碍的诊断都表现出了良好的信度（Brown，Campbell，Lehman，Grisham，& Mancill，2001；Brown，Di Nardo，Lehman，& Campbell，2001；American Psychological Association，2013），这或许正是因为有一整套被明确定义的症状和临床严重程度的分界标准。类别化分类还为科学工作者建立了共同的语言，并为临床工作者寻找适当的干预措施提供了准则。对治疗效果的研究取决于被明确定义的样本特征，而类别化分类有助于在文献中选择合适的循证治疗方案。对有些患者来说，分类诊断能够为他们所遭受的困扰提供有用的标签索引，这不仅使他们对于自身的心理健康问题有更好的理解，还能够促使他们努力争取更好的医疗服务。最后，保险公司能通过分类诊断系统来确定心理健康服务的赔付范围——如果没有诊断，患者享受到可负担的高质量医疗的机会会更有限。

但与此同时，纯粹的类别化分类仍然有几个主要的劣势与其优势共存，特别是对情绪障碍的研究和治疗来说。这些劣势在过往文献（Brown & Barlow，2009；Rosellini et al.，2015）里已经被详细讨论过。我们在此重新进行回顾，因为这为发展更优的分类、评估、个案概念化和治疗系统提供了有用的信息。

首先，类别化分类过度强调诊断之间的差异，而研究人员已经论证过，不同的诊断之间有许多共同的特征。如第一章所述，这一问题以情绪障碍间的高共病率为例。在我们中心 ① 进行的一项关于 DSM-IV 诊断标准的情绪障碍大型研究中，81% 的患者符合一种以上当前或终生轴 I 障碍的标准（Brown，Campbell，et al.，2001）。棘手的是，这样的统计数据很容易受到基于 DSM 诊断规则变化的显著影响。例如，使用诊断优先等级规则后，在抑郁障碍发作过程中发生的广泛性焦虑障碍无法被诊断（American Psychiatric Association，2013），这导致广泛性焦虑障碍和持续性抑郁障碍（DSM-IV 里的恶劣心境）的共病率从 90% 下降到仅有 5%，从而使抑郁患者身上与焦虑相关的重要信息变得模糊不清（Brown，Campbell，et al.，2001）。

DSM-5 因引入的一系列新诊断以及进一步细分情绪障碍加剧了这个问题（综述见 Rosellini et al.，2015）。例如，之前在 DSM-IV 中整合的焦虑障碍现在被 DSM-5 分为三个类别：焦虑障碍、创伤及应激相关障碍和强迫及相关障碍。不少障碍因从 DSM 的其他部分被移除而被归入这三个类别（例如，分离焦虑障碍、拔毛障碍和躯体变形障碍）。此外，DSM-5 中新增了一些情绪障碍，比如囤积障碍（之前被列为强迫及相关障碍的一个亚型）、经前期烦躁障碍和破坏性心境失调障碍。随着越来越多功能相似的情绪障碍出现，高共病率会无可避免地持续存在。

类别化分类也可能在无意间忽视了阈下症状，而这些症状本可以单独从干预中获益，或对另一诊断的维持或加剧有重要作用。例如，一名避免在公共场所接触任何物体表面的强迫症患者，可能也会因社交焦虑的阈下症状而体验到叠加的痛苦，因为她会过度担心别人评判其强迫行为。未能达到诊断临界线的症状可能会因被忽视而使患者无法得到充分的个案概念化，或造成健康服务提供者之间难以明确清晰地进行沟通。

在情绪障碍的界定方面，现有的诊断系统也无法囊括某些与患者的核

---

① 此处及后文中的"中心"均指波士顿大学焦虑及相关障碍治疗中心。——译者注

心问题紧密关联的情绪失调情况。DSM 中的许多诊断与强烈且频繁的焦虑或悲伤体验相关，但其他情绪（如愤怒和羞耻）也常常出现在情绪障碍患者身上，并且可能造成明显的痛苦和功能受损，却无法在诊断中被充分反映出来。虽然愤怒情绪是间歇性暴怒障碍的核心，但这个诊断受限于一个高度具体和行动化的定义（例如，破坏性爆发），而这个定义只是愤怒情绪的众多表现（例如，易激惹、过于苛责或无法容忍需要耐心的情境）之一。同样地，尽管愤怒和羞耻都被视为创伤后应激障碍可能的特征，但如此狭窄的范围远不足以涵盖羞耻感可能造成的多种问题（如对个人外貌的羞耻感导致社交焦虑或进食障碍，或因认为自身能力不足的羞耻感导致对有失败风险任务的回避）。下一步会讨论一个灵活的跨诊断个案概念化框架，它不受限于 DSM 诊断，而是尽可能覆盖有问题的情绪；并像理解恐惧、焦虑和悲伤等情绪问题发生发展的过程一样，在这个框架内探讨愤怒、内疚、尴尬和羞耻等情绪造成的困扰的维持方式。综上所述，当前使用的情绪障碍评估和个案概念化的方式仍有很大的提升空间。

跨诊断方法的优点

　　幸运的是，根据我们的经验，将跨诊断视角引入个案概念化可以带来一些令人欣喜的好处。超越诊断的局限而聚焦于心理病理的共同特质，使临床工作者得以理解造成个体困扰的病因和维持因素，无论这些问题只出现在某单项诊断中还是跨诊断分类中。这反而有利于设定高效且更个体化的干预目标。例如，我们发现用跨诊断的方法进行个案概念化时，往往会揭示传统的分类评估方法可能无法呈现的重要过程。

　　跨诊断方法非常适合理解超过一种以上 DSM 障碍症状之间的功能性联系。例如，一位治疗师如果面对的是一位主诊断为强迫症和亚临床社交焦虑的患者，他可能会帮患者制订一个向新同事介绍自己并和他们握手的暴露计划，与此同时增加他对社交焦虑和被污染恐惧的耐受度。跨诊断框架还阐明了内疚、愤怒和羞耻等情绪过程的作用，如前所述，这些情绪过程尽管不属于传统的诊断分类范畴，但常造成精神问题。例如，一个人可能会觉得愤怒和恐惧（以惊恐的形式）的感觉频繁而强烈，并且可能会采取类似的策略来回避体验这两种情绪。从分类诊断的角度做评估（例如，使用 DSM-5 诊断分类）时，人们可能会识别和分类与恐惧相关的情绪困扰，并诊断个体患有惊恐障碍，但忽略了同时呈现的愤怒情绪和它带来的痛苦、功能损害以及相关的回避行为。

我们发现，不管对治疗师还是患者来说，跨诊断的个案概念化所带来的压力都会小一些。治疗师可以将不同的困扰概念化到相同的基础性发展过程中，而不需在多个诊断标签之间进行切换。当患者被诊断为两三种或更多的共病障碍时，跨诊断的方式也有助于减少他们的自我评判。同时，这还减轻了我们选择首先聚焦于哪种障碍的负担，因为所有情绪障碍共有的影响因素可以同时得到解决。

最重要的可能是，跨诊断的方法可以帮助我们看到不同患者间的共性，虽然他们的体验在表面上或许截然不同。例如，一位场所恐怖症患者因为担心惊恐发作而回避坐公交车的行为，与抑郁患者因为担心无法乐在其中而回避参加社交活动的行为一样，都是在尝试缓解他们体验到的痛苦。他们可能会因伴侣感到沮丧或对在课堂上演讲产生非常灾难化的想法，并对各种情绪体验做出评判性反应。通过强调诊断内或诊断间的相似性，甚至是一些达不到诊断标准的担忧（例如，频繁地体验到内疚，但无抑郁症状或是创伤相关障碍），我们可以为患者同时承受着的困扰提供一个更简洁的解释，并针对他们所面临的一系列困难设计治疗方案。

除此之外，跨诊断的方法有助于识别表面相似的同一诊断分类中的实质性重要差异。例如，酒精使用障碍患者可能会表现出与情绪障碍一致的症状，比如频繁体验到消极情绪并试图通过饮酒来回避情绪体验。对这些患者来说，使用酒精可能和其他情绪障碍里常见的回避反应拥有相似的功能，正如读者将在第八章中见到的，对此可以使用和情绪障碍相似的治疗方式。相反地，如果由于饮酒享乐的不良爱好（而非回避方式）造成了干扰性问题，或主要由于生理成瘾而饮酒，那么他们可能不会经历与情绪障碍一致的困难，而其他形式的治疗（例如，动机式访谈或医疗干预）可能更合适。

最后，跨诊断方法灵活且广泛地适用于各种患者，并能对他们的需求保持敏感，这使得跨诊断方法不仅适合新手临床工作者，也是面对复杂情绪障碍患者时的理想选择。例如，如果一位患者符合多种障碍的诊断标准（比如重性抑郁障碍、社交焦虑障碍和酒精使用障碍），那么治疗师可能会发现他正受扰于一系列相似的具有潜在易感性的问题，如频繁的消极情绪和对这些情绪的厌恶反应。基于这一发现，治疗师可以针对看似以不同的方式表现出的共同易感性构建一个更有效的治疗方案。

需要说明的是，在强调用跨诊断方法进行个案概念化的重要性的同时，我们一样认可分类诊断的好处。如上所述，分类标签对研究者、临床工作者、患者以及第三方支付者之间的沟通来说至关重要。从实证研究到治疗手册，我们的专业领域是围绕一个分类系统组织起来的。因此，我们不建议完全脱离分类诊断。实际上，治疗仍然始于半结构化的临床访谈和DSM-5 的诊断工作。我们希望跨诊断的个案概念化能辅助这样一个独特的目标：更好地理解维持患者问题的功能机制，以便制定最有效且最高效的治疗方案。

本章的其余部分将描述在统一方案跨诊断框架里进行评估和个案概念化的方法。在结尾处，我们会更详细地讨论一个可代替当前分类系统的有信服力的方案。

用统一方案进行评估和个案概念化

正如本书第一章所述，统一方案是为了治疗情绪障碍而发展起来的。情绪障碍是一种范围广泛的疾病类别，各障碍间具有共同的潜在特征，比如：（1）频繁的、强烈的消极情绪体验；（2）对这些情绪体验的厌恶反应；（3）通过回避、抑制或逃离来尝试改变或控制情绪。因此，要在这个框架内开始个案概念化，并评估统一方案是否适合特定的患者，重要的是确认患者的体验与情绪障碍的这些特征是否一致。

我们发现，一个有帮助的做法是首先向患者描述情绪障碍的特征，然后一起探索他们体验到这些特征的程度。这里有一个示例，以示范如何向患者描述情绪障碍的概念。

在统一方案被开发出来之前，临床医生和研究人员就注意到，人们常因同时经受多方面困扰而求助，比如报告自己有焦虑情绪的来访者可能也在为抑郁问题而挣扎。我们还注意到，因一种疾病接受治疗的来访者过后因其他问题而回来求助的情况并不少见。反过来，一些来访者报告，在自己因某个问题接受治疗的过程中，他们的其他问题也有所改善！

研究人员想了解，为什么这些不同的心理健康问题常同时发生，以及为什么解决某方面的问题有时对其他问题也有帮助？他们收集了关于不同心理问题的症状的大量数据，发现这些疾病的核心非常相似——它们都有几个共同的特征。我们将这样一组相似的疾病统称为情绪障碍。

与普通人相比，有情绪障碍患病风险的人会体验到更强烈、更极端、更频繁的情绪感受。这个特征表现为一条连续谱——有些人低一些，有些人高一些。处于最低一端的人看起来无忧无虑，仿佛什么事都不会影响他们的情绪。而处于最高一端的人非常容易受外界影响，更为情绪化，需要更多时间来冷静。那么，你会把自己放在这条连续谱上的什么位置呢？

让我们谈谈情绪障碍的另一个重要特征。实际上，这个特征比前面提到的体验频繁且强烈情绪的特征更重要。我们发现，患有情绪障碍的人在这些情绪体验发生时容易有消极反应。一旦他们注意到这些不适的情绪出现，就会立即产生诸如"我讨厌这些感觉""我快崩溃了"或"我不应该有这种感觉"的自动想法。而这样的反应使我们生活中的情绪起伏变得更加令人痛苦；当我们因自己的感受而苛责自己时，通常会感觉更糟。这些有没有引起你的共鸣？

维持这一问题的是人们所使用的回避性应对行为的倾向，也就是说，人们总是想压抑或摆脱情绪，而不是容忍和接受它们。回避性应对行为的例子包括当你感到悲伤时远离他人，当你感到焦虑或不舒服时离开聚会，不断地拖延一项带来了很大压力的任务，或者在和老板进行严肃对话时避免眼神接触。统一方案旨在针对这些潜在的易感性，包括强烈频繁的情绪体验、对情绪的厌恶反应，以及努力去回避或抑制它们。统一方案的目标是聚焦于这些易感性，改变我们处理和应对情绪体验的方式。

在介绍完情绪障碍和统一方案之后，我们继续介绍情绪障碍的各个组成部分。首先，我们会和患者讨论对于各种不舒服或不想要的情绪的主观强度和感知频率。我们不仅尝试评估了与患者所患障碍表现相一致的情绪（例如，焦虑障碍患者的焦虑情绪），还会评估所有主观上的消极情绪体验：焦虑、悲伤、愤怒、恐惧、内疚、尴尬和羞耻，以及令患者感觉不舒服的其他情绪体验，如骄傲。我们会询问这些情绪发生的频率、主观体验强度、持续时间，以及他们认为自身的情绪体验比该情境本该唤起的强度更强烈（例如，经历一个小挫折却感到非常难过）的频率。

其次，我们请患者评估他们在多大程度上认为其情绪体验是令人厌恶的、不想要的和"坏的"。我们不仅会询问情绪体验给他们带来的总体困扰程度，还会询问情绪的具体组成部分，比如他们有多厌恶这些与情绪相关的特定想法或身体感觉。例如，一位强迫症患者可能会认为她的闯入性想法特别令人不安，而一位惊恐障碍的患者可能会因为焦虑或惊恐发作时的心悸或胸闷而尤为痛苦。

在整个治疗过程中，我们要对患者的评判性陈述保持警觉，即他们对情绪体验做的评判，或由于产生情绪而对自己的评判——这些极可能是患者厌恶其情绪体验的显著标志。举例来说，对于情绪体验或针对他们自己的评判包括："这真的很糟糕""我不应该有这样的感觉""这意味着我失控了"，或"（有这样的感受说明）我很愚蠢"。

虽然患者最初关注的是令他们感到不适的情境，但我们的目标是识别与这个情境相关的情绪体验，并评估他们对情绪体验的厌恶程度。例如，一个人会说他觉得聚会令人厌烦，但实际上，他参加聚会时的焦虑体验才是真正最令他感到厌烦的。再比如，在遭遇性创伤之后，回避性行为可能反映了当事人对与性情境相关的恐惧感和脆弱感的排斥，而不是对性行为本身的抗拒（Barlow，Farchione，et al.，in press）。

同样重要的是，患者能够区分自己何时不会体验对情绪的厌恶反应，即便是很强烈的情绪。如果他们能够了解自身的情绪体验，表达对感受的接纳，明白消极情绪终将消退，并可以根据不同的情境把当下的情绪正常化，就不能说他们对情绪体验有厌恶反应。类似的表述包括："在考试前感到焦虑是很正常的""我近期压力很大，所以我明白在经历了漫长的一天之后，我需要更长的时间来放松"。

除了评估对消极情绪的厌恶反应外，识别对积极情绪的厌恶反应也很重要。这往往更加不易察觉，因为患者通常并不认为这是当前的困扰（而是更多地关注令他痛苦的消极情绪）。尽管如此，有些患者对特定积极情绪的厌恶是需要被整合进个案概念化的。对一些人来说，快乐的体验可能会引发他们对自己处境或心境变糟的担心，就像俗话说的"乐极生悲"，或是因各种原因而觉得自己不配感到快乐并随即产生了担忧。充满希望或乐观的感觉可能会增加他们对于希望落空的恐惧；对另一个人的爱或感情可能会增加他们对于被抛弃或关系中发生其他丧失的恐惧；感到放松或平静可能会让人担心自己遗忘了什么事，或是认为放松警惕是不负责任的表现。

表 2.1 列举了情绪障碍患者常见的有关情绪厌恶反应的例子。

表 2.1　对情绪体验的厌恶反应

情绪事件	厌恶反应	相关障碍
进入一节拥挤的列车后感觉心跳加速	"如果我心跳得更厉害，我就要下车" "我无法忍受惊恐发作，现在无法克服这种恐惧"	惊恐障碍
关于伤害刚出生的女儿的闯入性想法	"只有怪物才会这么想" "我真是一个可怕的妈妈" "我永远都不能告诉丈夫我有这个想法"	强迫症
在演讲前感到极度紧张不安	"每个人都能看出我很紧张" "如果我连一个简单的演讲都做不好，我将永远无法升职"	社交焦虑障碍
在首次约会后感到非常激动	"我不应该抱有希望，反正不会有结果"	
想起一个尴尬的时刻	"如果这件事再发生一次，我真的会羞愧至死" "想起这件事就让我感到尴尬"	
在起床后感到心情低落	"我一整天都会过得很糟糕" "我又没什么大问题，还心情低落，真是不知感恩" "我讨厌感觉不完美的状态"	抑郁障碍
在考试前感到焦虑	"如果我继续担心，我将永远无法集中注意力，而且会考得很差" "为什么我总是为一些微不足道的事自寻烦恼呢？"	广泛性焦虑障碍

续表

情绪事件	厌恶反应	相关障碍
担心飞机失事	"我真傻，所有人都知道飞机失事的概率很小" "我不应该想这些，这样想可能会带来霉运"	特定恐怖症 *
担心伴侣可能提分手	"我一个人活不下去"	边缘型人格障碍
因为小狗弄坏了东西而感到生气	"连傻瓜都知道这是个意外，为什么我没法冷静"	任何情绪障碍
为能够在一部戏中出演一个角色而感到骄傲	"为获得这么一个小角色而兴奋，真的很傻"	
在分手后感到悲伤	"我不会再爱了" "我无法忍受这种糟糕的感觉"	

* 我们并不认为有必要将所有特定恐怖症都纳入情绪障碍，除非它们涉及频繁强烈的消极情绪体验，对这些情绪有厌恶反应，并且有回避性应对方式。

当与患者讨论对情绪的厌恶反应时，有帮助的做法是让他们认识到，对不适情绪的厌恶反应如何让情绪体验变得更强烈，或更加影响他们的生活。临床工作者可以请患者描述在消极地评价自己的情绪时会发生什么，以此对厌恶反应的持久影响达成共识。例如，担忧心跳加速对健康的影响本身就会导致心跳更快。强调这种滚雪球效应能更好地阐述统一方案针对情绪厌恶易感性进行工作的基本原理。

再次，评估是否存在回避性应对策略很重要。如《治疗师指南》所述，回避性应对方式包括任何策略，它们的主要功能是尽可能避免体验不想要的情绪，或减少已出现的不想要的情绪。就像我们在向患者描述情绪障碍易感性时所提及的，这样的策略包括：（1）明显的情境性回避（例如，因场所恐怖而拒绝乘坐公交车，或由于惧怕污染的强迫症而拒绝握手）；（2）明显的逃离（例如，社交焦虑的人找借口离开会议）；（3）细微的行为回避（例如，匆忙完成一项有压力的任务，或限制咖啡因的摄入）；（4）认知回避（例如，转移注意力，或试图抑制想法）；（5）使用安全信号（例如，只有在伴侣的陪伴下才能出门，或随身携带药物）。

当然，在个案概念化的过程中，没必要也不建议在第一次会谈时就向患者描述所有形式的回避行为。其实，我们在这里提及它们是想让读者注意到在应对方式这把大伞下的策略的多样性。通常来说，明显的情境性回避或逃离是最显而易见的例子，足以向患者阐明其易感性。值得注意的是，回避性应对行为和厌恶反应一样，可能指向不想要的情绪中的某个组成部分，比如一个想法（例如，因为害怕会引发不想要的闯入性想法而回避接触某些内容），或是一种身体感觉（例如，由于害怕心率加快而避免快走上楼梯）。表 2.2 提供了回避性应对的例子。

表 2.2　情绪回避的例子

情绪／情绪事件	回避性应对
担心类焦虑	完美主义的行为
	拖延完成令人有压力的任务
	回避可能有消极结果的事（例如，查银行账单）
	频繁给亲人打电话以确认他们的安全
	过度为未来事件做计划
社交情境类焦虑	回避眼神接触
	拒绝与同事一起做计划
	提早离开聚会
	回避参加会议或去上课
	避免发表看法
对惊恐感觉的恐惧	服用苯二氮䓬类药物
	避免摄入咖啡因
	避免高强度的运动
	随身携带饮用水
对无法逃离的恐惧	只在非高峰时段采购
	当感到不适时离开地铁
	在电影院里时坐在安全出口附近
	为了避免堵在高速公路上而选择走小路
	选择走楼梯而不是乘电梯
	携带读物以便感到被困住时能通过阅读分散注意力

续表

情绪／情绪事件	回避性应对
体重或体形类焦虑／羞耻	在社交媒体上删除自己的照片 穿宽大的衣服 严格限制热量摄入 过度运动 催吐
担心被抛弃的焦虑	频繁地给伴侣发信息或打电话以确认其行踪 先结束一段关系 指责伴侣想结束关系（寻求安慰） 威胁一旦分手就自杀
悲伤	睡觉 看电视 暴饮暴食 饮酒 自伤行为（或尝试自杀）
愤怒	避免表达不同意见或要求别人改变行为 当出现敏感话题时离开房间 拒绝和政治观点不同的朋友一起看新闻 在去拜访令人烦心的岳父母前喝酒
内疚	因为消极的结果而责怪别人 在提到过失行为时转移话题
尴尬	犯错后回避见人 当谈及令人尴尬的内容时转移话题

在评估情绪障碍的特征时，很重要的一点是考虑患者的社会文化背景如何影响其表现形式。正如我们在第十六章会讨论的，患者的文化背景可能会影响他们对强烈情绪的描述和反应方式。例如，和欧裔美国人相比，拉丁裔群体对焦虑的理解往往更多地反映在身体感觉上（例如，Varela et al., 2004）。在评估某些行为的适应性程度时，将文化因素纳入考量也尤为重要。例如，很多社交焦虑障碍患者认为自己很难表现得自信，而为他们设计的暴露任务可能涉及自信方面的挑战。不过，具有强烈集体主义价值观的患者也可能以欧裔美国人认为不自信的方式行事，这可能与社交焦虑

无关，但也可能加剧现有的社交焦虑。诸如此类的因素会影响特定患者在其文化背景下最有效的行为反应或"替代行为"。第十六章将更详细地讨论统一方案的文化适应性。

很重要的是，评估并不止于初始会谈，在之后的治疗中，仍然有很多机会继续对神经质的人格特质进行评估，这有时是必要且可以顺势而为的。例如，一些患者一开始可能缺乏足够的觉察力来报告他们对情绪的反应，需要接受进一步的心理教育并持续练习监测情绪体验。在这些个案（实际上是在所有个案）中，我们都鼓励治疗师对能够补充跨诊断评估和个案概念化的信息保持觉察。

第一个做进一步评估的机会是在模块 2 中介绍情绪三成分模型及"情绪反射弧"工作表时。在该模块中，患者开始练习识别组成情绪体验的想法、身体感觉和行为，以及这些情绪的诱因和结果（见第一章）。在这里，我们要寻找的是反映对情绪的评判、厌恶或者灾难化的想法。这可能包括单独的认知（例如，"我讨厌自己无法乐在其中"），或是对情绪的其他组成部分的解读（例如，对心率加速的反应："这意味着我要崩溃啦！"）。同时，我们也在寻找可能是回避性应对的行为［例如，打个小盹（不去做某事）、拖延完成任务］。在讨论"情绪反射弧"工作表时，需要留意并提醒患者看到能立刻缓解不适感受的情绪化反应（短期结果，如在取消面试后感到心情平静），尤其要注意其中从长期来看会导致更多消极情绪的反应（例如，之后又为不找新工作而感到非常内疚）。

关于正念情绪觉察的会谈（模块 3）是另一个识别人在何时对情绪感到厌恶的机会，因为这个模块要求患者在情绪体验中进行观察，并温柔地与评判性思维分离。相似地，认知灵活化模块（模块 4）关注患者的思维习惯，包括高估一个消极结果发生的可能性（例如，"如果我坐上飞机，一定会惊恐发作"），或是低估患者应对消极结果的能力（例如，"如果我惊恐发作，一定会死于心脏衰竭"）。这两种思维习惯都可能是对情绪持有消极信念的迹象。

在后续的治疗里，模块 5 要求患者明确识别回避性情绪性行为的例子，尤其是识别特定的情绪性行为（例如，逃离一个引发焦虑的情境）如何使消极情绪长期维持下去。除此之外，到治疗的后期做行为暴露时，治疗师在监测患者进展的同时可以继续识别厌恶和回避的例子。

除了通过统一方案的各模块对患者的功能性进程进行持续评估之外，我们还建议每周对焦虑和抑郁症状进行持续评估。我们使用总体焦虑水平及干扰程度量表（Overall Anxiety Severity and Impairment Scale，OASIS；见 Norman，Hami Cissell，Means-Christensen，& Stein，2006）[①] 和总体抑郁水平及干扰程度量表（Overall Depression Severity and Interference Scale，ODSIS；见 Bentley，Gallagher，Carl，& Barlow，2014）[②]。两者都是有五项问题的简短的自我报告问卷，评估焦虑或抑郁在过去 1 周的强度和干扰程度，然后将每次的测试分数绘制成图，可作为治疗进展的一项基本指标。在治疗初期，向患者展示《自助手册》里的进展记录示例图通常很有帮助，既能强化他们对分数总体呈下降轨迹的预期，也能将症状会随时间而出现波动的现象正常化。抑郁干扰量表和焦虑干扰量表并不针对特定的诊断，它们的独特优势在于能够反映特定患者认为需要关注的普遍性困扰，而不询问可能与患者的体验不匹配的更具体的症状。

专栏 2.1 来自《成人情绪障碍跨诊断治疗的统一方案（原著第二版）——治疗师指南》一书，其中列出了有助于识别情绪障碍特征的问题示例。这些问题基于这样的设计：如果个体做出肯定的回答，那么治疗师可以询问更多问题，以进一步澄清。

---

① 为了让表述更加简洁，后文也会将总体焦虑水平及干扰程度量表简称为"焦虑干扰量表"。——译者注

② 为了让表述更加简洁，后文也会将总体抑郁水平及干扰程度量表简称为"抑郁干扰量表"。——译者注

专栏 2.1　协助识别情绪障碍特征的问题示例

评估消极情绪频率和强度的问题

- 你是否觉得自己比其他人更容易感到生气 / 焦虑 / 沮丧？
- 你是否很难不去想那些让你心烦意乱、生气或者尴尬的事？
- 你认为自己是一个忧心忡忡的人吗？
- 你很难控制自己的脾气吗？
- 是否有人注意到，在同一件事上，你的情绪似乎比其他人更强烈？
- 当你感到不安时，是否需要比其他人更长的时间来平复情绪？
- 你对事物的感受是否比其他人更强烈？

评估对不适情绪的消极反应或信念的问题

- 你是否会因为特定的感受而自责，比如为了某些事情而感到难过？
- 你是否会因为自己不理性的情绪而感到沮丧？
- 当你开始感到紧张时，你是否担心焦虑的水平会不断升高？
- 当你开始感到情绪低落时，你是否觉得那可能会毁了你的一整天？
- 你是否希望自己能全面摆脱消极情绪？
- 你的某些想法 / 感受 / 症状是否会让你感到害怕？
- 你有时会感到自己的情绪无法控制吗？

评估为控制或改变情绪所做的回避性行为的问题

- 你是否倾向于回避或者推延做某些让你感到焦虑的事？
- 你是否倾向于回避某些让你感到不舒服的情境？
- 当你心情不好或者情绪低落时，你是否会回避做一些事？
- 你是否会尝试不去想让你心烦的事？
- 你有时是否会通过转移注意力来应对不舒服的情绪？
- 有没有你想要去做的事，却因为担心感受到焦虑、悲伤或沮丧之类强烈的情绪而无法去做？

- 你是否尝试过做某件事来摆脱消极情绪？
- 你是否尝试过做一些事情来避免感受到特定情绪？

从评估到制订治疗计划

在完成情绪障碍发展过程的初步评估后，下一步要将这些信息转化为个体化的治疗方案。特别需要牢记于心的是，统一方案所有技术的设计都是为了培养对不适情绪更合作和接纳的态度，并减少非适应性的情绪管理策略。因此，在进行治疗时，你要抓住机会向患者强调他对情绪的厌恶反应和回避性应对策略，并以此为治疗目标。比如，你可能会注意到在患者所报告的过去 1 周的总体情绪中，或者在患者所描述的对某件事的反应中，有存在评判意味的内容，这些都需要指出来。在另一些时候，即便不是在进行暴露的环节，只要你注意到患者可能回避不适情绪（例如，仓促地复述一段羞耻的经历），就要尽可能阻止这样的行为。

由于统一方案允许治疗师自行选择每个模块的会谈次数，因此还需要考虑到每位患者不同的特点和不足会如何影响治疗的实施。例如，一个挣扎于自我批判的患者（例如，他对自己的社交表现产生的消极想法导致社交焦虑的进一步恶化）可能会从额外的正念和非评价性情绪觉察练习中获益。相反，如果一位患者对重要任务的回避是他最大的困扰（如因为回避在组会上发言导致其工作岌岌可危），那么快速地完成早期技术训练，并尽早进入行为改变和情绪暴露练习会对他更有益。初始的个案概念化使得治疗师可以罗列患者潜在的治疗目标，并预估治疗持续时间。

在本章的末尾，我们提供了一份便于在统一方案框架内进行个案概念化的工作表及示例。我们建议将工作表结合以下步骤进行使用，作为跨诊断评估和个案概念化的指导准则。与个案概念化一样，当我们在治疗过程中取得了新的信息时，应更新此工作表。

1. **主要问题**。首先罗列出让患者寻求治疗的所有问题。

2. **强烈的情绪不适**。评估患者觉得痛苦的情绪体验，确定这些体验在频率和（或）强度上是否过度，可参考专栏 2.1 里的问题。

3. **对情绪体验的厌恶反应**。评估患者对不想要的情绪的厌恶反应，参考表 2.1 里的例子和专栏 2.1 里的问题。

4. **回避性应对方式**。评估患者对不想要的情绪所做的回避性尝试，参考表 2.2 及专栏 2.1 中的问题。识别明显的情境性回避、细微的行为回避、认知回避和安全信号，记录每种回避性应对方式的例子。

5. **对核心模块的聚焦和应用**。回顾你刚刚识别的情绪障碍的三个组成部分：强烈的情绪不适、对情绪体验的厌恶反应和回避性应对方式。考虑如何将核心模块的各项技术应用到每个元素中，以适配不同患者的需求和体验。可在工作表底部记录对各模块的想法，并随着治疗进程进行更新。

一个新方向：用多维度情绪障碍量表做跨诊断分类

简介

我们在前面论述了一种灵活的、个体化的、反映情绪障碍共同易感性的评估和个案概念化方法。随着这种方法对干预计划的好处被越来越多地验证，我们有必要关注或许能让跨诊断方法发挥其优势的另一个领域：诊断分类。

除了之前讨论过的分类诊断的局限性之外，分类计量学（taxometric）研究也表明，很多障碍能通过维度化模型得到最好的呈现，而这是"二分法"之类的分类方法做不到的。这其中包括了社交焦虑障碍、广泛性焦虑障碍、重性抑郁障碍、创伤后应激障碍和躯体症状障碍（Kollman，Brown，Liverant，& Hofmann，2006；Ruscio，Borkovec，& Ruscio，2001；Ruscio & Ruscio，2002；Ruscio，Ruscio，& Keane，2002；Jasper，Hiller，Rist，Bailer，& Witthöft，2012）。除此之外，情绪障碍间的并发症状往往可以用更高级别的人格气质因素来解释（Brown & Barlow，2009）。例如，社交焦虑障碍和抑郁障碍的共病部分归因于较少的积极情感这一共同特征；而创伤后应激障碍患者有更高的罹患惊恐障碍的风险，可以用在两种情况下都会发生的高自主神经唤起来解释。

一个以剖面分析为基础的分类方法

正如第一章所述，我们的研究和治疗中心团队的同事研发了多维度情绪障碍量表，这是一种全新的情绪障碍评估方法，结合了类别化分类法和灵活的维度化方法的优势（Rosellini，2013；Rosellini & Brown，2014；Rosellini et al.，2015）。多维度情绪障碍量表是一份自我报告问卷，它超越了诊断的界限，评估的是情绪障碍病理学各维度的易感性和特征（例如，躯体化问题、闯入性认知或抑郁心境），并生成了一个独特的 T 分数立面图。这种立面图模式可以分为一种或多种类型或类别的剖面分析，图中的立面可以反映个体经受的主要困难。例如，如果抑郁心境和社会评价担忧（社交担忧）两方面分数升高，同时积极情感减少，将会被归于"社交 – 抑郁"类别；如果主要的升高项和闯入性认知有关，并伴随抑郁心境和总体神经质气质的轻微升高，将会被归为"强迫 – 担忧"类。

这种剖面分析分类方法显示与 DSM 诊断分类有较强的聚合效度（例

如，DSM 的诊断能有力地预测我们所划分的表现类型中的类别）（Rosellini & Brown，2014）。与此同时，由于我们的方法可以预测超出 DSM 诊断障碍结果的特有差异，所以它为当前的诊断系统增加了增量效用[①]，表明这种方法能改善现有工具的实用性。下面呈现的个案是一份由多维度情绪障碍量表分数生成的剖面分析，来自一名在我们中心接受统一方案治疗的患者。

多维度情绪障碍量表的使用：个案示例

坎达丝是一名 30 岁出头的女性患者，因回避社交和外出旅行等情境导致功能受损，从而来到波士顿大学焦虑及相关障碍治疗中心寻求治疗。经过进一步评估，她能够描述自己在某些情境下感到非常焦虑，以致她需要改变日常生活安排来进行回避以及降低体验焦虑的可能性。她报告自己经历过惊恐发作，但发生得并不频繁（估计在过去 6 个月里发生过两三次完全的惊恐发作），因为她在努力避免做会令她感到焦虑的事情，或进入会令她焦虑的情境。她谈到她会回避陌生的社交情境、餐馆、电影院、开车、在偏远地区徒步旅行以及乘飞机旅行，还表示非常担心他人的消极评价，也描述了在工作中做汇报、参加聚会以及与不熟悉的人交谈时的强烈焦虑与回避。

根据她的症状，坎达丝被诊断出三种 DSM-5 障碍：惊恐障碍、场所恐怖症和社交焦虑障碍。但她的诊断档案未能反映出的是，她报告自从记事以来，她就体会到了较低的愉悦感（她指出这和自己家族的总体情感一致，但和朋友相比就显得另类了）；以及她最近的生活中出现了无聊感，这可能是近期因回避而严格限制自己的活动导致的。她接受了心境障碍的评估，但未能达到诊断标准，因为她没有明显的快感缺失，否认抑郁症状，并且没有呈现出心境障碍诊断的其他相关症状。然而当她处于人际互动中时，

---

① 指由于某一因素（如投资、技术等）的增量变化所带来的额外效用或效益。在经济学和决策分析中，增量效用通常用于评估某个决策或行动相对于基准情况（如不进行该决策或行动）所带来的额外价值或效益。——译者注

她的心境往往表现得比较平淡，这和她对自己的内在状态的描述一致。

如图 2.1 所示，坎达丝的多维度情绪障碍量表剖面分析与她的 DSM-5 诊断相符。虽然评估者判断坎达丝的社交焦虑没有惊恐障碍和场所恐怖症严重，但她在"社交担忧"维度上的得分最高，平均得分介于"非常"和"极度"之间。她对社交情境的高焦虑与回避一方面可能源于她的场所恐怖症，当感觉被社交情境困住时，她担心会惊恐发作；另一方面，这也和她害怕被评价有关。因此，从某种程度上看，这一维度的严重程度是两种诊断造成的结果。

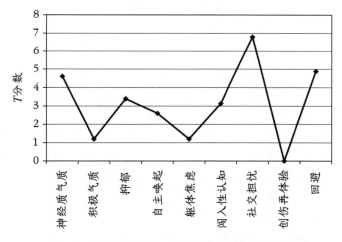

图 2.1　坎达丝的多维度情绪障碍量表剖面分析

正如坎达丝在会谈中所言，她的回避行为是显而易见的，这也体现在她在多维度情绪障碍量表的回避维度的高得分上。根据评估，她在回避维度上的平均得分在"有些"和"非常"之间。此外，在神经质气质上的高分和在积极气质上的极低分（这一点在多维度情绪障碍量表上能看出来，而在 DSM-5 诊断上无法体现）表明，她有罹患情绪障碍的倾向。低积极情感与社交焦虑障碍和重性抑郁障碍尤其相关（Brown，Chorpita，& Barlow，1998；Rosellini et al.，2010），值得注意的是，在治疗中途，她与丈夫结束了关系，之后她继发了抑郁障碍。得益于统一方案的跨诊断性质，治疗师能够自然过渡到对她的悲伤情绪做更多的处理，同时仍致力于帮助她面对与焦虑有关的情境。

对多维度情绪障碍量表的测试和改进还在进行中，我们继续在来访个体的大样本中收集对多维度情绪障碍量表剖面分析的横断面数据和纵向数据。随着对这一工具的越来越广泛的应用，它有望为临床工作者提供一个强大的、前所未有的分类工具，进而能自然地导向跨诊断治疗的干预计划。

总　　结

本章重点介绍了一个使用统一方案做跨诊断评估和个案概念化的模型。在衡量类别化和维度化的评估方法时，重要的是不要忽视我们作为研究者和治疗师的目的：从群体和个体层面增加对心理病理的了解，以寻找到有效的治疗。虽然我们仍然认可类别化分类的价值和它们在现阶段的必要性，但我们也相信采用一种针对心理病理学、评估和治疗的功能性方法是合理且被支持的。

本章的情绪障碍功能性模型强调了神经质特质，我们观察到这些特质是情绪类障碍的病因及它们得以维持的核心。这种灵活的跨诊断框架能帮助临床工作者厘清患者与情绪之间的关系如何导致了他们的问题，这反过来进一步阐明了统一方案治疗的适配程度。

在本书的后续章节里，您将会了解到统一方案治疗在有各种症状表现的患者中的应用，从物质使用障碍到人格障碍，再到失眠障碍。针对每种障碍，我们都会考虑患者的体验如何对应于本书开头所讨论的神经质特质——厌恶频繁又强烈的不想要的情绪体验，并采取回避性应对策略。还要注意的是，如何在统一方案框架内评估这些特征，并将它们纳入个体化的治疗计划。我们希望接下来的讨论能够重点突出这一治疗方法在不同应用间的共性，正如它在临床实践中给我们留下的深刻印象一样。

工作表 2.A 统一方案的个案概念化：示例

统一方案的个案概念化 　　　　　　　　　　　　患者：＿＿＿＿＿＿＿

主要问题

强烈的情绪不适

厌恶反应

回避性应对方式

情境性回避／逃离：

细微的行为回避：

认知回避：

安全信号：

治疗计划：对核心模块的聚焦和应用

模块 3：

模块 4：

模块 5：

模块 6：

模块 7：

统一方案的个案概念化   患者：＿＿＿＿＿＿

主要问题
- ——无法按时完成工作任务
- ——在与同事相处时"想得太多"
- ——对在会议上做报告感到焦虑
- ——不满意社交圈

强烈的情绪不适
- ——对社交、工作感到焦虑
- ——对做报告感到尴尬
- ——因为缺少朋友而感到难过

厌恶反应
- ——"我无法在工作压力下完成任何事"
- ——害怕脸红
- ——"觉得没朋友是自己的错，并感到难过，我真是太傻了"

回避性应对方式

情境性回避／逃离：拒绝主持会议的工作，提前离开工作场合，不愿意联系老朋友

细微的行为回避：拖延工作任务，在与同事说话时回避眼神接触，尽快做完报告

认知回避：当觉得孤单时看电视，当想到即将要做的报告时去小睡

安全信号：只在有姐姐陪着时才去社交

治疗计划：对核心模块的聚焦和应用

模块3：对于缺少朋友进行非评判练习，当在家里为工作而担心时练习锚定当下

模块4：对于在工作上犯错进行去灾难化练习，重新考虑被老朋友拒绝的可能性

模块5：练习替代行为（例如，在做报告时放慢语速）

模块6：对脸红进行暴露（捂脸颊、喝热饮、穿厚外套），然后与做公众演讲暴露相结合

模块7：情绪暴露——给老朋友打电话，做工作报告，着手完成工作任务

第三章
焦虑障碍的统一方案应用

拉伦·R. 康克林、托德·J. 法尔基奥内和史蒂文·杜富尔

引　言

在美国，在 DSM-5 罗列出来的疾病组中，没有任何一种疾病比焦虑障碍更普遍、更容易发生共病以及花销更大（Kessler，Chiu，Demler，& Walters，2005）。由 DSM-5 里焦虑障碍下的 11 项诊断可知，焦虑障碍的特点是对真实的或感知到的危险有不同程度的强烈情绪反应，对未来过度担心，以及由此产生过度谨慎或回避的行为。经过大约 60 年对焦虑障碍治疗的研究以及临床上取得的进展，我们已经形成了针对不同表现形式的焦虑的相对完善的治疗方案（Barlow et al.，2004）。在过去几十年间，关于开发对这些障碍的有效疗法的研究大多聚焦在如何为单一疾病［如社交焦虑障碍（以前称作社交恐惧症）或广泛性焦虑障碍］提供最佳治疗上（例如，Clark et al.，2006；Dugas et al.，2003）。因此，焦虑障碍的许多循证治疗，特别是那些在本质上属于行为或认知行为治疗的方法，已经以针对单一诊断的手册化治疗形式传播开来（例如，Antony，Craske，& Barlow，2006）。

虽然一些证据表明，没被列入治疗目标的共病症状也会在针对单项诊

断的认知行为治疗方案中得到改善（Borkovec，Abel，& Newman，1995；Brown，Antony，& Barlow，1995；Tsao，Lewin，& Craske，1998），但这可能是由于类似的治疗成分对一系列焦虑障碍都有效。强调开发和研究单一焦虑障碍的治疗方法对执业治疗师来说有一个明显的不利因素——不知该如何与呈现不止一种诊断的患者进行工作。在与这些患者一起工作时，想使用循证方法的治疗师会感到左右为难。他们可以选择一种针对单项诊断的循证方案，再通过举例或补充治疗成分来应对非主诉问题的焦虑障碍，但这可能会让患者觉得他们的一些问题没有得到重视。又或者，治疗师可以依次实施多种针对单项诊断的治疗方案，但这显然会延长治疗周期；考虑到治疗方案之间的相似性，这还可能造成治疗内容的冗余。除此之外，治疗师也可以选择不使用完整的方案，将一些循证组块组合在一起，一次性治疗多种障碍。但这种选择可能会增加治疗师的负担并影响疗效，因为治疗师没能始终如一地实施一项有实证支持的方案。

统一方案则是通过有意识地针对障碍间的共性编写的手册化的治疗方式。如果一些治疗师希望使用循证疗法，更喜欢手册化方案的结构化治疗方式，并认可患者对《自助手册》的使用——不仅能够促进患者对会谈的深入理解，还有助于他们在治疗期间及治疗结束后复习所学技术；那么这个方案将尤其适用。

临 床 案 例

下面两个个案阐述了统一方案是如何应用于对焦虑障碍的治疗的。其中的两位患者都符合一种以上 DSM-5 焦虑障碍的诊断标准。

凯文是一位 40 多岁的已婚欧裔男性，被诊断为惊恐障碍共病场所恐怖症。治疗师根据基于 DSM-5 的焦虑障碍访谈手册（Anxiety and Related

Disorders Interview Schedule，ADIS；Brown & Barlow，2014）对他进行了评估会谈；在 0 分（无症状）到 8 分（极度严重症状）的临床严重程度评分（clinical severity ratings，CSRs）上，他的两种障碍皆被评定为 5 分。除此之外，他还符合特定恐怖症——飞行恐怖症——的诊断标准（临床严重程度评分为 4 分）。他表示自己在 1 个月内会经历多次惊恐发作，难以乘坐电梯、不带抗焦虑药物就出门和乘坐地铁，并会避免长途驾驶、开车过桥和过隧道。由于对飞行的恐惧，凯文会尽可能避免乘坐飞机出行；当必须乘坐飞机时，他只选择直飞航班，即使这样的花费很高很多。他还会选择他认为气流较少的航班时间，因为觉得这样会更安全。在前往一个新的地方前，对于不熟悉的地方（例如，酒店或餐厅），凯文还会搜索大量信息，以此减弱他对于自己能否适应新环境的不确定感。他所搜索的信息包括：确认是否必须乘坐电梯（是否可以走楼梯）；如果惊恐发作了，他是否可以迅速离开。焦虑是凯文最频繁体验到的消极情绪，除此之外，他还报告自己经常处于易激惹状态，并被愤怒的情绪困扰，特别是当他与妻儿在一起的时候。治疗师在会谈中观察到，凯文是一个非常友善且外向的人，即便是在谈论痛苦的话题时，他也经常表现得很幽默。

第二个临床个案化名苏珊，是一位 20 多岁的大学生，正处于一段稳定的恋爱关系中。在评估会谈中，她被诊断为广泛性焦虑障碍（临床严重程度评分为 5 分）和社交焦虑障碍（临床严重程度评分为 4 分）。她表示，她对自己每天的日常活动、学校作业、未来职业和与他人的关系都有中等程度的担心，这导致她会回避一些活动，为他人过度做准备，并且反复向她男朋友寻求安慰。她还报告，她对社交活动有明显的担忧，比如公开演讲、给交往不深的人打电话、与陌生人见面，还有向不熟悉的人表达不同的意见。

苏珊希望在创造性艺术行业谋得一职，她知道这个行业竞争激烈，需要她敢于表达，宣传自己的理念和想推出的作品。她担心自己在学校表现得不够突出，担心作品集分量不足而缺乏竞争力，也担心在社交情境中锻炼得不够，或缺乏成功地面对社交情境（比如工作面试或进行作品介绍）的技巧。在人际关系方面，她总是在意最亲近的人对自己的评价。例如，她总会担心如果出行计划不顺利，或者她表现得不善于交际或不够外向，男朋友或朋友会责备她。焦虑导致她会为社交活动做过度准备，或者反过来干脆完全避开这些活动——有时候，她会在最后一秒取消社交活动。她希望自己有能力举办聚会或是足够自信地赴约。尽管并不符合抑郁障碍的诊断标准，但苏珊报告了与她焦虑情绪同频波动的低落心境，也就是说，在她感到更为担心和不堪重负的日子里，她也会觉得心情更加低落，对自己有更多的评判。治疗师在会谈中观察到，苏珊是一名善于言辞且品貌兼优的女性，但她持续的担忧和学业上的自我追求时常让她感到十分疲惫。

从表面上看，这两个临床个案的主要症状显得非常不同。凯文会回避可能导致他惊恐发作或难以逃离的情境，例如飞行。苏珊则是典型的忧虑者，总是向他人反复寻求安慰，难以耐受不确定性，并且试图在她认为令人生畏、要求高且难以控制的环境中寻求掌控感。当然，如果使用 DSM-5 的标准，这两个个案会被概念化为不同的诊断，这也会进一步影响临床治疗方案。然而，需要纳入考量的还有这两个个案之间的一致性——共同的潜在因素可以解释表面上不同水平的症状表现。具体来说，我们可以看到这两位患者都有频繁且强烈的情绪体验，并且对其情绪体验有厌恶和非适应性的反应。

设定目标和维持动机

被频繁且强烈的焦虑体验所困扰的个体在治疗初期会对做出改变有积极的响应，因为他们非常厌恶自己的感受，也往往能认识到他们为避免体验焦虑所做的短期努力会带来的消极后果。在模块 1 阶段，当使用决策权衡练习评估患者的动机和对治疗可能存在的矛盾心理时（更多详细的描述见第一章），很多人可以轻易识别改变的好处／获益，比如，能够放松下来在生活中获得更多愉悦的体验，交更多的朋友，或减少有害的回避和拖延；他们也能轻易地看出维持不变的坏处／代价，比如，持续感到有压力或孤独。对患者来说，通常更有挑战性的是看到做出改变的坏处／代价和保持不变的好处／获益。之所以难以一下子直观地列出这些内容，是因为思考为什么想要做出改变和完成治疗对他们来说更为合理，而不是改变的代价和在治疗中不做改变的好处。

虽然确认激励因素是有益的，但确认哪些因素可能阻碍人们做出改变也很重要。统一方案的治疗虽然有次数限制，却也会持续较长时间，最初的动机可能有所动摇。当做出改变的意愿开始摇摆时，做出改变的坏处也开始显现。需要为治疗投入的时间、金钱和精力本可以用在其他方面。患者越是全然投入治疗，他们越有可能感受到（并学习去耐受）不舒服的情绪。尽管患者当前的体验令他们感到不舒服，但这些症状和行为方式是他们所熟悉的，而做出改变则是未知且令人望而生畏的。另外，在治疗进程中和治疗结束后，需要持续练习所学的技术并将它们应用于日常生活，从而促使改变的发生，这要求患者投入相当多的精力。

凯文在治疗中指出了做出改变的两个坏处。第一个坏处是"改变很可怕"，第二个坏处是他不想看到接受治疗后症状减轻的程度低于预期，而导致"希望落空"。在广泛使用统一方案之后，我们发现这两个关于坏处的观点在患有焦虑障碍的患者中十分常见。他认为保持不变的好处是知道"他的焦虑和相关回避行为会给他带来什么"。他进一步解释，虽然对自己的局限性感到沮丧，但避开隧道或飞行确实能使他更少地体验到焦虑。他认为，在治疗中做改变的好处是能活得更放松和成为一个更好的父亲，这对他来说比保持不变带来的好处更重要。

一些伴有明显焦虑的个体会对做出改变表现得非常犹豫。例如，对一些人来说，他们的焦虑迫使他们追求完美或过度谨慎，他们会觉得这些行为有益于他们，或担心如果缺少焦虑作为生命驱动力，他们就不会那么成功。苏珊在治疗初期仍习惯一丝不苟地思虑和规划每天的生活，因为她担心如果不这么做，她就无法保持高效的状态，并且会陷入迷茫。这使她在开始时对做出改变有些矛盾，但苏珊还是选择改变其生活，因为她意识到，她的担忧在本就繁重的学业安排上给自己增加了额外的压力。

一旦确认了在治疗中做出改变的坏处／代价和保持不变的好处／获益，提前与患者讨论他可以如何应对这些情况并采取问题解决策略会很有帮助，可以减少改变的代价对治疗造成阻碍的可能性。一种方法是让患者阅读他们完成的"决策权衡"工作表，以此提醒他们做出改变的获益。为了防止患者因关注焦虑和担忧的积极方面而变得犹豫不决，可以向他们强调，治疗的目标并不是消灭焦虑，而是确保他们的焦虑和其他消极情绪能够发挥积极作用，比如在紧急情况下为他们提供有用的信息，或是促使患者采取与他们的目标最一致的适应性行为。

模块 1 的第二个组成部分是确定治疗目标。这一部分需要借助"治疗目标"工作表，它会帮助患者罗列目标，并确定使目标更加具体的方式，然后生成一份步骤清单让他们一步一步地迈向每个目标。我们发现，治疗师的引导很有助于患者选择治疗目标和确定实现目标的具体步骤。

对患者来说有点挑战性的是，如何围绕他们主要的问题设定一些既不太宽泛又不太狭窄的目标。例如，凯文设定了三个目标：（1）减少他会回避的情境；（2）拥有更多自发性，且对做决定表现得更"不在意"（例如，不会对潜在结果想得太多和／或不在做事前过度做计划）；（3）轻松地乘坐飞机出行。

其中第一个目标过于宽泛，因为它涵盖了太多行为。为了让这个目标更具体，他明确指出自己想要减少回避，从而能更多地乘坐电梯，能开车过隧道或是跑长途路线，也能够搭乘地铁出行。为实现这个宽泛的目标，他列出了涵盖多项活动的具体步骤，包括搭乘电梯到高楼顶层，以及在一条有很多隧道的高速公路上驾驶汽车。

相比之下，他与飞行相关的第三个目标显得非常具体，（有人可能会认为）可以包含在第一个目标之中。在他的个案中，如果考虑到他对于飞行有多么恐惧以及他由此形成的回避和安全行为，就不难看出把这个目标单独列出来的意义，这可以帮助他更好地理解如何通过具体的步骤达成目标。他罗列了以下步骤，包括与他人谈及飞行，阅读与气流有关的知识，进行短途飞行，以及在不携带抗焦虑药物的情况下搭乘转机航班。当开始与患者讨论治疗目标时，最好准备一张白纸，先在纸上就想到的目标打草稿，这样可以帮助他们决定哪些目标因为太相似而可以去掉，或是拆分哪些目标会更加有益。

理 解 情 绪

模块 2 是从一段关于不同情绪适应性功能的对话开始的，其中也包括焦虑。一些人体验到的焦虑太频繁且强烈，以致他们很难将目标从"摆脱"这个情绪，转为理解他们的情绪是在提示当前情境的信息并促发行动。例如，焦虑情绪传达的是我们感知到一个消极结果（或者说一个未来的"威胁"）可能要发生，于是特定行为被激活，以减少这个结果发生的可能性。这里用的"感知"一词很关键，和对其他情绪的描述一样，它既包含了情境的客观事实，也包含了我们对情境的解读。

在介绍完这些之后，治疗师可以和患者讨论一些关于焦虑情绪激发有益行为的常见例子。例如，很多人会在重要的考试或工作面试前体验一定程度的焦虑。如果他们很重视这件事的结果（例如，取得好成绩或获得工作），并且不想看到消极的结果发生（例如，考得很差或没能获得工作），就不难理解他们会有这样的感受。焦虑的适应性功能是帮助个体预防消极结果的发生，并且促使他们面对其他竞争性需求。所以焦虑可以使一个人坐下来静心准备考试或是为面试做准备，即使他有其他想做的事情，如看电影。当焦虑程度太低时，人们很难保持专注并采取有适应性且目标导向的行动，而这些行动本可以最终防止一个消极结果的发生。相似地，如果焦虑程度过高，它本身就会成为一种干扰，会促使人们回避有助于获得预期结果的行动。患者通常可以理解到，为何一定程度的焦虑在某些情境里其实是有益的，这也有助于理解统一方案的目标并不是消灭焦虑（或其他任何感觉），而是帮助人们增加对情绪的耐受，并以一种合适的方式回应它们。

　　从某种意义上说，情绪是身体在提醒我们有一些重要的事情需要去关注或回应。对于焦虑这一具体情绪，首先确定未来可能的威胁会是什么将很有帮助。在凯文的个案里，焦虑诱因是他担心会在不同情境里经历惊恐发作，并且无法缓解或获得帮助。在苏珊的个案里，当她感知到在校成绩欠佳或在专业领域没有足够的人脉来助她获得成功，从而导致她的职业梦想岌岌可危时，她就开始感到焦虑。

　　在追踪情绪体验的三个成分（想法、身体感觉和行为）时，焦虑患者所萌生的想法往往包含很多问句。例如，苏珊在第一份"情绪的三成分模型"工作表里列出了各种问题，比如"我足够努力了吗？"，以及"我的男朋友在忽视我吗？"。我们可以鼓励患者写下和他们当下的感受最相关的问题所隐含的答案，因为问题本身并没有令他们那么痛苦，反而是患者所关注并相信的答案引发了强烈的情绪反应。对苏珊来说，回答这两个问题都让她感到焦虑，因为她想到的是"我还不够努力"和"我男朋友在忽视我"。如果她关注这两个问题隐含的其他答案，即"我足够努力了吗？"（"是的，我当然努力了"）和"我男朋友在忽视我吗？"（"不，他今天只是有点忙"），最初的问题就不会引起她的痛苦。在使用"情绪的三成分模型"工作表时，确认这些问题隐含的回答很重要，能为患者在之后的模块4进行认知灵活化的工作打下基础，因为我们很难挑战问题形式的想法。

根据"情绪的三成分模型"工作表，患者可以开始识别其情绪反应的诱因和结果。当然，他们一开始只能识别一些明显的造成情绪反应的诱因，比如参加一个聚会（焦虑），或是与伴侣争吵（生气）。我们鼓励患者尝试识别其他可能的诱因，这些诱因在特定情境下会促使或直接导致他们更容易体验到强烈的情绪。例如，高强度地工作了一天或是在参加聚会的前一晚睡眠不足，可能会使个体在尝试社交或结识新朋友时感到焦虑。

让患者尝试识别在最明显的诱因之外的至少一个诱因，能帮助他们更多地思考情绪反应发生的背景。很多患者反馈这个过程能帮助他们缓解因情绪反应而产生的痛苦。例如，凯文注意到，对焦虑和恐惧诱因的理解有助于挑战惊恐发作发生得"无缘无故"这一信念；也能帮助他观察当这一天或本周早些时候发生的事让他有压力时，他会有"过度反应"的倾向，并伴随更强烈的焦虑和愤怒。至于情绪反应的结果，帮助焦虑的个体识别回避的短期和长期结果，有助于他们理解回避为何让人如此难以抗拒（它能够缓解不舒服的感受，这种缓解有时甚至是立刻发生的），也能帮助他们明白回避为何导致了问题的持续（比如，他们越是回避一件事，就越难以面对它）。

正念情绪觉察

在教患者做正念情绪觉察（例如，聚焦当下、对情绪体验的非评判觉察）时，需要注意的是，对一些个体来说，这个模块的练习本身就可以作为一次早期的内感性暴露。让一些人将注意力转移到当下的感受上会短暂地增加他们的焦虑，因为分散对身体感觉的关注正是情绪回避的方式之一。与之相反，也有不少个体报告这些练习会令他们感到放松，特别是聚焦当下和非评判觉察。但这并不是这个治疗组块的意图，事实上，这可能会向患者传递关于焦虑的错误信息。

通过在会谈中完成所有练习，治疗师可以帮助患者识别他们最初的反应，并为纠正性反馈或克服可能出现的任何情绪阻碍提供机会。当患者在练习中体验到焦虑时，可以向他们解释，如果他们认为自己的身体感觉具有威胁性（基于他们对于身体感觉的解读），那么感到焦虑是很合理的。在做正念练习时，如果患者可以对自己的身体感觉进行主动的非评判觉察，而不尝试转移注意力、试图摆脱这种感觉或认为它们是不好的，那么这种威胁感会渐渐地消退。如果患者在练习中感到放松，那么可以告诉他们，尽管他们在进行正念练习时感到平静，但他们是否习得正念技术的决定性因素是他们在多大程度上可以注意到自己当下情绪体验的成分（想法、身体感觉和行为或行为冲动），并且可以不评判它们。

在情绪诱发练习里，我们建议治疗师和患者罗列出引发各种情绪状态的歌曲，包括可以引起焦虑或紧张的歌曲。相对来说，患者通常更容易找出诱发悲伤或哀愁感受的歌曲。例如，苏珊选择了《我可爱的情人》（*My Funny Valentine*）；凯文选择了《黑鸟》（*Blackbird*）。我们发现了两首可以引发焦虑心境的歌曲是迈尔斯·戴维斯（Miles Davis）的《方向》（*Directions*）和 马克–安德烈·哈梅林（Marc-André Hamelin）的《马戏团加洛普舞曲》（*Circus Galop*）。

统一方案里的音乐情绪诱发练习旨在通过音乐来学习以聚焦当下的、非评判的方式观察情绪和情绪的三成分，而不是将它们当作一种放松练习或是对音乐本身做的正念练习。因此，情绪诱发练习可作为早期的情绪暴露（尽管是在一个情绪较为中性的背景下），特别是对深受情绪困扰的个体来说。例如，苏珊发现正念练习帮助她注意到自己的情绪困扰，并增加她对于出现消极情绪的接纳度，这也使得她减少了对消极情绪体验及相关低落心境的评判。

认知灵活化

继前一模块所授的内容和技术帮助患者获得对自己情绪体验更好的觉察之后，接下来的三个治疗模块会聚焦于情绪体验的各成分，并帮助患者学习如何对自身情绪体验有更具适应性的反应和更好的耐受度。在这个模块里，患者学习了觉察自己是怎样自动解读情境的，这些解读又是如何影响他们的总体情绪状态的，以及他们是如何通过行为应对情境的。统一方案聚焦于情绪障碍（尤其是焦虑）中两种常见的思维陷阱：高估负面事件发生的可能性和灾难化这些负面事件发生后的结果。这个模块里的练习引导患者识别这些思维陷阱，并通过练习回答有针对性的问题，找出替代想法，提升认知灵活度。

包括苏珊在内的一些患者在最初会担心自己无法区分适应性认知过程和非适应性担忧过程，因此我们会与这些个案讨论这两者之间的一些差异。在统一方案里，适应性认知过程指的是一种有意识的、正念的、刻意的以及（至少在最初是）结构化的活动；在这个过程中，患者可以识别潜在的思维陷阱，并通过特定的问题找出替代的想法。担忧，特别是对患有广泛性焦虑障碍的个体来说，往往是无法控制并不断重复的，它源于患者想要回避强烈的情绪困扰，而这种回避可能是通过更令人不安的想法来转移注意力（Borkovec，Alcaine，& Behar，2004）；也可能是试图阻止一个可怕的结果，这个结果被认为要比担忧这一过程本身更让人痛苦（Newman & Llera，2011）。

非适应性的担忧是难以解决的，并且往往围绕"如果不想要的事情发生了呢？"这一问题。从另一方面说，认知灵活化的产物是确认在对情境的解读中，哪些解读是现实的，哪些应对方式是最有益的，然后才能走出困境或采取合适的行动。例如，苏珊表示，她能够区分在不确定情境中为了减轻焦虑而反复思考"如果……怎么办？"和她使用认知灵活化时的思维方式有很大不同。这在某种程度上是因为认知灵活化让她感到不那么有压力；并且和她的担忧过程相比，这样的过程使她能够更好地把担心的主题放在一边。另外，一些患者（尤其是容易焦虑的个体）可能会报告使用了统一方案里的认知技术来管理焦虑，但他们其实正在进行认知回避，这在之后的治疗方案里会被重点提及。我们可以通过苏珊和治疗师之间的如下临床对话来一窥究竟。

苏　　珊：我感觉自己在一定程度上已经在使用认知灵活化了。

治疗师：可能是的。或许你可以跟我再多说说？

苏　　珊：好的。当我为某件事感到困扰时，我会尝试告诉自己，所有事情都会好起来，我实在不应该为此担忧。

治疗师：你在试着安慰自己一切都很好。

苏　　珊：是的，你说得对。它就像一个小小的咒语。我只是不停地告诉自己一切都很好，一切都会好起来。

治疗师：你觉得有效吗？

苏　　珊：有时候有效，但它通常没法让我一直都感觉很好。我猜这是因为我实际上并不相信这些话。

苏珊相信她正在使用认知灵活化，因为她会尝试接受一个和她的焦虑完全相反的信念。我们能看到她自我安慰式的陈述虽然具有暂时减少焦虑的功能，但这样的安慰效果消失得很快，她的焦虑和担忧会卷土重来。一些患者会以类似的方式从他人那里反复寻求安慰，这两种行为都是对消极情感的回避。

认知灵活化模块里包含的另一个策略是箭头向下练习，这个练习可以帮助患者识别更"核心"的消极评价，它在患者的情绪反应强度及其具体想法看起来不匹配的情况下特别有用。在凯文的个案里，他在一次和妻子的对话后完成了一次箭头向下练习，他认为妻子没有认真听他说话，这让他感到非常难受。他描述自己感到焦虑和愤怒，进而指责妻子从来没有好好听他说话。他对这个情境的反应使他和妻子陷入了一场持久的争论。凯文希望探索在这个情境里到底是什么让他感到如此难过，所以他完成了一次箭头向下练习，并将它作为家庭作业的一部分进行讨论。

凯　文：一开始出现的想法是"她没有好好听我说话"，这让我非常难过。就像是有根弦崩断了一样，上一秒我还在和妻子说话，下一秒我就被她完全激怒了。这个想法就像导火索一样。

治疗师：所以情绪的强度上升得很快，一下子从 0 升到了 60。

凯　文：就是这样。争吵过后，我才有时间思考这件事，我完全不能理解自己为什么会这么难过。

治疗师：听起来，你注意到了你的情绪有多么强烈，所以决定对你的想法做更深入的了解。我很高兴你能花时间完成箭头向下练习，让我们看一下你写了什么。你注意到你有一个想法是"她没有好好听我说话"，我看到你将它写在了工作表的顶端。

凯　文：是的。然后我用工作表上罗列的问题问自己，比如："如果这是真的，对我来说意味着什么？"如果她没有好好听我说话，我想这意味着她对我说的话不感兴趣……好像我说的话不重要。我就是觉得她不在乎。

治疗师：这个想法确实更加深入。那么如果这个想法也是真的呢？

凯　文：我不能完全确定。我猜我是担心她可能根本不爱我……我对她来说也不够好。这是我最后写下来的。

在连续询问如果这个想法是真的，对他来说意味着什么，以及为什么这对他来说很重要之后，凯文意识到他的核心评价是他认为妻子不关心他，进而认为他不是一个值得托付终身的人。他意识到这个想法导致他非常担心他们的婚姻（这是他尤为在意的），这也使他在和妻子对话时过分留意她可能不爱他的信号。在这个例子中，箭头向下的挑战性问题用来检验他在多大程度上高估了这个核心评价的真实性。

应对情绪性行为

在这个模块里，我们的工作重心从想法转移到识别导致焦虑和痛苦持续的不良的和非适应性的行为。这个模块涉及情绪回避和情绪驱动行为，这些行为紧随情绪体验而来，是情绪体验引发的结果。情绪回避指的是用来回避体验强烈情绪或用来阻止情绪变得强烈的策略。它可以指一个人完全回避一个情境（例如，因为电影院有很多人而回避去看电影）的明显行为，也可以指不那么明显的回避方式。

这个模块主要讨论四种情绪回避，包括明显的回避、细微的行为回避、认知回避以及安全信号的使用。有时候，细微的行为回避和认知回避可能很难被发现，但我们可以通过几个问题来了解患者的反应，以识别潜在的回避策略。例如，治疗师可以分别询问"当面对一个引发焦虑的情境时，你会做什么来让自己舒服一点？"和"当你处于一个焦虑的情境时，你会做什么来让自己的注意力从令你感到强烈情绪的事物上分散开？"，从而识别细微的行为回避和认知回避。为了识别安全信号的使用，可以问"如果把什么东西意外地落在家里，你出门时会感到焦虑并怀疑自己处理问题的能力吗？"或"当你做一些让你感到焦虑的事情时，是否必须有某些人的陪伴或必须给他们打电话？"，这些问题有助于识别参与到情绪回避行为中的人或物。

　　临床个案向我们展示了情绪回避的多样性。苏珊认识到，她细微的行为回避策略包括在做事情前先列清单；或拉住门让别人先进，以免在进入房间后成为"被关注的焦点"；还有反复查看时间，确保自己永远不会迟到。她识别了从焦虑中转移注意力的认知回避方式，包括看电视、使用平板电脑、看书以及反复查看社交媒体，还有前面提到的反复安慰自己"一切如常"，或是从他人那里不断寻求安慰。她也注意到，男朋友对她来说是一个安全信号；而且她的背包里永远装着书本和手机，因为她在感到焦虑时需要用它们转移注意力。

　　特别值得注意的是，同样的行为在一些情境里可能是适应性的，在其他情境里却不然。例如，按时完成家庭作业应该是适应性的行为，且对于获得一个好成绩来说非常重要，但在苏珊的个案里，她会通过做家庭作业来回避社交，或是让自己从担忧里转移注意力。通过讨论这些行为在不同情况下的功能，苏珊意识到，一些有益的积极行为也可能成为一种回避策略。

　　在我们的经验里，这样的讨论可能发生在各种行为上，比如使用放松技术、念"咒语"、携带"忘忧石"、喝大量的水、得到充分的休息和避免摄入咖啡因。针对每一种行为，我们都需要检查患者是否（或在什么时候）因为太难以忍受消极情绪而选择了使用这些行为进行回避。例如，凯文发现他频繁使用的细微的行为回避方式是开玩笑，他的认知回避方式是在开车时听音乐，而随身携带焦虑药物是他主要的安全信号。一旦确认了这些情绪回避方式，我们就可以在情绪暴露模块有针对性地进行处理。

　　这个模块还聚焦于识别并挑战非适应性的情绪驱动行为。到了这个治疗阶段，因为之前的模块已经将识别情绪驱动行为包含在练习里了（如"情绪的三成分模型"工作表），大多数患者已经能认识到他们的情绪驱动行为有问题了，比如在感到焦虑时逃离情境。在这个模块中，我们的任务从识别情绪驱动行为和理解它们的短期／长期结果，转变为通过更具适应性的替代行为逐步改变这些情绪驱动行为。

对于家庭作业，患者可以选择自己想要改变的行为，同时努力在一天中至少选择一种由情绪驱动的行为来做改变。以凯文为例，工作经常让他感到焦虑并且想要饮酒，于是他为那些让他感到有压力的工作任务制订了计划。还有一次，当注意到孩子们让他感到挫败并想冲他们发火时，他尝试做出了替代行为，"对吵闹进行正念觉察"，并且平静地向孩子们解释为什么他们需要保持安静。至于苏珊，她注意到有几次，自己克制住了想要为社交聚会过度做准备以应对焦虑感受的冲动，结果她体验到了比预期还多的焦虑。然而，她也发现她的总体体验更积极，并且她发现自己关注"不重要的细节"的时间减少了。

理解并直面身体感觉

这个模块包含了与针对惊恐障碍的治疗方案类似的内感性暴露练习，而这些练习也可以捕捉到伴随焦虑体验出现的、令患者感到痛苦的身体感觉。本模块的目标是帮助患者更好地耐受伴随强烈情绪（例如，焦虑和恐惧）出现的身体感觉，这样可以使他们尽量少用非适应性行为进行回避、转移注意力或压抑情绪。

在介绍这个模块的时候，治疗师可以与患者讨论哪些身体感觉伴随最令他们感到痛苦的情绪出现了。在前面的模块里，一些身体感觉已经被作为情绪体验的一部分来明确，并被讨论和追踪过了。在本阶段的会谈中，治疗师将向患者介绍每一项标准的内感性暴露练习，然后请患者记录身体感觉带来的痛苦程度，以及它们与实际带来痛苦感受的身体症状的相似程度。此外，需要与患者讨论，是否有任何未被标准的内感性暴露练习引出的痛苦的身体感觉，然后和他们一起进行头脑风暴，看看什么样的练习可以诱发这些身体感觉。例如，伴随惊恐出现的冷热交替可以通过站在暖气前并握住冰块来诱发，胸口压迫感可以通过平躺在地上并在胸口叠放几本书来诱发，而喉咙发紧的感觉可以通过在脖子上系围巾或是穿高领毛衣来诱发。

凯文和苏珊分别在会谈里完成了内感性暴露练习清单上所有的练习，学会了如何正确地进行身体感觉诱发，识别了他们对每种练习的反应，并确定了哪些练习诱发了超过中等程度的痛苦。凯文的家庭作业里包括的内感性暴露练习有过度通气、快速转圈、原地跑步和使用细吸管呼吸。相似地，苏珊的清单里包括过度通气、快速转圈、绷紧身体和使用细吸管呼吸。两位患者每天都要做两个练习，每个练习都需要重复几次。

让凯文觉得最痛苦且与他的惊恐症状最相似的感受来自过度通气，从一开始达到 8 分的痛苦程度（第一版《情绪障碍跨诊断治疗的统一方案——自助手册》使用的是 0—8 分的评分标准；0 分是没有痛苦，8 分是极端痛苦）降到第六天练习的 5 分。而令苏珊感到最痛苦且与她的焦虑症状最相似的是过度通气和使用细吸管呼吸，两者在一开始都达到 7 分。由过度通气诱发的痛苦在 3 天的练习后降到了 3 分，而由细吸管呼吸诱发的痛苦在第二天的练习后就降到了 3 分。

情 绪 暴 露

情绪暴露是统一方案里所需时间最长的模块，通常要持续 4 ~ 6 次会谈。在这个模块中，患者使用在之前的模块习得的技术逐步、反复地面对激发情绪的情境。对主诊断为焦虑障碍的患者来说，他们的情绪暴露等级往往囊括主要引发焦虑和恐惧的情境，同时当然也可以包括其他情绪体验，比如尴尬的感觉（常见于社交焦虑），或是耐受放松带来的积极感受（常见于广泛性焦虑障碍患者）。通过情绪暴露，患者明白他们有能力面对痛苦的情绪，并且可以有效地应对具有挑战性的情境。实践后获得的证据可以帮助他们进一步挑战关于消极结果发生可能性的想法，或是挑战他们认为自己无法应对消极结果的预测。虽然焦虑或恐惧的减退是情绪暴露的常见效果，但与其他针对焦虑障碍的暴露疗法不同，这并不是暴露练习的主要目标或成功的首要指标。

在苏珊的情绪暴露等级中，我们可以看到情绪暴露很容易涵盖对于不止一种诊断分类的暴露。她的清单既包括与广泛性焦虑障碍的诊断相关的暴露，比如不列清单或日程表，一天或整个周末都不写作业；也穿插着与社交焦虑相关的暴露，比如举办一场聚会，和陌生人聊天，以及进行公开演讲。凯文的情绪暴露等级与惊恐障碍和场所恐怖症相关，比如和客户见面，开车穿过一条长隧道，以及独自乘坐电梯至高楼顶层。除此之外，凯文的情绪暴露等级还包括帮助他耐受与主诊断无关的困难情绪体验的暴露，比如进行一次严肃的谈话（不使用幽默或防备心理），打高尔夫球（和担心出丑有关），或是给客户打电话（他认为这与低自尊有关）。

苏珊和凯文每周选择三种不同的情境做情绪暴露练习，并在 4 次会谈之间完成了情绪暴露等级上的全部内容。凯文所有的情绪暴露都是在会谈之外完成的；而苏珊在会谈内完成了几次小型的公开演讲，她的观众是来自波士顿大学焦虑及相关障碍治疗中心的研究生和志愿者。如果能在会谈内进行情绪暴露练习是很有帮助的，治疗师可以看到患者是否完全投入其中，并反馈所观察到的任何情绪回避策略。

回顾成果，展望未来

模块 8 是在统一方案的最后一次会谈中进行的，这个模块聚焦于总结治疗与预防复发。在这次会谈里，患者和治疗师一起讨论了治疗取得的进展，回顾了所学的技术，为坚持练习这些技术制订计划，并讨论长期的目标和实现这些目标的具体步骤。

在治疗的最后，苏珊对于自己在众人面前表达想法和应对预期焦虑的能力更有自信了。她也明白不需要为上课做过度的准备，而当她聚焦当下且减少对社交情境的评判时，她更能享受社交了。在 16 次会谈后，她不再符合广泛性焦虑障碍的诊断标准（临床严重程度评分为 3 分）或社交焦虑障碍的诊断标准（临床严重程度评分为 2 分）。

凯文完成了 12 次会谈，这正是主诊断为惊恐障碍的标准治疗次数。他体验到自己对焦虑症状的耐受度有所提升，更有自信面对与场所恐怖症相关的情境（例如，坐电梯），并且在治疗结束前都没有再经历惊恐发作。在他和妻子认真进行了几次关于关系的谈话并一起做了些有意思的活动之后，他不再经常觉得易激惹和愤怒了，和妻子的关系也变得更加亲密了。他发现，虽然在开始时仍会因与妻子相关的事情进展不顺而担忧，但他其实能够应对自己的焦虑，并能通过有效的、非防御性谈话以及对和妻子一起做的趣事保持正念觉察来体验成功。在治疗后的评估中，他的惊恐障碍、场所恐怖症和飞行恐怖症的临床严重程度评分都降到了 1 分。

结　　论

本章呈现了统一方案如何应用于两位患有不同共病的焦虑障碍的患者。这两个个案之间存在的差异主要表现在症状水平上，由于统一方案聚焦于潜在的心理病理过程，所以可以用相似的方式处理这两个个案。两位患者都难以对自己的情绪体验保持非评判觉察，经常体验消极的和焦虑的想法，并倾向于采取非适应模式的行为回避。

在针对性地处理这些潜在的心理过程之后，两名患者都在治疗中获得了显著的改善。这些结果也完全与检验本方案用于焦虑障碍有效性的临床试验结果一致（Ellard，Fairholme，Boisseau，Farchione，& Barlow，2010；Farchione et al.，2012；Barlow et al.，in press）。虽然未获得这两名患者的长期随访数据，但根据现有研究（Farchione et al.，2012；Bullis，Fortune，Farchione，& Barlow，2014），其治疗获益的持续性值得期待。

第四章

强迫及相关障碍的统一方案应用

约翰娜·汤普森-霍兰兹

强迫症的神经质

虽然强迫症的主要特征是强迫观念（闯入性的、反复出现的想法或画面），但自 20 世纪 70 年代末以来的研究表明，闯入性的无意义想法实际上在普通人群中也广泛存在（Freeston，Ladouceur，Thibodeau，& Gagnon，1991；Rachman & de Silva，1978；Salkovskis & Harrison，1984）。除此之外，强迫观念和其他障碍所特有的、痛苦的、指向未来的认知活动之间的差别通常也不明显（Comer，Kendall，Franklin，Hudson，& Pimentel，2004）。作为广泛性焦虑障碍的核心成分，担忧在焦虑障碍中普遍存在，并且具有闯入性特质。虽然临床医生会根据频率、持续时间或元认知信念等特征来区分强迫观念和担忧（Coles，Mennin，& Heimberg，2001），但这其实并不容易。此外，担忧（以及抑郁个案中的思维反刍）可能是自我发起的，如果个人体验到这些活动有助于他们为一个糟糕的后果做准备或理解该后果，就会产生一些解脱感，这进一步混淆了强迫观念和其他类型的非适应性思维过程之间的区别。

由于证据显示一定程度的闯入性想法是正常的，而且很难精确地将强迫症的心理过程与其他精神障碍过程区分开，所以研究的兴趣越来越多地指向了主要的人格因素（如神经质），它们是否可以解释特定个体中存在的问题水平的强迫观念和强迫行为。神经质呈现的消极认知方式结合特定的学习经历（Barlow，Ellard，Sauer-Zavala，Bullis，& Carl，2014）导致了对正常的闯入性思维的非适应性反应，强迫症患者也确实在神经质自我报告测量中得到了比健康对照组更高的分数（Rector，Hood，Richter，& Michael Bagby，2002；Samuels et al.，2000；Wu，Clark，& Watson，2006）。神经质已成为非临床个体是否具有高或低强迫观念 – 强迫行为症状的重要预测因子，而且其预测能力优于其他人格维度，如外倾性、精神病性和对奖惩的敏感性（Fullana et al.，2004；Scarrabelotti，Duck，& Dickerson，1995）。

在 DSM-5 中的强迫及强迫相关障碍指的是一系列障碍，包括躯体变形障碍、拔毛障碍和抓痕（皮肤搔抓）障碍，这些障碍是从焦虑障碍类目里分离出来的（更多关于强迫相关障碍类目及其现象学／相似性的讨论，请参考 Phillips et al.，2010）。

这个类目里的非强迫症障碍很少被研究，因此我们对这些障碍中的神经质作用的了解较少。尽管如此，所有这些障碍的特点都是对于情绪体验的强烈消极反应，比如对自己身材的评判或是拔掉"不合适"毛发的冲动。这些反应被患者认为是无法忍受的，所以他们有意用非适应性的情绪回避（强迫行为）去应对。他们可能会表示"无法容忍"不做这些行为，或是他们害怕自己不完成强迫行为就会疯掉。这种对情绪体验的坚决排斥是统一方案的治疗目标。无论患者的强迫观念的内容和强迫行为的形式如何，他们都将学习用一种新方式和他们的内在反应建立联系，并了解到他们的感受是可被容忍的。

概　　述

卢克是一名 25 岁的未婚欧裔男性，他在一所小学担任全职教师，并和交往了 3 年的女朋友住在一起。卢克的亲戚都住在附近，他们保持着密切的来往。卢克前往一家治疗焦虑和相关障碍的专病中心寻求治疗。在使用基于 DSM-IV 的焦虑障碍访谈手册（DiNardo，Brown，& Barlow，1994）进行初步评估时，卢克被诊断为强迫症，并根据统一方案开始了 16 次治疗会谈。

个案概念化

卢克最常见且最具干扰性的强迫观念是害怕糟糕的事会发生在他所关心的人身上，而最让他痛苦的就是当这些想法出现在他所认为的"转换"阶段时。转换特指一些动作，比如从一个房间进入另一个房间，从一个活动转到另一个活动，或是触摸一个新物体。如果卢克在以上任何一种转换中出现"错误"的想法（例如，母亲接受癌症治疗时的画面），他就会有强烈的冲动去重复这个动作或这种转换，直到他"感觉正确"为止。"感觉正确"意味着在做这个动作或这种转换时，有一个相反的"好"想法（"我妈妈没有患癌症"），这个动作通常需要重复 3 或 3 的倍数次。

卢克相信在一种转换中产生的消极想法会使这个想法被"封存"，并令它更有可能发生 [这是常见于强迫症患者的想法与行为融合（thought-action fusion，TAF）的例子（Shafran & Rachman，2004）]。这个信念令卢克感到非常难受，使他不得不做强迫行为（在心里"消除消极结果"）以减少痛苦。这些强迫行为在一天之内会规律性地出现好几次，如在早上穿衣服时，卢克需要重复穿脱裤子数次；他要花长达 10 分钟刷牙，因为他觉得必须停在一个"好"的想法上。他还纠结于按开关、穿过大门以及从椅子上站起来。他试图在其他人面前假装健忘或者笨拙来掩饰自己的强迫症，但他还是经常因为这些耗时的仪式而迟到。

卢克有时候会尽量减少强迫行为造成的干扰，比如事先决定限制自己只重复 3 次特定动作。但在实践中，他常常由于不完成强迫行为（"还没有感觉正确"）所带来的愧疚感太强烈而陷在强迫行为中。在那些时刻，他会有这样的想法：如果你不肯花时间消除这些，说明你不在乎坏的结果是否会发生。由此，恐惧（坏事会发生）和愧疚（不够在意家庭）的情绪让他无法承受。强迫行为可以暂时应对这两种情绪，但是循环总是会重新开始。

卢克的第二类担忧是对污染的恐惧。这种恐惧也与伤害他人相关，他害怕自己让他人接触了污染物（细菌或致敏原），或是害怕自己感染疾病并传染给别人。因为卢克和儿童一起工作，所以他经常暴露在常见的疾病中，比如感冒和结膜炎。他觉得工作的这一方面令他感到非常痛苦，也注意到自己会通过回避去减少与潜在细菌的接触。他所在的学校鼓励多模式学习方法，经常使用一些实物作为教学工具，但他一旦发现有学生出现生病的征兆，自己就很难使用这些教具，而且会使用纸质练习代替。他还报告自己比其他教师使用了更多的消毒湿巾和洗手液，并时时监测学生是否有生病迹象。在压力很大的时候，他会编借口不接触学生，而让其同事代课。

除了担心被其他人污染，卢克还担心自己在无意中污染了其他人。他担心向学生传播过敏原，特别是花生。卢克虽然对坚果并不过敏，但他报告自己几乎从不食用坚果，当他不得不在一个很可能发生交叉污染的环境中（例如，食堂）食用坚果时，他会感到很苦恼。他担心自己的手会粘上花生颗粒并把它粘到门把手上，然后有一个对坚果过敏的学生触碰了门把手，而这引发了该学生的过敏性休克。相似地，卢克无法在家烹饪肉类，因为他害怕自己会因未把肉煮熟或没有充分清洁厨房台面而导致别人食物中毒。

卢克试图通过回避来处理他的众多消极情绪。他不喜欢谈论自己亲近的人可能会遭遇的坏结果，只会小声地描述他的具体恐惧。他很难大声说出特定的词语或句子（"我的狗会死"）。他使用物理屏障（如手套或衬衫的袖子）来回避被污染的感觉，通过这种方式，卢克想避免因为说了或做了一些令他感到困扰的事而体验到焦虑加剧所带来的不适感。然而，这也强化了他的信念，即这些感受是无法容忍的。

重要的是，卢克的女朋友会高度配合他的强迫症状，并配合着做出了大量的顺应行为（Calvocoressi et al., 1995, 1999）。例如，当他们在家做饭时，她总是负责烹饪肉类，并完成厨房里几乎所有的清洁工作。这对他们来说是一个非常实用且省时的策略，因为卢克的焦虑会导致他过度细致地清洁这块潜在的充满污染物的区域，但这也强化了他的回避，使他无法有机会了解到自己是可以耐受痛苦的。

治 疗 过 程

卢克曾在大学期间因强迫症寻求治疗，但据他描述，那是非结构化治疗，会谈主要聚焦于每周出现的应激源。治疗师建议卢克"尝试做一些不同的事"而不是进行平时的强迫行为，但他们从未正式谈论暴露或建立一个情绪暴露等级。

卢克急切地希望进行像统一方案这样更系统的治疗。他喜欢治疗师将每次会谈的内容都罗列出来，并且有专门的表和练习帮助他更好地投入治疗。他认识到自己的回避是有问题的，他开始逼迫自己参与一些活动，尽管这很痛苦。卢克明白，如果他只做让自己舒服的事，那么他的行动范围会越来越窄。因此，统一方案的治疗方法在他看来相当合理。

设定目标和维持动机

这次会谈从设定具体的治疗目标开始。卢克认为，第一个非常重要的目标是消除每天的重复行为："如果能穿上鞋便出门，就太好了"。卢克和治疗师一起将这个目标划分为下列具体步骤。

1. 延迟 5 分钟再做重复行为。
2. 减少重复的次数（例如，若他想把一个动作重复 6 次，就限制在 3 次以内）。
3. 有意地做不正确的重复行为（例如，若他想用左手敲桌子，就改为用右手敲）。
4. 觉察到想要重复的冲动后，不做任何事。
5. 在重复动作时想一个"坏的"念头。

卢克的第二个目标是不对被污染的恐惧做反应，也同样地被划分为下列具体步骤。

1. 有意不去关注感冒的学生用过哪支笔。
2. 每天只使用两次杀菌洗手液，分别在上课前和放学后。
3. 在使用公共卫生间时，不借助任何物理屏障（例如，衬衫袖子）就触碰表面。
4. 不用过度的、仪式化的方法清洁厨房。
5. 故意触摸一个"污染物"并坚持数小时不洗手。

虽然卢克最初很接纳治疗模型，但在他填写"决策权衡"工作表时，发现了几个重要的问题。卢克寻求治疗的主要动机是，减少花在仪式行为上的时间，成为一个更好的男朋友和老师，并且减少压力给他身体带来的生理影响。他的强迫行为令他感到尴尬，他也表示不喜欢自己被非理性的恐惧掌控。

然而，当问及现在开始治疗的代价或坏处时，他提到会失去安全感。卢克从小就是一个焦虑的孩子，当他在青少年初期"发现"强迫行为时，他觉得自己似乎找到了一个神奇的方法来应对不适感。即使他认识到，如今的强迫行为已经像过去的焦虑那样在囚禁着他，他也仍不确定是否应该主动放弃这个唯一的（短暂的）掌控情绪的方法。此外，他还担心在成功地减少或消除强迫行为之后，其焦虑会找到一个新的攻击对象。治疗师和卢克讨论了症状代替的问题，那早已被证明是不存在的（Tryon，2008）。他们也谈到，强迫行为会带来一种能够掌控焦虑的强烈错觉，但卢克的亲身经历证实这其实并不是真的。

理解情绪

在具体展示治疗原理和三成分模型之后，卢克开始每天填写"情绪反射弧"工作表。他一直坚持监测，但在区分想法和感觉上需要一些帮助。在卢克早期填写的工作表上，他会在"感觉①"一栏填写"感觉我需要通过重复动作来做正确的事"。治疗师会解释在"感觉"一栏应该只填身体感觉，而这句话应该改为一种想法，即"我需要通过重复动作来做正确的事"（并将之填写在"想法"一栏）。

而在与卢克就其体验做了一些澄清性讨论后，治疗师确定了他的"感觉不对"和被污染的感觉应该被当作身体感觉，卢克自己也是这么记录的。他把"感觉不对"的身体感觉描述为坐立不安，而与被污染相关的身体感觉是发麻的刺痛感。关于在这些情境里的想法，卢克一开始很难识别在这

---

① 英文版"情绪反射弧"工作表在描述身体感觉时使用了更简洁的"feelings（感觉）"一词代替"physical feelings（身体感觉）"，导致患者容易错误地理解。——译者注

些"感觉不对"的时刻出现的特定恐惧是什么。他只是纯粹体验到了一种强烈的不适感，然后做了一个纯粹的强迫行为（比如，不停地敲门框直到"感觉对了"）。这些片段跟卢克的其他强迫行为有所不同，因为他不是在回应一个特定的画面或是恐惧的想法。治疗师鼓励卢克弄清，若在这些时刻不做强迫行为，他担心会发生什么事。

卢克注意到在这些焦虑弥散的时刻，他不是在担心会给其他人带来特定的消极结果，而是在担心自己是否有能力耐受自己的体验。他会想，"我担心这些不舒服会不断加重，然后毁掉我的一整天"或是"如果我太焦虑导致精神崩溃了怎么办？"。一旦能够识别这些想法，他就可以用常规的方法监测它们。当卢克开始做情绪暴露时，他对于无限增加的不适感的恐惧就成了要挑战的主题。通过暴露，他能够体验痛苦的高峰，然后感受这种痛苦在几分钟或几小时内逐渐减少。和卢克预想的不同，与"感觉不对"的强迫行为相关的冲动和痛苦其实特别短暂。

卢克特别能够识别他的强迫行为带来的长期消极结果。他意识到强迫行为浪费了他的时间和精力，他为自己屈服于这些强迫行为而感到羞愧和失望，而且他的女朋友要负担她本可以不做的家务，这也很不公平。在回顾卢克的"情绪反射弧"工作表时，治疗师细致地指明了其强迫行为的短期结果（焦虑的减少）。卢克因此认识到，即使他的强迫行为非常不合理，也可以使他从痛苦中暂时解脱。强调循环中的这个关键部分能有效地帮助卢克减少对强迫行为的消极自我评价。另外，治疗师还指出，因为卢克一直在进行强迫行为，所以他从来没有机会进行检验，若他不做仪式化行为，其痛苦是否会真的上升到无法忍受的程度。而短期的焦虑减轻令人非常难以抗拒，但这造成了症状维持的恶性循环。

正念情绪觉察

卢克能够理解正念觉察的目标和原理，但实际练习对他来说有困难。

聚焦于呼吸让他立即意识到，每次呼吸的开始和结束都是一个转换点，所以他有冲动延长每次呼吸，好让它能够停留在一个"好的"想法上。在他觉察到自己的这个冲动后，他又马上开始对自己无法在练习时放松产生了相应的自我评判。他为竟然在治疗练习里想要做强迫行为而生气。

　　治疗师告诉他，这样的困难是意料之中的。他的强迫渗入了生活的方方面面，所以在进行正念练习时，它们自然地出现了。实际上，焦虑的状态和做出情绪驱动行为的冲动也是正念练习的目标。通过练习，卢克能够客观地注意到痛苦的发展和想要做仪式化行为的冲动，也可以学习如何让他对自身体验的消极想法自然地消失。治疗师鼓励卢克在练习中始终保持自然呼吸，并对自己想要改变呼吸的欲望进行觉察。由此，正念练习也成了卢克早期的情绪暴露方式。

认知灵活化

　　认知灵活化模块对于强迫症患者来说也充满挑战，因为他们被要求聚焦于"次级"想法而非闯入性的强迫观念。有很多研究致力于探究强迫症患者对其闯入性想法持有的元认知信念，以及闯入性想法如何分类（例如，对思维重要性的夸大、对危险的高估以及对不确定性的低耐受等）（Obsessive Compulsive Cognitions Working Group，1997）。

　　以卢克为例，这个关注点意味着认知重评不会聚焦于"我会生病 / 被污染"的想法或是他的姐姐发生车祸的画面，而是聚焦于这些想法对他来说意味着什么（以及如果不对这些想法采取行动意味着什么）。下面罗列了卢克对于其强迫观念的解读，以及治疗师是如何挑战它们的。

- 这个想法是有意义的 / 能预知未来 / 很强大（想法与行为融合）——卢克和治疗师讨论了一个事实，即想法既无法预测也无法影响未来事件，特别是超出个人意志掌控范围的事件（例如，一位亲戚患上癌症）。这些想法是一种高估危险性思维。

- **我有责任按这个想法行动**——治疗师和卢克一起工作以挑战这个想法，即他是否有职责以某种方式避免让任何人有任何坏的结果，以及这样的职责有多么难以实现。这些想法是一种灾难化思维。
- **不做强迫行为是自私的**——这个想法暗含着卢克的强迫行为没有任何代价的意思。治疗师和卢克一起讨论了强迫行为对他造成的影响，以及完成一个非理性的强迫行为是否真的能反映出他有多爱或多重视一个人。这些想法是一种灾难化思维。
- **如果我不摆脱"就是不对"的感觉，它会让我发疯/我无法掌控这种感觉**——治疗师再次强调，强烈的情绪并不会让人"发疯"。他们一起讨论了卢克曾经耐受（或被迫耐受）非常不舒服的感觉并应对得很好的经历。这些想法是一种高估危险性思维。

　　无论是患者还是治疗师，都很难始终专注于对强迫观念再评价这样的更高水平的认知工作，特别是当强迫观念尤其不合理时。然而如果只是聚焦于强迫观念本身而不去讨论强迫症体验的意义，认知重评工作很快就会偏离轨道。在卢克得以澄清他赋予闯入性想法的意义并考虑了相关证据后，他取得了巨大的进步并坚定了投入暴露练习的决心。

应对情绪性行为

　　像大部分焦虑患者一样，卢克习惯于使用情绪回避行为。他最常进行细微的行为回避：时常通过屏障（衬衫袖子或手套）来防止被污染；总是把自己用的和学生用的教具分开存放；故意在家里规划家务事务，以便在不必进入或触碰让他特别不舒服的房间的情况下，尽到他应尽的责任；等等。卢克的认知回避不多，但当他因强迫行为（尤其是精神层面的仪式化行为）感到疲惫不堪而难以为继时，他会转而玩视频游戏。卢克没有使用什么特别的安全信号。

卢克主要的情绪驱动行为是强迫行为，但他也会通过反复寻求安慰来应对焦虑。当他有被污染的恐惧时，他会直接向女朋友寻求安慰。他也会在想到一个和家人有关的焦虑念头后给他们打电话表示只是想问候一下，其实是在隐晦地确认他们是否平安无事。

监测情绪驱动行为和回避行为的要求对卢克来说有点挑战性，因为在一天之中有大量这样的例子。无论在什么时候，当他觉察到自己在从一个地方转移到另一个地方，或是从一个活动变换到另一个活动时，他就有做仪式化行为的冲动。所以，监测他每一次抗拒（或参与）的强迫行为显得不太实际。为此，他和治疗师确定了以下准则：（1）卢克需要每天至少写下一个例子；（2）当确实非常纠结于是否使用情绪驱动行为／回避行为时，他需要做记录，尤其是他最终可以抗拒的事件将被记作重要的成功体验，而他无法阻止自己做强迫行为的时刻可以成为之后在暴露练习中直接进行挑战的目标线索。

监测情绪性行为使得卢克对每天的症状出现频率有了新的觉察。在该阶段治疗中，最令卢克难以抵抗的是他被污染的强迫观念，"因为这真的可能发生"。治疗师提醒卢克，对这些恐惧进行认知重评的目标并不是探究强迫观念（细菌会导致生病）是否属实，而是探究忽视这些想法意味着什么。他识别到他的继发想法是"我有 100% 的责任确保他们不生病"。他也报告了"痛苦永远不会消失，而被污染会毁了所有"的想法所带来的恐惧。治疗师再次重申治疗的目标并不是让痛苦消失，而是练习耐受这些痛苦，并且了解到痛苦其实并不会毁了他的一天。

理解并直面身体感觉

在卢克的治疗过程中，有一次会谈和家庭作业涉及内感性体验模块。卢克测试了多种诱发身体感觉的练习（快速转圈、原地跑步、过度通气和使用细吸管呼吸）。其中，使用细吸管呼吸最能有效地重现他焦虑的身体反应，即在焦虑高峰时有明显的头晕目眩感。为了尝试模仿和卢克被污染的强迫观念相关的感觉，治疗师请他交叉双臂并用手掌快速摩擦长袖衬衫的布料，使双手感到一阵刺痛，类似于被污染感。卢克连续 1 周每天坚持做这些练习，然后报告他由这些感觉引起的焦虑有所下降。

情绪暴露

针对强迫症患者的情绪暴露等级除了传统的行为暴露之外，还会包括具体的回避性想法。如果患者呈现高水平的想法与行为融合，那么他需要练习刻意想着世界上可能发生的消极事件，并且不做精神仪式化行为进行补偿。卢克的情绪暴露等级包括一些行为任务，比如在工作时离开办公室且不多次折返，使用一支被生病的小孩触碰过的笔，触碰公共卫生间地面且不洗手，等等。然而，一些认知任务是最困难的，比如刻意想坏事发生在他的家人和女朋友身上。他的情绪暴露等级中也包括一些低强度任务，比如想坏事发生在一个陌生人身上。其他相对简单的任务包括"无序"地完成特定动作或每日例行安排，也就是不把这些动作重复 3 次或是不用寻常模式做这些动作（例如，从右到左，而不是他喜欢的从左到右）。卢克一开始把和每日例行安排有关的暴露作为家庭作业，这使他早期相对容易地获得了一些成功体验。他不太会回避做这类暴露，因为他感知到的后果不那么严重（主要是他自己不舒服，而不是伤害会落在家人身上）。

在安排卢克进行情绪暴露的时候，很重要的一点是提前讨论好暴露的相关设置的细节，特别是他需要克制自己强迫行为的时长。当然，最理想的情况是他完全不做强迫行为，如再也不撤销一个令人不适的想法。然而，关于被污染的暴露需要制定一个更严谨的行动准则，比如他在清洗前必须克制住的最短时间。一开始大约是几小时，"被污染"的范围也仅限于他的双手。随着治疗取得一定进展，治疗师鼓励卢克不只是让他的全身"受到污染"（通过触摸他的头发和脸等），还要将"污染"扩散到难以清洗或无法清洗的贵重物品（如他的笔记本电脑或一双麂皮鞋）上。

与所有患者进行暴露练习时一样，治疗师需要留意卢克使用情绪回避的倾向。在早期进行暴露时，卢克需要咨询师温和地提醒自己，要用整只手抓住公共厕所的把手，而不能只用指尖触摸。所幸到了治疗阶段，卢克已相当认可治疗原理，会向治疗师"坦白"他所做的仪式化行为或回避行为。这在涉及精神上的仪式化行为时尤其重要，因为治疗师无法直接观察到这种行为。

最后的暴露会谈聚焦在刻意想象卢克的家人受到伤害的画面上。虽然他已经成功完成了想象坏事发生在陌生人身上的暴露，但是关于家人的类似想法还是会引起卢克的极端焦虑。在开始这个类型的第一次暴露之前，卢克探究了自己的恐惧，觉得产生这样的想法有 30% 的可能性会导致真实的伤害。接着，治疗师和卢克一起对他想象画面的继发想法（"想这些事情意味着我不想保护我的家人"）进行了讨论，帮助卢克对这些担忧做认知重评。

治疗师要求卢克闭上眼睛并生动地想象一个场景：他的女朋友莫名地出现了一些身体症状，然后被诊断为癌症，并最终去世了。治疗师请卢克在会谈里将这个故事大声说出来，这让治疗师能够根据故事的脉络鼓励卢克停留在最能引发焦虑的细节上。大声说出来能帮助卢克将注意力集中在暴露的内容上（增加对当下的聚焦），而且大声说出想法的方式本就会让卢克感觉更真实且更危险，因而能够引发他更多的焦虑。

和卢克的很多暴露一样，"激活"暴露之后的一段时间非常关键。在花了大约 15 分钟想象女朋友死于癌症后，治疗师要求卢克再多坐 15 分钟，回想自己是如何刻意地引发这些可怕的想法的。因为卢克的责任感在他的恐惧里是非常重要的因素，所以必须让他暴露在自己做了些"无法挽回"的事情的感觉里。相似地，治疗师总是请卢克自己想象出暴露的具体内容，而不太提供建议，以此增加他的负罪感。

卢克和治疗师讨论过想象暴露的目的，并不是让他对家人遭受痛苦感到快乐或无动于衷。实际上，想象暴露是为了减少他因这些想法而导致的极端痛苦，并且能够停止摆脱这些感觉的想法或总是与它们抗衡的行为。

回顾成果，展望未来

正如在有次数限制的治疗中常见的一样，卢克对于结束治疗感到焦虑，他担心自己还没"完成"。最后一次会谈用来回顾他取得的进展，特别是自治疗开始以来他注意到的日常变化。他发现，他的一些旧习惯（例如，在餐厅隔着纸巾取盐瓶）仿佛已经属于遥远的过去，而不仅仅是 4 个月前的事。

为了凸显卢克行为和情绪体验的变化，治疗师提供了他原始的情绪暴露等级的复印件，删除了原来的焦虑和回避程度评分，并请卢克为每项重新打分，然后比较新旧分数。这项练习使卢克对自己的进步更有信心了。除此之外，我们可以强调，在情绪暴露等级里变化最大的强迫观念正是之前暴露练习的重点，而还未被挑战的项目则表现出了较少的改善。这让卢克更加坚信暴露练习的效用，并增强了他自己继续处理其余问题的动机。

评 估 数 据

根据基于 DSM-IV 的焦虑障碍访谈手册对诊断进行了 0—8 分的临床严重程度评估，如果临床严重程度评分为 4 分或以上，则认为这个症状达到临床水平（达到障碍的诊断阈值）。在治疗初期，独立评估员诊断卢克患有强迫症，且临床严重程度评分为 6 分。第八周时的评分降为 5 分，第十二周时降为 4 分，到第十六周时降为 2 分。到治疗结束时，卢克不再符合强迫症的诊断标准。他在第二版耶鲁 – 布朗强迫量表（Yale-Brown Obsessive-Compulsive Scale，second edition；Y-BOCS-II）上的评分也呈现相似的模式，从开始的基线分 31 分降到治疗后的总分 20 分，尽管仍略高于 14 分的临床临界值（Fisher & Wells，2005）。

值得一提的是，卢克在第二版耶鲁 – 布朗强迫量表上的分数变化几乎完全取决于强迫行为表现和干扰的减少，在强迫观念分量表，他的分数在治疗期间从 14 分降为 12 分；而在同一时间，他在强迫行为分量表的分数从 17 分降为 8 分。治疗结束后，卢克还是会频繁地体验中等程度不适的强迫观念，但他在对抗强迫行为上取得了实质性的成功，并且在这么做时只报告了极少的痛苦。

卢克的自我报告分数显示，他的改善不限于强迫症的症状。他每周都完成了对焦虑和抑郁的总体测量（焦虑干扰量表和抑郁干扰量表）。他的焦虑干扰量表分数在治疗期间从 10 分降为 4 分，他的抑郁干扰量表分数从 6 分降为 2 分。

除了这些通用的测量方式，卢克还会阶段性地完成关于治疗结果的假设性中介因素的测量，包括使用南安普敦正念问卷（Southampton Mindfulness Questionnaire，SMQ；Chadwick et al.，2008）。这个问卷测量的是个体非评判地观察、接纳自己的情绪化反应以及耐受这些反应自然消退的能力，测量分值范围是 0—96 分。卢克的南安普敦正念问卷基础分是 6 分，代表了极低的正念觉知力。在连续几周练习观察自己的情绪后，到第八次会谈时，卢克的问卷总分变为 59 分。这个分数在治疗的后半程持续增加，并在治疗结束后达到 76 分。卢克正念地应对自身体验的能力和意愿取得了令人瞩目的进步，这也为治疗的成功做出了贡献。卢克使用这些测量工具的频率也反映了他对统一方案里呈现的情绪功能失调模型的理解和信心。

卢克还在治疗期间完成了气质类型测量。他在积极消极情感量表（Positive and Negative Affective Scale，PANAS-X；Watson & Clark，1994）

的消极情感和积极情感分量表上分别获得了 41 分和 33 分的基础分。在治疗后，他的积极情感水平得到了轻微提升（43 分），而他的消极情感／神经质水平则大幅度下降（18 分）。这些变化与之前的临床试验数据一致，该试验证明了统一方案对气质有显著影响（Carl，Gallagher，Sauer-Zavala，Bentley，& Barlow，2014）。

治疗中的挑战

在与强迫症患者工作时，治疗师需要特别小心的是，别在不经意间用新的强迫行为取代患者原先的强迫行为。例如在治疗初期，卢克报告他会用一种仪式化的方式洗澡：他要用同样的顺序清洗身体各部位，用特定的方式涂抹肥皂，并且清洗要达到特定的时长。卢克说，用其他的方式洗澡会引发他的焦虑，而且他一直是这样做的，以致他已经不知道如何用非强迫症的方式洗澡了。他要求治疗师准确地告诉他应该花多长时间洗澡，以及是否有最为合理的洗澡方式。在会谈中进行讨论后，卢克意识到他的提问其实是在向治疗师寻求安慰，以确定真正"正确"的洗澡方式。

治疗师需要谨慎对待在强迫症患者的干预中提供专业建议的情况。在卢克的个案里，治疗师鼓励他利用自己的焦虑作为行为改变的指引。治疗师要求他为洗澡设定一个严格的时间限制，并使整个过程能更加功能化地进行。除此之外，他还要以一种觉得稍不协调或仅是"感觉不对"的方式洗澡。卢克在会谈里以头脑风暴的方式想出了若干可能"感觉不对"的情境，比如用随意的顺序洗澡，把身体的一侧洗得比另一侧更彻底，或是在冲洗泡沫时留一小块不洗掉。任何能令他感觉没洗好一个澡的体验都是不错的选择。

而卢克的女朋友对其症状的顺应行为是需要在治疗中解决的另一个难

题。这不仅是因为身边人的顺应行为在强迫症里往往与症状的增加和功能的受损有关（Amir，Freshman，& Foa，2000；Calvocoressi et al.，1999；Stewart et al.，2008），还因为横断面研究与纵向研究都显示，更高的顺应行为与更差的治疗结果有关（Amir et al.，2000；Merlo，Lehmkuhl，Geffken，& Storch，2009），这些都使得顺应行为成了需处理的关键问题。

卢克在日常生活中非常依赖他的女朋友，特别是在治疗初期。如果有女朋友在身边，他不会那么容易被仪式化行为"困住"，因为女朋友会温柔地鼓励他继续前行。她的回应使卢克感到安心，因为他觉得承担坏结果出现的责任已经转移到她身上了。而且，女朋友还包揽了很多会引发卢克的高焦虑的家务事。这些顺应行为在治疗中都会作为情绪回避的例子被一再强调。

卢克经常与女朋友分享在治疗会谈中的信息，他向女朋友介绍了治疗模型，并告诉她治疗目标是通过直面恐惧情绪来进行挑战。于是，他的女朋友也开始想方设法地强化他的非强迫行为，同时不带任何言语安慰（例如，她会说"我很感激你能帮忙清理厨房，我知道这对你来说很难！"而不是安慰他不会生病；或是说他已经清理得足够干净，没有任何细菌了）。随着治疗的进行，卢克取得了越来越多的进步，他和女朋友都感到满意且更有动力了，这也使她的顺应行为进一步减少了。统一方案在未来的更新版本可能会增加一个可选的部分，用来处理家人的顺应行为。有研究显示，对顺应行为的特别关注会带来强迫症治疗效果的增强（Thompson-Hollands，Abramovitch，Tompson，& Barlow，2015；Thompson-Hollands，Edson，Tompson，& Comer，2014），而且顺应行为本身就是一种跨诊断现象（Lebowitz et al.，2013；Thompson-Hollands，Kerns，Pincus，& Comer，2014）。治疗师需慎重地评估患者家人的行为在维持一种情绪障碍中扮演的角色，并且像处理其他情绪回避策略一样处理这些行为。

总　　结

　　卢克的个案是一个非常成功地将统一方案的治疗应用于强迫症的例子。卢克在治疗初期就能够理解治疗模型，并下定决心投入治疗，为达到暴露等级的顶端而容忍巨大的痛苦，最终在症状测量结果（包括一般症状和特定症状）与社会功能方面都获得了明显的改善。治疗过程充满挑战，但这些困难最终都被克服了，并取得了积极的结果。

　　虽然强迫及相关障碍在 DSM-5 中不再被归类为焦虑障碍，但当前这个个案表明，统一方案不需要做特别的调整也能成功地应用于这些障碍。只要病理涉及痛苦情绪以及刻意地尽力减少或回避这些痛苦，统一方案的个案概念化就很适用。对多种治疗要素的持续关注可以达成一个对患者和治疗师来说都成功的结果。

第五章
重性抑郁障碍的统一方案应用

詹姆斯·F. 博斯韦尔、拉伦·R. 康克林、
珍妮弗·M. 奥斯瓦尔德和马泰奥·布加迪

引　言

重性抑郁障碍通常是一种使人日渐虚弱的慢性疾病，其病情随着时间的推移时好时坏，但难以消失不见（Judd，2012）。重性抑郁发作的终生发病次数的中位数为 4 ~ 7 次。在一个大型采样群体中，25% 的个体经历过 6 次或 6 次以上抑郁发作（Angst，2009；Kessler & Wang，2009）。而对不满足重性抑郁障碍既定标准的人来说，即使是轻度的抑郁症状，在临床上也是有意义的，会造成影响，并且在个人层面和社会层面都会带来沉重的代价（Horwath，Johnson，Klerman，& Weissman，1994）。除此之外，重性抑郁障碍及其他单相抑郁障碍与焦虑障碍有高共病率。大约 76% 的重性抑郁障碍患者还伴随至少一种共病障碍（Kessler et al.，2005）。在一个大型门诊患者的样本中，50.6% 的重性抑郁障碍患者同时共病一种焦虑障碍，其中社交焦虑障碍最为常见（Fava et al.，2000）。

抑郁障碍和焦虑障碍之间被观察到的高共病现象和重叠的方差使众多研究者得出结论：这些障碍代表的是相同的"一般性神经综合征（general neurotic syndrome）"的表型变异（Andrews，1990，1996；Tyrer，1989）。多项研究支持这一结论（例如，Barlow，2000；Barlow，Allen，& Choate，2004）。例如，布朗及其同事（Brown，Chorpita，& Barlow，1998；Brown，2007）证实，情绪障碍存在一个层级结构，在传统的 DSM 焦虑和抑郁障碍组块中，更高层面的气质组块可以解释显著的共变量。与焦虑障碍一致，重性抑郁障碍也与高水平的消极情感和行为抑制有关（Clark & Watson，1991）。而与社交焦虑障碍相似的是，重性抑郁障碍还与低水平的积极情感和行为激活有关（Brown，2007）。如其他研究所述（例如，Barlow，Ellard，Sauer-Zavala，Bullis，& Carl，2014），这种模式与神经质传统的概念化是一致的（Eysenck，1967，1981）。

治 疗 启 示

与其他情绪障碍相似，抑郁障碍的特征体现于含神经质在内的天生气质模式，尤其是易产生更频繁、更强烈的消极情感，以及对这种情感的高度消极反应。虽然重性抑郁障碍患者忧虑的内容可能和焦虑患者有所不同（例如，过往的丧失对未来的威胁），但是他们有相似的心理加工过程，比如不恰当的应对方式和僵化的认知风格。统一方案的核心模块涵盖了重性抑郁障碍循证治疗方案的关键原则，包括关于情绪的本质以及认知、情绪与行为之间的相互影响的心理教育，练习客观地监测情绪，促进认知灵活化，减少情绪回避和使用更具适应性的行动（如行为激活）代替情绪驱动行为，（通过暴露和行为实验）消退对情绪体验的痛苦反应与情绪体验的条件关联。在本章接下来的内容中，我们会呈现如何将统一方案应用于重性抑郁障碍患者的临床个案。从病史和个案概念化开始，我们会概述每个模块，进而描述这些模块如何被广泛地应用于有抑郁症状（达到临床阈值或亚临床状态）的个体，并通过临床个案对这些模块的使用进行具体解释。在介绍个案过程时，我们将关注个体是如何体验频繁出现的消极情绪的，以及他对于这些情绪的厌恶和非适应反应。

临 床 案 例

约翰是一名20岁的单身欧裔美国男性。他是在父母的敦促下来到波士顿大学焦虑及相关障碍治疗中心的。约翰完成了临床评估，包括自我报告评估，以及根据基于DSM-IV的焦虑障碍访谈手册（终生版）（Anxiety Disorders Interview Schedule for DSM-IV，lifetime Version，ADIS-IV-L；Di Nardo，Brown，& Barlow，1994）进行的评估会谈。基于他的评估报告，约翰获得的主诊断（根据最严重及最具干扰性的症状）为重性抑郁障碍，临床严重程度评分为6分（在0—8分的评分标准中，8分代表最严重及最具干扰性）；次诊断为惊恐障碍（临床严重程度评分为4分）和酒精滥用（临床严重程度评分为4分）。

在初始会谈中，约翰表现出了情绪低落和情感淡漠。他很难与人进行眼神交流，言语回应迟钝且简短。尽管如此，约翰能够对他的问题进行相对清晰的自我叙述。他报告自己成长在一个经济富裕的家庭，拥有很多朋友，在当前的困难出现之前，他只偶尔经历过几次短暂的焦虑或情绪低落。他积极参加学校的多项体育活动，在棒球上最有天赋。他非常渴望成为一名运动员，这曾是他的梦想，并通过打棒球获得了奖学金。不幸的是，情况就在这时开始急转直下。

用约翰自己的话说，"我的机会毁于一旦"。他表示，大学校队管理的严格程度和竞争的激烈程度让他猝不及防。他没有更努力地训练，反而以消极的态度面对教练和队友。此外，他也很难跟上大学的课业。但他没有寻求帮助或尝试改进学习方式，而是"喝更多的酒并翘更多的课"。结果在第一学期结束后，约翰收到学校留校察看的处分，这进一步影响了他在棒球队的处境。对此，约翰依然不愿接受帮助，他说自己"疏远并开始指责他人"，完全切断了自己与队友及朋友的联系。除此之外，他开始出现惊恐发作与夜间失眠。最终，他因为连续两个学期未能达到最低平均绩点而被开除学籍。

这对约翰来说是一个毁灭性打击。他回到家与父母一同生活，并开始在父亲的公司做兼职。当不需要工作时，他会整天独坐在父母家的地下室里，不是看电视就是盯着墙发呆。在刚刚过去的夏天，他一连数月自我封闭，不去见从大学回来过暑假的朋友。到了秋天，约翰变得更加抑郁了，因为他想到朋友们都已经回到学校了，在他们各自的人生轨道上前进，自己却不确定能否回到大学。他的父母对此越来越担心，并表示对于在约翰毫无计划的情况下继续为他提供经济支持感到丧气。治疗一开始，约翰在抑郁干扰量表和焦虑干扰量表上的得分均进入了临床范围（见表 5.1）。除此之外，他在情绪调节问卷（Emotion Regulation Questionnaire，ERQ；Gross & John，2003）、南安普敦正念问卷以及多维度经验性回避问卷（Multidimensional Experiential Avoidance Questionnaire，MEAQ；Gamez，

表 5.1　基线和治疗后的描述性数据，有效临床显著改变

评估工具	基线	治疗后	RCI	临界值
OASIS	13	6	3.32	≥ 7
ODSIS	15	7	3.42	≥ 8
SMQ	29	58	18.66	≤ 37
ERQ-R	12	30	8.23	≤ 28
MEAQ D/S	20	15	8.11	≥ 25

注：OASIS = 焦虑干扰量表；ODSIS = 抑郁干扰量表；SMQ = 南安普敦正念问卷；ERQ-R = 情绪调节问卷 – 认知重评分量表；MEAQ D/S = 多维度经验性回避问卷的分散注意 / 抑制分量表。RCI = 可信改变指数（reliable change index）；临界值 = 区分临床和非临床样本的分值。

Chmielewski，Kotov，Ruggero，& Watson，2011）的 情 绪 抑 制 分 量 表
（emotion suppression subscale）上的得分都进入了临床范围。

个案概念化

约翰最初的个案概念化可被概括为两个因素：（1）对频繁出现的消极
内在体验的显著消极反应；（2）非适应性的、缺乏灵活性的情绪管理策略。
像约翰最初描述的那样，他曾经可能确实过着一种"精彩的生活"，但也不
能忽视他有情绪障碍的潜在易感因素。例如，根据他的描述，他的父母非
常焦虑且有完美主义倾向，而他的兄弟正在经历社交焦虑和情绪低落的问
题。所以，约翰早年生活的压力源虽未诱发多严重的消极情绪，但可能在
持续消耗他的应对资源。根据他提供的个人史，他在认为能体现自我价值
的运动竞技领域一直表现优异，这也为他提供了持续的正强化。

约翰的过往史和行为方式表明，他可能未充分觉察或者不愿意承认他
体验着强烈的消极情绪。他常见的应对策略包括：忽视感知到痛苦的根源
或起因、对责任进行外归因和／或参加更多的体育活动来管理压力，并为
加强良好的自我感觉创造更多的机会。进入大学无疑是一个明显的压力源，
而且约翰需要同时在体育竞技和学业上都表现优异，以维持奖学金。因此，
在如此重大的人生变化面前，可预见的整体压力水平被诱发就不足为奇了，
再加上约翰不再是小圈子里的佼佼者，这也激活了约翰迄今为止从未体验
过的持续高水平的消极情绪。另外，一直以来，体育竞技既是他主要的正
强化来源，也是他管理压力的方法，如今却成了他产生消极情绪的主要原
因之一。随着这一主要应对机制的瓦解，约翰开始在行为和认知上出现明
显的情绪回避，而这些回避只会增加他的困境。被学校开除并回到父母家
之后，他延续了各种形式的情绪回避和情绪驱动行为（例如，社交隔离、
睡觉以及不再参加体育活动）。这些行为和消极的、充满评判的认知维持并
强化了他的抑郁心境和焦虑，也增加了他的无望感。

治疗过程

　　统一方案的治疗从心理教育开始，其内容包括情绪的本质、神经质和经验性回避。为重性抑郁障碍患者介绍并强调悲伤的适应性质会特别有帮助——悲伤其实在告诉我们，我们感知到自身正在经受某种无法控制的挫败或丧失。这也使得我们可以暂时抽身离开，哀悼并处理我们的丧失，或者在可能的情况下思考解决问题的方法。

　　在我们的经验里，患者往往很难理解悲伤为何有适应性，它为何不是一种纯粹的痛苦或不想要的情绪。如果在早期询问患者悲伤为何具有适应性，一些人会表示"没有悲伤就没有幸福"，但他们自己其实并不完全信服这一解释（也本该如此）。人们之所以能够识别并追求幸福感而不是平稳的心境，是因为幸福或快乐的适应性乃其固有属性——它帮助我们识别那些值得继续追寻或者珍视的体验。当个体难以理解悲伤如何传达了关于情境的重要信息时，使用一些例子阐述这个概念会有帮助。例如，治疗师可以说："让我们想象一下，你在一个岗位上工作了数年，却突然被裁员了。如果你感到悲伤，这代表什么？相比之下，如果你丝毫不伤心，这又意味着什么？再想象一下，如果你发现你在过去的一年里没怎么和一个朋友联系。为此，你可能会感到难过，也可能完全不难过。你觉得不同的情绪在传达什么信息呢？"

　　在进一步讨论中，患者可以观察到悲伤是如何适应一个特定情境的（例如，在面临挫折或丧失时，理所当然会有这样的情绪），又是如何告知他们什么是重要的，以及可能采取的下一步措施。例如，如果患者觉得一个朋友与他渐行渐远，并为此感到悲伤，那么悲伤会驱使他与这个朋友再次联系并修复友谊。然而，有必要对一些患者着重强调，理解悲伤的适应性本质是很难的。如果情绪被掩盖在次级情绪和其他形式的干扰过程中，那么它们的适应性功能很难被清晰地发觉。

即便已经做到了合适程度的共情，还是需要特别留意是否有任何迹象显示患者不认可这一原理（如患者觉得治疗师并不理解她的抑郁程度）。在治疗的早期阶段，治疗师强行让患者与自己达成一致是非常不可取的。相反，承认自己可能无法完全理解患者的体验会有帮助。重要的是，治疗师既需要和患者合作来共同解决问题，也需要客观地衡量患者的情况与治疗原则是否全部相符。

对于患有重性抑郁障碍或是有严重抑郁症状的患者来说，在治疗一开始就设定目标和讨论动机显得非常重要，因为在抑郁状态时产生并维持足够的治疗动机是很有挑战性的（Arkowitz & Burke，2008；Olfson，Marcus，Tedeschi，& Wan，2006）。一些有用的做法包括：讨论增加动机的方法；提前制定应对低动机时刻的可能解决方案，如将"决策权衡"工作表（上面列有做出改变的好处）放置在患者经常能看见的地方。同样，如果患者已经抑郁了很长时间，以致他不知道除了感觉好一些之外，还有哪些目标对他来说是重要的和有意义的；那么治疗师更有必要与来访者进行密切的合作，共同讨论清晰的治疗目标。

在约翰的个案里，基于评估信息（例如，个人史和当前的主诉）得到的个案概念化（如前所述）与情绪的适应性信息被整合在一起。约翰认同关于情绪障碍和情绪适应性的表述，他认为其中提及的模型是符合逻辑的，概念化工作也相当准确地反映了他的体验。之后的咨询时间被用于评估改变的动机和治疗的参与度。

重要的是，约翰表达了强烈的改变动机。他认可个案概念化，即他的抑郁和焦虑其实是对环境和内在体验的应对方式。有意思的是，在个案概念化里，一些关键的要素正源于跨诊断认知行为疗法的原则。在使用跨诊断治疗方法时，治疗师并不会抛出一个特定的术语或标签（例如，重性抑郁障碍）；与之相反，治疗师会弱化对症状标签的强调。尽管未做过实证研究，但在我们的经验里，患者的反馈是乐于接受这种更具描述性和功能性的治疗方式。与此一致，我们发现患者会认为统一方案是可靠的，且会在听了对模型的介绍之后对治疗结果怀有积极的期待（Thompson-Hollands，Bentley，Gallagher，Boswell，& Barlow，2014）。

不过，这毕竟是约翰第一次进行心理治疗，他对各种形式的治疗方法是否有帮助仍然有所怀疑。这一疑虑恰好反映了他正体验的无望感。治疗师引导他进一步澄清了自己矛盾心理的本质，并共情了他对于未来的无望感。最后，治疗师决定将治疗推进到模块2，原因如下：（1）尽管约翰仍有疑虑，但他的矛盾情有可原，而且他对治疗表现出了足够强的动机，也认可治疗会对他有帮助；（2）他的应对风格和治疗期待都是行动导向的；（3）尽早引入特定的应对技术可以带来初步的好处，增加希望感并进一步增强治疗参与度（Hayes et al.，2007；Ilardi & Craighead，1994）。

理 解 情 绪

适应性的情绪管理包括客观地监测和识别情绪，以及分辨原发情绪和继发情绪（Greenberg，2008）。对于明显抑郁的患者，治疗师需要注意帮助他们认识到情绪体验的三成分，例如，常见的与悲伤和兴趣减退相关的身体感觉往往不如想法和行为那么容易识别。此外，像悲伤和内疚这样的情绪虽然在抑郁障碍患者的体验中占主导地位，但我们仍会鼓励患者练习识别所有的基本情绪。例如，鉴于低水平的积极情感是重性抑郁障碍的常见特征，我们要特别对两个要点增加觉察：一是对积极情绪的体验（是否有以及在什么时候有）；二是对积极情绪的反应（例如，个体是否会自动给这个体验打折扣；个体是否会评判自己，认为自己的体验不如以前那么强烈）。

约翰学习使用情绪的三成分模型来识别情绪体验的核心成分（想法、身体感觉和行为），以及情绪反应的诱发因素和结果。以下是早期会谈中的一小段对话。

> 治疗师：你能说说最近一次有强烈情绪的体验吗？
>
> 约　翰：嗯……我昨天哭了，所以我想我应该很伤心。
>
> 治疗师：你能再多说说昨天发生的事吗？
>
> 约　翰：听起来真的很蠢……我发现我哥哥升职了，我本应该为他感到开心，但是我又不受控制地想着所有好事都发生在他身上，而我如此失败，我猜想……
>
> 治疗师：所以当你听到这件事时，你有什么感觉？
>
> 约　翰：应该先是感到焦虑……心跳开始加速，然后心里想着"我该如何追上？"……接着我感到非常抑郁，并哭起来……
>
> 治疗师：我不知道我理解得是否正确，听起来，你对于"我该如何追上？"这一问题的回答是，你永远也追不上……
>
> 约　翰：是的……然后我感到非常难过。
>
> 治疗师：你还注意到什么了吗？
>
> 约　翰：呃……我想到我不够好，而且我永远无法改变这一点……我将自己关在房间里，喝了很多啤酒，尝试让脑子冷静下来好去睡觉……我，呃……昨天早上请了病假，没去工作。

在讨论期间，治疗师在白板上记录了事情发生的顺序和具体内容。在确认了约翰的焦虑和悲伤成分之后，治疗师进一步探究了约翰的行为及情绪反应的短期和长期结果。具体而言，治疗师和约翰讨论了他的回避行为和情绪驱动的退缩行为，以及这些行为带来的结果。同时，他们发现约翰的自我封闭虽然可以使他从觉得世界不堪重负之中获得暂时的缓解，但也逐渐削弱了他参加活动的能力和做事的效率。约翰的悲伤情绪似乎源于感觉自己失去了社会地位以及过上有意义的成年生活的可能性。而他与之相关的羞耻感来自一种想法，即认为自己无法有意义地融入这个世界反映了内在自我的缺陷。于是，他应对强烈消极情绪的退缩和不参与的自然倾向只能进一步强化他的信念（"看，我就是一个失败者且会永远如此"）。治疗师询问约翰是否可以尝试进行头脑风暴，想出可能带来不同结果的替代行为。例如，如果他昨天在情绪低落的情况下仍然决定去工作，他的羞耻感体验是否会这么强烈？

正念情绪觉察

和焦虑障碍的个案一样，抑郁的个体会对自己的情绪和体验缺乏正念觉知力，特别是在非评判觉察方面，以及在不触发像思维反刍这样重复的负性认知过程的前提下允许自己注意到情绪的方面（Desrosiers，Klemanski，& Nolen-Hoeksema，2013）。基于正念的治疗方式对重性抑郁障碍的治疗效果被越来越多地验证，一项元分析研究显示，这种方法对心境障碍和焦虑障碍有相似的治疗效果（Hofmann，Sawyer，Witt，& Oh，2010）。这一研究结果与我们观察的结论一致，即有抑郁症状的个体通常会对自己的情绪体验及它对社交和日常生活的干扰有很多评判，从而引发如羞耻、内疚和绝望等次级情绪。因此，纳入正念情绪觉察的练习不仅可以减少次级情绪出现的频率，也可以增加患者对消极情绪的耐受度。除此之外，增加对当下情绪发展的正念觉察有利于在下一模块讨论替代行为时做出更具适应性的反应。

回到约翰的个案上。在这个治疗阶段，约翰已经参加了几次会谈，有一些迹象证明他在进步。焦虑干扰量表得分的降低证明他的焦虑有所改善，而且他对于在会谈中和会谈外的治疗任务都表现出了依从性。治疗刚开始时，约翰对于心理治疗和自己的内在体验都没什么认识，经过将早期心理教育和自我监测相结合，约翰学会了有意义的自我觉察，参与治疗的动机增强了。与他的焦虑相比，约翰的抑郁症状没有太多变化。为了改善他的情绪，并提供更多进行自我监测练习的机会，治疗师鼓励约翰逐步增加体力活动和社交活动的水平。在对此进行讨论时，约翰报告自己难以始终聚焦当下，有很多诱因（比如，被问及未来的计划）会引发他过度的思维反刍。

治疗师：你能回想起在高中最后一年，当别人问起（你未来的计划）时，你有什么感受吗？

约　　翰：我想我当时是非常兴奋的，我对于大学生活和打棒球都十分期待，这些让我感到自豪……与现在完全不同。

治疗师：从情绪的角度看，反差很明显！同样的问题现在自动激发了一种非常不同的反应。

约　　翰：我想很多人在我的处境下都会这样，没什么好说的。

治疗师：也许是吧。在这种情况下，悲伤似乎是合理的情绪反应……但事情可能并不这么简单。

约　　翰：是因为我被困住了吗？

治疗师：我想这是一个很好的说法。这就是我们想要对初级和次级情绪反应做出的区分，对吗？可能正是你在那个时刻应对悲伤的方式引起了问题。我不会对你说"你不应该觉得难过"，但这样的反应也许一直在被反复强化和习得……而我们需要想想如何打破它……

为了更好地了解约翰的情绪在当时是如何发展的，治疗师邀请他进行正念情绪诱发练习。治疗师请约翰选择一个刺激源，他选择了电台司令（Radiohead）乐队的歌曲《失望透顶》（*Let Down*）。治疗师让约翰注意观察情绪各成分的发展过程，还要特别留意自己对情绪的反应。虽然人们会对这首歌曲的歌词有不同的理解，但大意是一个平凡的上班族幻想自己长出一对翅膀逃离现状，结果是像虫子一样被碾进泥土（"歇斯底里却毫无用处"）。约翰在听歌时哭了起来，看起来情绪非常低落。会谈继续进行。

治疗师：你被困住了吗？

约　翰：我无法停止去想自己是如何将一切搞砸的……而且我不知道
　　　　该如何纠正……真的令人失望……

治疗师：失望。那是一种什么样的感觉？

约　翰：就像是肚子挨了一拳……毫无价值……想要离开并且彻底
　　　　消失……

治疗师：因为你令什么人失望了吗？

约　翰：我自己……我令自己和其他所有人都失望了……

治疗师：因为你搞砸了……这句话像一句魔咒。"我搞砸了。"

约翰的痛苦程度让治疗师产生了一种"颓丧"的感觉，同时也使他觉得与约翰的距离更近了。开始时，治疗师只是陪约翰坐着，为他提供一个处理自己情绪的空间；之后，治疗师问，对约翰来说，消失是不是"我搞砸了"应得的惩罚？与此同时，治疗师还指出这在本质上就是约翰一直在做的事——从世界上消失。治疗师也表达了自己坚信约翰终能恢复，并以全新的视角和计划向未来出发。

通过这个讨论和练习，我们可以窥见在约翰的情绪体验中有一些很重要的元素。例如，他的次级情绪反应聚焦在自己身上，并且伴有强烈的羞耻感或者愤怒。除了不停地思维反刍，他的言语也是极度自我惩罚式的。随后，约翰持续练习正念情绪觉察，并特别留意注意力被思维反刍过程和羞耻与无望等次级反应带走的时刻。最初，约翰感觉难以理解羞耻感，因为它通常是一个次级反应，但它也是约翰核心的主观体验中的自然情绪。他报告，鼓励自己对羞耻体验保持一种开放且好奇的立场对他很有帮助。

认知灵活化

统一方案也涵盖了认知干预技术，这通常是针对抑郁和焦虑的认知行为治疗方案里会使用的方法（Beck，Rush，Shaw，& Emery，1987；Craske & Barlow，2007）。统一方案中聚焦于情绪的工作框架特别强调：（1）情绪体验中僵化的自动思维；（2）虽然信念和消极的自动思维可能是非适应性的，但如果考虑到当下的情绪体验，它们常常又是合理的（例如，悲伤时产生的无望想法）；（3）对那些能激起有意义的情感体验的认知（所谓的"热认知"）进行工作，认知得到最大改变（Teasdale & Barnard，1993）。

统一方案强调两种核心"思维陷阱"：高估负面事件发生的可能性，以及将负面事件发生的结果灾难化（同时低估自身的应对能力）。对患有抑郁的个体来说，这些思维陷阱可能是高估情境里消极结果发生的可能性（"我可能不会得到我面试的工作"），高估活动毫无乐趣或自己毫无兴趣的可能性，以及低估自己在恢复过程中应对情绪低落和兴趣减退的能力（例如，"如果我再抑郁1周，我就要崩溃了！"，或"如果到感恩节和家人在一起时我还抑郁，就糟透了"）。抑郁的个体往往会草率下结论（高估危险性的一种变式），并且容易对情境得出消极的结论（例如，如果他们无法督促自己为一场考试而学习，他们就会想着"我是一个失败者"）。

针对高估危险性的挑战性问题也同样适用于这类想法，但我们会建议患者同时完成《自助手册》中的箭头向下练习，以此识别他们的消极结论所带来的预估后果是什么。例如，在完成了与"我是一个失败者"这一自动评价相关的箭头向下练习后，一位患者和治疗师发现这一想法之所以让她感到特别沮丧，是因为她认定成为一个"失败者"就意味着她的人生将不会取得任何成就，这无疑是高估了消极结果的发生概率。

在约翰的个案里，他被"思维陷阱"这一概念所吸引，因为它契合了约翰的认知－情感体验（"当我感到抑郁时，我就会陷入这个恶性循环……我需要让自己退后一步，并意识到自己已落入了思维陷阱"）。下面的对话展示了治疗师如何引出约翰的相关评价并帮他练习认知灵活化。

约　　翰：我哥哥邀请我参加一场公益接力赛跑，他负责组织活动。我
　　　　　并不想参加。我的身材已经完全走形了，他会因此讨厌我的。

治疗师：为什么呢？

约　　翰：我会给队伍拖后腿。他不会说出来，但我知道他会生气。

治疗师：我们能缓一缓，检查一下这个想法吗？你可以分析一下这个
　　　　想法吗？

约　　翰：我想它让我感到焦虑。也许是我贸然断定自己会成为最弱的
　　　　那一棒……我猜我也把结果灾难化了，认定了如果我真的拖
　　　　了队伍的后腿，哥哥会生我的气。这让我感到抑郁……也可
　　　　能是羞愧……这让我不想去参加这个活动。

治疗师：约翰，这真的是让人印象深刻的分析。你将一些常见的情绪
　　　　与潜在的思维陷阱相联系。看起来，逃避的行为冲动似乎是
　　　　一条共同的主线。

　　治疗师请约翰闭上眼睛，聚焦于自己的呼吸，然后想象自己和哥哥一
起站在比赛的终点线上。首先，治疗师请约翰想象哥哥面无表情地盯着他，
并思考他可能产生的情绪反应。然后，治疗师请他再次想象同样的画面，但
这次哥哥看上去是在为什么事而生气。在这两个场景里，约翰都描述了一种
消极的情绪体验和会被哥哥指责的预期。他同意这进一步证明了这是个僵化
的反应（"这是一个思维陷阱"），治疗师请约翰思考这个思维陷阱的意义。

治疗师：你哥哥很生气是因为……

约　　翰：我不够好。

治疗师：不够好？不够快等于不够好吗？

约　　翰：是的，但这似乎并不公平……

治疗师：我同意，但看起来这么想并不能阻止你觉得自己不够好。

约　　翰：是的，我搞砸了。我并不想这么认为……但是我做不到。

治疗师：一方面，你有很高的自我标准，也在体能方面找到了很多价
　　　　值感；另一方面，你可能把自己逼得太紧了……也许你对自
　　　　己、对自我价值的定义太狭窄了。

作为家庭作业，治疗师请约翰识别了其他听起来很真实的"价值＝X"
的表述，并记录了约翰对每一种表述的情绪反应。除此之外，治疗师还请
约翰找出人生意义的其他可能来源和他所认可的个人价值。这么做的目的
是：（1）处理关于自我的僵化的核心信念；（2）为下一个旨在减少情绪回
避和激发替代行为倾向的治疗模块做准备。

应对情绪性行为

统一方案整合了一些为了应对情绪回避模式和非适应性情绪驱动行为
而设计的认知行为治疗策略（例如，行为实验）。相当多的研究显示，患
有重性抑郁的个体会发展出行为回避模式和社会退缩（Hopko，Lejuez，
Ruggiero，& Eifert，2003）。统一方案模型将这些行为概念化为非适应性
的情绪调节倾向，它们维持并加重了抑郁、焦虑以及对所厌恶的内在和外
在刺激源的回避（Ferster，1973）。有趣的是，思维反刍与社会退缩（和物
质使用）是回避行为还是情绪驱动行为，往往取决于具体事件。例如，当
约翰无法赴约去进行社交时，这样的社会退缩会起负强化作用（避免了因
与同龄人互动而可能引发的不适）。他也会在触发焦虑、悲伤或羞耻情绪
时产生社会退缩，而提前逃离那样的社交情境（例如，别人问及他的大学
生活）。

值得注意的是，约翰的抑郁行为也可能由正强化维持。例如，他得到
了父母的同情和经济支持。在初始会谈里谈及改变和维持现状的优缺点时，
约翰自己也识别了这些因素。实际上，父母对于他的行为发生的态度变化
确实对他寻求治疗起一定作用。

约翰和治疗师一起识别了最明显的回避形式和情绪驱动行为，而与之对抗的替代行为往往需要克服抑郁的行为。他最终确定了以下目标：（1）减少饮酒；（2）每天参加锻炼；（3）接受社交邀请；（4）联系学校并制订重新入学的计划。约翰表示，在口头上承诺加入哥哥的接力赛队伍之后，他更有动力恢复有规律的锻炼了。

除了避免对社交情境的回避，约翰还需要练习留意自己会在何时出现思维反刍，以及使用锚定当下和识别情绪三成分的策略练习正念觉察。在练习时，避免使用回避策略意味着需要采取一系列相对复杂的技术。例如，为了保持在行为和认知上都参与社交互动，约翰需要：（1）客观地反思他在此时此地的情绪反应；（2）分析他的反应在过度习得的行为倾向中的作用；（3）考虑认知重评和替代行为；（4）选择一个与其长期目标和价值观更一致的替代行为。

情绪暴露

暴露这一干预方式通常与恐惧和焦虑相关障碍有关。统一方案模型为暴露策略在心理治疗中的拓展运用提供了理论和实证基础。具体而言，改善神经质的目标是增加对强烈情绪的耐受度，并最终消除强烈情绪所引发的痛苦及非适应性的情绪管理方式（例如，行为和认知回避）。因此，主诊断为重性抑郁障碍的治疗也不需要对此方式进行什么修改，因为任何情绪，或者说所有情绪，都可能相关。而且有文献提及一些传统的、通常与重性抑郁障碍相关的特定情绪管理策略，比如思维反刍，也被实证研究证明是跨诊断存在的（McLaughlin & Nolen-Hoeksema，2011）。

这并不是说没有任何症状或认知加工过程（例如，神经生物过程）对重性抑郁障碍来说是独有的，而是说许多像这样的症状和认知加工过程代表的是同样的潜在病因和／或维持因素的明显变化（Barlow et al.，2004）。所以我们有理由认为，治疗重性抑郁的聚焦于情绪的暴露干预所遵循的原则类似于在其他问题领域中应用时的原则。实际上，早期研究证实，暴露策略可以与针对抑郁的认知疗法有效地结合（例如，Boswell，Anderson，& Barlow，2014；Grosse Holtforth et al.，2011；Hayes et al.，2007）。另外，在正念和基于接纳的方法中，也可以找到类似的改变原理（例如，Roemer & Orsillo，2009）。

内感性暴露

内感性暴露最初是为治疗惊恐障碍而开发的（Barlow，Craske，& Cerny，1989；Klosko，Barlow，Tassinari，& Cerny，1990），旨在针对性地干预与焦虑及恐惧相关的身体感觉所引发的恐惧反应和敏感性。然而，理论和实证文献都证实内感性暴露是一种跨诊断的干预策略，可以被紧密且有效地整合到针对多种情绪障碍的认知行为取向的治疗中（Boswell et al.，2013；Boswell，Anderson，& Anderson，2015）。

在抑郁的诊断标准中，一部分条目与痛苦的身体感觉和功能有关，比如疲劳、精力不足、精神运动性迟滞或激越，以及食欲和睡眠失调。除此之外，焦虑敏感性被证明与重性抑郁障碍和抑郁症状之间存在独特且有意义的关系，而这并不能在焦虑障碍的共病表述中体现出来（Naragon-Gainey，2010）。另外，所有的基本情绪，包括悲伤和被称为道德情绪的羞耻与内疚感，都有身体感觉的成分（Barlow，2002）。例如，悲伤的特定身体感觉包括感到沉重、疲惫、喉咙发紧或哽噎感，或是胸口疼痛。对于抑郁的个体来说，忍受这些感觉并且非评判地体验这些感觉可能是非常具有挑战性的，尤其是在选择参加他们所认为的适应性活动时，如与朋友聚会或是处理工作任务。

在跨诊断地应用内感性暴露策略时，治疗师也需要有针对性和因人而异地进行工作，旨在消除患者与身体感觉相关的主观痛苦，加强内感性耐受度，强化对内感性刺激的适应性行为反应（例如，尽管体验到疲惫以及主观睡眠需求，仍能去工作）。对重性抑郁障碍患者来说，有助于更好地耐受与悲伤相关的身体症状的内感性暴露练习包括：躺下后将书本叠放在胸口上或手臂上以诱发沉重的感觉；类似地，也可以在有事外出时佩戴脚踝负重环；在锻炼之后进行日常活动则可以让人学会耐受疲乏的感觉；连续进行几次吞咽，能体验喉咙发紧感或哽噎感。

对于约翰来说，尽管他在接受治疗时频繁经历惊恐发作，但他还是经常识别并记录与悲伤和羞耻相关的身体感觉，包括胸闷、呼吸急促和身体沉重感。与标准的内感性暴露流程一样（Barlow，Farchione，et al.，2018；Barlow，Sauer-Zavala，et al.，2017；Craske & Barlow，2007），治疗师与约翰一起制订了一份由具体的练习和现实生活中的活动组成的等级表，以此诱发相关感觉并提升对痛苦的耐受以及促进痛苦的消退。具体练习包括过度通气，使用细吸管呼吸，躺下将书本压在胸口上。现实生活中的活动包括增加运动的强度；以及在居家和工作时，在腿部绑沙袋（跟治疗师借的）。

约翰需要在1周内反复练习这些内感性激活策略。另外，他也继续使用前面提到的对抗情绪的方法和替代行为目标。接下来的例子将阐述这些策略是如何渐渐被理想地整合在一起的。约翰报告，在与学校的招生办沟通前以及在沟通过程中，他感到了疲劳、明显的焦虑及相关的生理症状。他并没有回避打电话、缩短通话时间或是转移注意力，而是选择全身心地沉浸在这些身体感觉中，坚持通话，直到所有问题都得到了解决。约翰表示，痛苦的感觉在完成通话后就消失了，速度之快让他感到诧异；他为自己能够彻底完成这个重要的任务而感到自豪。除此之外，考虑到这通电话的重要性，他能够认识到焦虑在这种情况下是一种自然且可预期的情绪反应。

情绪暴露

聚焦于情绪的暴露模块在统一方案中可以有多种目的。如果治疗是按照模块的顺序进行的，那么前面几个模块具有类似的治疗功能，比如增加情绪耐受度，促进使用更具适应性的情绪管理策略。内感性暴露和情境暴露提供了一个充分整合和巩固之前所学技术的机会，并且提高了新学到的内容的普遍适用性。与克拉斯克等人（Craske，Treanor，Conway，Zbozinek，& Verliet，2014）提出的暴露治疗的优化建议一致，治疗师鼓励患者在不使用回避行为的情况下进行多样化的、能激起明显情绪的且与有意义情境相关的暴露，而不局限于对特定内容的逐级暴露。就重性抑郁障碍而言，情绪暴露通常包括在感到（或预感到）悲伤或快感丧失的同时，参与能带来价值感的活动，比如与他人社交或是完成工作或学习任务。由于低动机往往会阻碍患者开始一次情绪暴露活动，所以治疗师可以鼓励患者注意并忍耐在开始活动前所体会到的感受，这也是情绪暴露体验中的重要一环。

成功的情绪暴露活动指标包括患者能够正念地、非评判地完成活动，且不使用情绪回避或情绪驱动行为；患者能够对体验保持开放，且忍受在活动期间产生的消极情感；以及患者能够应对任何消极（或不想要）的结果。对于有更严重抑郁及相关回避行为的患者来说，单是能够选择参与情境暴露就已是重大成就了。根据我们的经验，当暴露过程出现困难时，如难以在活动中保持正念情绪觉察，治疗师耐心地对患者的行为和练习给予言语强化变得尤为重要。

在图 5.1 中可见约翰的主要情绪暴露等级，它只是为暴露练习提供了大致的指导，其他相关暴露会在讨论时添加。在接下来的 1 周中，他会参加一些可被概念化为情绪暴露的治疗活动，虽然其中一些活动并未特意在会谈中或在暴露等级清单上呈现出来。

例如，约翰认为参加他大学时期棒球队的一场比赛是最令他痛苦且想回避的情境。在过去的几个月里，这个想法会引发明显的痛苦并导致酒精滥用。约翰预计这个情境会诱发强烈且复杂的情绪反应，包括焦虑、惊恐、悲伤、羞耻和愤怒。约翰认为挑战这个情境很重要，因为如果他最终成功地返回原先的学校，那么即使他不再打棒球，他也要面对很多会唤起这段

不回避	犹豫不决但 很少回避	有时回避	经常回避	总是回避
0		5		10
没有痛苦	轻微痛苦	明显痛苦	强烈痛苦	极度痛苦

等级	描述	回避程度	痛苦程度
1 最严重	参加原来棒球队的一场比赛	10	10
2	去学校见朋友	10	10
3	给学校招生办写信	9	9
4	在社区大学上课	8	9
5	参加接力赛	7	7
6	参加曲棍球联盟的娱乐赛	7	7
7	和哥哥待在一起	6	7
8	向一位女士发出约会邀请	6	5

图 5.1　情绪暴露等级示例

回忆的情境。虽然没有治疗师在一旁提供建议或帮助，但约翰还是决定和一群朋友打网球，即使他对于这项运动毫无经验，并预期会面临很大挑战。

在通常情况下，在同龄人面前暴露运动能力上的不足，会令约翰感到焦虑、悲伤、羞耻和愤怒。不过，约翰将这个活动视为一次很好的情绪暴露机会，也是能够代替待在父母家地下室的一种适应性行为。约翰表示，他在不同时刻经历了上述情绪，因为根据他的描述，他打得很"糟糕"，但是他克制住了，不去使用回避和非适应性的情绪驱动行为（大发脾气）。另外，他能够和朋友一起对自己打不好网球这件事开玩笑，之后还和朋友吃了午饭；而如果他待在家里，那么这些都不会发生。

对约翰来说，这次经历在很多方面起到了纠正情绪体验的作用（Hayes，Beck，& Yasinski，2012）："对他们来说，我打得不好也没关系。

我看到我的双打搭档有时会变得烦躁，但这种情况转瞬即逝……我不需要做得完美……我可以只是，你知道的……如果我不为这些琐事烦恼，我的人生可以很美好。"

类似的学习体验也发生在约翰处理一个特定等级的暴露时。虽然他心里有一个声音大喊着想要退出哥哥组织的接力赛，但他还是遵守了承诺。

约　翰：我感到非常紧张，因为赛程很长，而且我希望自己这队能取得好成绩，甚至能够获胜。在我距离第一站大约还有 8 千米时，我感觉自己的肌腱发出"嘣"的一声……它动不了了，就像在被火烧一样。我不得不停下脚步。

治疗师：很遗憾听到这件事……除了疼痛之外，你还记得有什么体验吗？

约　翰：我感觉糟透了。我想我感到很失望，当我的注意力不再集中在腿上时，我感到有些羞耻……我觉得自己让所有人都失望了……

治疗师：你一直有这种感觉吗？接下来发生了什么呢？

约　翰：说实话，我的注意力还是会时不时地注意消极的地方……但是我也有意识地让自己回到当下。我告诉自己："这件事不只关系到你自己。发生的事情很糟糕，但是你应该继续支持还在努力的队友……或许我的腿还能放松下来，我可以在之后回到比赛中。"

治疗师：这真的令人印象深刻，体现了真正的灵活性和反应能力。你意识到甚至是接纳了失望，同时还选择聚焦当下，你知道眼下什么最重要并坚持了下去……

最终，约翰回归队伍又多跑了几千米，虽然速度较慢，并且只完成了大约一半的预期距离。他说哥哥非常关心他的伤势，而且对于他愿意参加比赛并在受伤后继续留在队伍里表示感激。假设他在受伤后内心退缩并退出了比赛，那么哥哥和队友可能会有不一样的反应。事实上，他最初的疼痛和肉眼可见的失望在短期内引起了共情和支持，而他后续的灵活性（重新聚焦于当下并且支持他的同伴）引出了他人更多的亲近行为与情感上的联结。

治 疗 后 续

约翰接受了 15 次个体心理治疗。在治疗快结束的时候，约翰不再符合重性抑郁障碍、惊恐障碍和物质滥用的诊断标准。在治疗过程中，他的心理状态得到了逐步改善。约翰治疗后的问卷得分见表 5.1。在治疗结束后，约翰在抑郁、焦虑、认知重评、正念觉察能力以及情绪抑制上的可信改变指数（Jacobson & Truax，1991）都被证实有明显的变化。最终，约翰报名参加了社区大学的课程，并有望重返四年制大学。

总 结

首先也是最重要的，统一方案全面整合了认知行为疗法的原理与干预策略，进而通过一个连贯的理论框架，同时针对抑郁及一系列情绪障碍进行工作。从临床培训和实际操作的角度来看，这减少了整合多种方案所带来的潜在负担。

对于将统一方案应用于重性抑郁障碍及其他抑郁相关障碍的未来工作，我们有以下建议：虽然初步研究表明，患有抑郁障碍的个体在接受统一方案的治疗后，其症状和功能都有所改善（Boswell et al.，2014；Boswell & Bugatti，2016；Boswell，Farchione，Ellard，& Barlow，2012），但仍需要更多的研究去检验统一方案对主诊断为抑郁障碍的治疗效果与有效性。然而，与其投入大量的时间和资源进行传统的疗效比较试验，我们相信研究与临床观察应聚焦于：（1）对特定患者而言，最优的统一方案模块顺序；（2）统一方案与其他疗法所共有的和特有的改变机制；（3）情绪的人际功能及它们与抑郁障碍的跨诊断认知行为疗法之间的关系。本章的结尾简要地讨论了其中两个建议。

　　我们提出的第一个与干预顺序有关的建议并不仅针对重性抑郁障碍，而是源于对个性化医疗的重视。现有的有实证支持的重性抑郁障碍治疗方法，如认知疗法（Beck，Rush，Shaw，& Emery，1987）和行为激活（Lejuez，Hopko，& Hopko，2001），正是统一方案中许多策略的起源，它们在治疗早期就介绍了各自的核心技术。不过值得注意的是，最初的心理教育和情绪监测都是这些治疗方法所共有的。另外，有大量证据显示，及早关注患者的动机和阻抗可以提高认知行为疗法的效果（Westra，Constantino，& Antony，2015）。

　　因缺乏实证支持，我们无法得出结论说早期为所有抑郁患者介绍认知灵活化和行为激活技术的模块是有必要的，然而对部分患者来说，这确实是必要的。例如，本章的个案约翰在治疗的后半程经历了较大的变化。对此，另一种策略是保留统一方案的结构，同时在早期治疗中融入行为激活，以此为练习早期技术提供机会。有一些患者的行动力不够，其生活也缺乏足够的素材来进行自我监测练习或正念情绪觉察练习，于是这个策略对他们来说可能是合适的。例如，治疗师可以鼓励一位患者跟朋友一起制订计划，并完成与这段经历有关的三成分模型；或是为自己做顿晚餐，同时练习聚焦当下和非评判觉察。

　　最后，我们相信统一方案可同时被视作跨诊断和跨理论的（Boswell，2013）。在认知行为疗法的框架基础上，统一方案聚焦于情绪，由此与许多聚焦于情绪的疗法有理论上（甚至技术上）的共性（Greenberg & Watson，2005）。它与人际心理治疗（interpersonal psychotherapy，IPT）有一个不太明显的相同点，即都重视情绪的内在功能和人际功能。正如本章个案所显示的，约翰有很多非适应性和适应性的情绪反应及调节经常发生在人际相关背景下。我们相信，统一方案模型通过对情绪的聚焦为把人际关系整合到认知行为疗法中开辟了一条颇有前景的途径。这也为将来的实证工作提供了肥沃的土壤。

第六章
双相及共病障碍的统一方案应用

克丽丝滕·K.埃拉德、埃米莉·E.伯恩斯坦、
安德鲁·A.尼伦伯格和蒂洛·德克斯巴赫

引　言

　　双相障碍是一种严重的慢性心理疾病，影响着大约 4.5% 的美国人（Merikangas et al.，2007）。双相障碍的定义是出现躁狂或轻躁狂发作，包括明显异常和持续性的高涨或易激惹心境，常伴随自尊心膨胀或夸大，睡眠需求减少，持续讲话的压力感，意念飘忽或思维奔逸，目标导向的活动增多，精神运动性激越，以及过度参与高风险、有快感的活动。与此同时，双相障碍的特征也包括长期且严重的重性抑郁发作，并伴随频繁的焦虑、物质依赖以及人格紊乱，如极端情绪不稳定。

　　超过 95% 的双相障碍患者在一生中至少共病一种其他类型的精神障碍（Merikangas et al.，2007），其中最常见的是焦虑障碍，有高达 90% 的患者在一生中至少被诊断患有一种焦虑障碍，有 1/3 的患者在一段时间内符合同时共病焦虑障碍的诊断标准（Goldberg & Fawcett，2012；Merikangas et al.，2007；Simon et al.，2004）。这种共病情况不仅加剧了双相障碍本身的严重程度和疾病进程，还导致功能和治疗结果恶化（El-Mallakh &

Hollifield，2008；Krishnan，2005；Otto et al.，2006；Simon et al.，2004）。因此，双相障碍的实际情况，以及在双相障碍治疗上的延伸，已经超出了传统意义上所强调的心境发作。

正如本书中提及的其他障碍一样，双相障碍复杂的诊断情况和伴随的高共病率，或许有部分可以用神经质的结构来解释。神经质描述的是应对压力时广泛的消极情绪体验倾向，以及以一种消极的、有威胁的和脆弱的方式感知世界。正如各章所描述的，神经质与情感障碍（包括双相障碍）的风险性及维持之间密切相关（例如，Barlow，Sauer-Zavala，Carl，Bullis，& Ellard，2014）。

然而，关于神经质对双相障碍的风险和疾病进程所起作用的研究很有限。其中部分原因可能是心理疾病的既往分类法，将"躁狂－抑郁"类目与"神经症"类目区分开。前者包括我们现在所说的双相障碍，后者则包括单相抑郁和焦虑障碍。但是近期的研究显示，即使是在排除了社会人口统计因素，以及抑郁和焦虑症状带来的影响之后，被诊断为双相障碍的个体在神经质评估上的得分还是明显高于一般人群（虽然这些差异可能是由少数极端神经质水平的患者导致的；Jylhä et al.，2010）。

对于发病前的神经质是否可以区分健康对照组和将继续发展为双相障碍的患者组，前瞻性研究存在分歧（Hecht，Genzwürker，Helle，& van Calker，2005）。此外，虽然有心境障碍家族史的患者会比无家族史的患者显示出更高水平的神经质（Antypa & Serretti，2014），但迄今为止，双相障碍的家族研究未能发现患者健康的一级亲属的神经质水平升高，这一结果与重性抑郁障碍不同（Maier，Minges，Lichtermann，Franke，& Gansicke，1995）。然而，考虑到情感与行为的不稳定性，将神经质与双相障碍联系起来依然令人信服，因为这种不稳定性是神经质和双相障碍共同的决定性特质（Murray，Goldstone，& Cunningham，2007）。

虽然高神经质的人格特质可能会也可能不会在诊断上预测双相障碍的发展，但研究证实这与更严重的疾病进程有关。双相障碍患者的神经质水平与症状严重程度呈正相关，与心理治疗和药物治疗效果呈负相关。具体而言，研究一致发现，神经质与更严重的双相疾病相关，也与更严重的抑郁焦虑症状相关，这些结果与其他心境和焦虑障碍的研究结果一致。尽管研究发现神经质可以预测抑郁发作和症状的始发、复发和恶化，但神经质与躁狂之间具体的联系仍需要进一步探索，因为在既有研究中，有的发现两者之间有直接关系，有的发现两者之间没有关系，有的显示抑郁在其中起中介效应，有的显示它们之间的关系取决于同时具有高外倾性这种少见的结合（Barnett et al.，2011；Jabben et al.，2012；Lozano & Johnson，2001）。

　　除了与更糟糕的心境症状直接相关外，双相障碍里更高水平的神经质人格特质还与造成疾病负担的其他重要标志有关，包括心境更不稳定和更强烈，更缺乏自信，有更高的出现自杀倾向的可能性，以及更差的生活质量、社会功能和睡眠质量（Bauer & Wisniewski，2006；Brieger，Röttig，Röttig，Marneros，& Priebe，2007；Carpenter，Clarkin，Isman，& Patten，1999；McKinnon，Cusi，& MacQueen，2013；Pope，Dudley，& Scott，2007；Saunders，2013；Stringer et al.，2014；Watson & Naragon-Gainey，2014）。这些症状不仅会加速或加剧躁狂和抑郁心境，它们本身也会使日常生活和总体功能变得更差，还会降低疾病缓解或恢复的可能性。从更基础的角度看，神经质似乎是双相障碍及相关共病障碍明显受损的调节过程中不可或缺的一部分。这些模式会互相强化，并可能成为障碍中明显的情绪失调的基础。

双相障碍中的情绪失调

　　情绪失调，即难以用适应性的方法管理情绪体验，在很大程度上是双相障碍诊断的核心，它可能是如前所述的潜在神经质特质的产物（Hafeman et al.，2014）。情绪失调是双相疾病的一个固有特征，也是患者功能受损的一个重要预测因子（Rowland et al.，2013）。除了持续的情绪困扰和不稳定，情绪调节困难还与更严重的神经心理缺陷（例如，行动迟缓、不良的工作记忆、受损的执行控制能力）、更频繁的心境发作，以及更糟糕的疾病进程有关（Green，Cahill，& Malhi，2007；Kanske，Heissler，Schönfelder，& Wessa，2013）。

此外，有假设指出，情绪管理困难构成了慢性疾病进程的基础（Johnson，Gruber，& Eisner，2007；Phillips & Vieta，2007；Wolkenstein，Zwick，Hautzinger，& Joormann，2014）。双相障碍高危人群表现出了与双相患者相似的情绪调节和反应能力的缺陷，这表明情绪失调是双相障碍的一个潜在易感因素（Heissler，Kanske，Schönfelder，& Wessa，2014；Kanske，Heissler，Schönfelder，Forneck，& Wessa，2013）。

即使是在被主观感知为心境愉悦期间，双相障碍患者也显示出了更强烈的情绪反应和更高的积极和消极情绪强度（Gruber，Kogan，Mennin，& Murray，2013；Gruber，Purcell，Perna，& Mikels，2013；Van Reenen & Rossell，2013）。例如，有证据表明，即使是很微小的威胁或奖励的征兆，也会对双相障碍患者的自尊心和心境变化易感性造成过度影响（Van Reenen & Rossell，2013；Urosević et al.，2010）。而这个群体习惯性的强烈情绪体验又进一步与较差的主观心理社会功能相关（Hoertnagl et al.，2011）。这种情绪性被归因于神经质气质，这种气质使得人们对于情绪内容高度警惕，对事件和体验进行有偏见的解释，并降低了将注意力从压力源处转移的可能性。

这种敏感性和强烈的情感强度因双相障碍患者对情绪的反应和处理方式而变得更加复杂。患者报告称比其他人投入了更多的时间与精力去管理自己的情绪。研究一致表明，抑郁、躁狂和症状缓解期的患者都比非精神疾病人群更频繁地采用非适应性的应对策略——思维反刍和情绪抑制（Gruber，Harvey，& Gross，2012；Thomas，Knowles，Tai，& Bentall，2007；Van der Gucht，Morriss，Lancaster，Kinderman，& Bentall，2009；Wolkenstein，Zwick，Hautzinger，& Joormann，2014）。与非精神疾病人群相比，双相障碍患者在降低情绪反应、抑制冲动性和识别情绪方面都存在缺陷，他们通常依赖诸如思维反刍和灾难化结果的应对策略，而这些策略会在无意中加剧痛苦（Van Reenen，Murray，& Rossell，2015）。

虽然众多关于情绪失调的研究聚焦于对消极情绪的管理，但双相障碍患者在消极和积极情绪的调节上都存在缺陷。现有的少数关于积极情绪失调的研究表明，双相障碍患者倾向于表现出更激进的行为意愿（如强烈的喜欢和需求）、更持久的心境高涨，以及对积极刺激或奖励有更多的思维反刍（Gruber et al.，2013）。此外，对积极情绪的抑制或消极评价预示着该群体有更多的躁狂和抑郁症状（Gilbert，Nolen-Hoeksema，& Gruber，2013）。

统一方案应用于双相障碍

考虑到双相障碍与神经质、情感不稳定、情绪失调和共病情况之间有广泛联系，该患者群体非常可能从统一方案中获益。统一方案的治疗方法直接针对适应性情绪过程中不同障碍共有的问题，而非针对单个障碍进行工作。因此，更为常见的复杂双相障碍病例可以通过像统一方案这样的联合干预得到更有力和高效的治疗。此外，统一方案开宗明义地聚焦于教授适应性情绪调节技术，因此直接满足了这一群体的重要需求。

学习有效的应对技术可以给患者的健康带来巨大益处：患者对情感状态的反应要比情感状态本身更能影响疾病进程，甚至关系到对双相障碍药物的依从性（Fletcher，Parker，& Manicavasagar，2013）。研究发现，有效地采用认知重评等策略可以减少双相障碍患者的多方面状态性情绪反应，包括对积极和消极情感的主观评分、情绪的行为反应以及情绪的生理反应（例如，通过皮肤电传导；Gruber，Hay，& Gross，2014）。统一方案通过整合从焦虑障碍、行为障碍和抑郁障碍治疗中获得的经验教训，聚焦于它们共同的潜在认知和情感过程，以填补这种难治性障碍在常规治疗中的重要缺失。

鉴于统一方案在治疗一系列焦虑和单相心境障碍方面的成功，它最近已被用于治疗焦虑和双相障碍共病的患者，并在一项检验可行性、可接受度的预试验中与常规药物疗法进行了比较。结果显示，患者对治疗的满意度很高，对家庭作业的依从性达到或高于平均水平，与治疗目标相关的焦虑和抑郁症状及功能损害都有所减少，情绪调节技术提高（Ellard et al.，2016）。总的来说，这项预试验的结果令人欣喜，表明统一方案对这个群体来说可能是一个可行的治疗选择。

在下一节，我们将介绍把统一方案应用于治疗双相 I 型障碍共病焦虑、辅以药物治疗的患者的个案。

个 案 呈 现

索菲娅是一名 43 岁的西班牙裔女性，她希望尝试通过认知行为疗法来帮助自己管理焦虑和抑郁症状。在一次严重的伴有精神病性的混合发作后，索菲娅被诊断为双相 I 型障碍。在这次发作之前，她的功能一直很好。索菲娅是一位离异母亲，有两个十来岁的女儿，曾在一家快节奏的营销公司担任高级职位。在一次"精神崩溃"之后，她不得不申请残疾救济，也失去了在公司的岗位。

从那时起，索菲娅就需要依靠药物治疗（拉莫三嗪，300 毫克；氟西汀，40 毫克；喹硫平，400 毫克）保持心境相对稳定。在进行初始会谈时，她已经重返工作岗位，并成功地在一家营销公司担任了 1 年多的全职助理。然而，尽管她在情绪稳定方面有很大进步，但她依然需要在持续发作的抑郁心境中挣扎，并经常伴有强烈的无望感与绝望感，偶尔出现自杀念头。她开始经历惊恐发作，进而回避她觉得无法迅速逃离的任何情境，如拥挤的人群、公共交通工具等。

此外，她还患上了严重的社交焦虑，她觉得这威胁到了自己的工作晋升。她害怕开会，因为她担心要发表意见，而其他人会反对她的观点，或者认为她不称职。她特别害怕被"发现"——如果同事知道她患有双相障碍，会认为她无法胜任工作。她注意到自己在发送电子邮件之前要校对和重读很多次，以确保邮件中没有错误，这大大降低了她的工作效率。她还描述自己生活在持续的恐惧中，担心自己会失控、说错话或者做出其他行为，让人感觉她发疯或无法自控了。

在初始会谈时，索菲娅接受了由临床医生实施的焦虑和心境症状评估，以及与情绪调节和情绪处理相关的自我报告评估（见表 6.1）。根据 DSM-IV 临床结构化访谈（Structured Clinical Interview for DSM-IV，SCID-IV；First，Spitzer，Gibbon，& Williams，1997）的评估，除了双相障碍 I 型的诊断之外，索菲娅还达到了 DSM-IV-TR（American Psychological Association，2000）中惊恐障碍、社交恐惧症和广泛性焦虑障碍的诊断标准。汉密尔顿焦虑量表（Hamilton Anxiety Rating Scales，HAM-A；Hamilton，1959）和汉密尔顿抑郁量表（Hamilton Depression Rating Scales，HAM-D；Hamilton，1960）的评估结果显示，她有中等程度的焦虑和抑郁症状。DSM-IV 临床结构化访谈和杨氏躁狂评定量表（Young Mania Rating Scale，YMRS；Young，Biggs，Ziegler，& Meyer，1978）的评估显示，索菲娅目前无任何躁狂或轻躁狂症状。她承认自己有高水平的焦虑敏感性［焦虑敏感指数（Anxiety Sensitivity Index，ASI；Reiss，Peterson，Gursky，& McNally，1986）的评估结果］、情绪调节困难［情绪调节困难量表（Difficulties with Emotion Regulation Scale；Gratz & Roemer，2004）的评估结果］，以及对情绪感到恐惧［情感控制量表（Affective Control Scale；Williams，Chambless，& Ahrens，1997）的评估结果］。

表 6.1 治疗前与治疗后的主要结果评估得分

评估量表	治疗前	治疗后
HAM-A	16	6
HAM-D	12	4
YMRS	1	0
LIFE-RIFT	16	11
NEO-N	37	28
ASI	40	11
ACS	6	4
DERS	4	2

注：HAM-A = 汉密尔顿焦虑量表（Hamilton，1959；分数范围为 0—56 分）。HAM-D = 汉密尔顿抑郁量表（Hamilton，1960；分数范围为 0—23 分）。YMRS = 杨氏躁狂评定量表（Young et al.，1978；分数范围为 0—60 分）。LIFE-RIFT = 功能受损纵向追踪评估工具（Longitudinal Range of Impaired Functioning Tool；Leon et al.，1999；分数范围为 0—16 分）。NEO-N = 大五人格量表神经质分量表（NEO Neuroticism subscale；Costa & McCrae，1992；分数范围为 0—48 分）。ASI = 焦虑敏感指数（Reiss et al.，1986；分数范围为 0—64 分）。ACS = 情感控制量表（Affective Control Scale；Williams et al.，1997；分数范围为 1—7 分）。DERS = 情绪调节困难量表（Difficulties in Emotion Regulation Scale；Gratz & Roemer，2004；分数范围为 1—5 分）。

　　在索菲娅的个案中，尽管她被诊断为双相障碍 I 型，但她的主要症状是心境低落，偶尔会出现轻度的轻躁狂症状。在她开始服用心境稳定剂后，她没有再出现完全的躁狂发作。这对于双相障碍患者来说是很常见的，尤其是那些严格遵守精神科医生用药医嘱的患者。虽然轻躁狂症状仍然可能出现，但躁狂症状通常可以通过药物治疗得到很好的控制。然而，抑郁症状通常会是一个持续存在的问题，而焦虑症状往往是日常生活中最大的压力来源。本章接下来将讨论统一方案的每个治疗模块，以及它们如何被应用于索菲娅的个案。在适当的时候，我们会指出治疗概念和技术如何应用于出现躁狂或轻躁狂症状的个体，以及在与一般双相障碍群体特别相关的领域上的应用。

模块 1：设定目标和维持动机

正如第一章所述，统一方案模块 1 的主要目的是阐明具体的治疗目标，以及识别并预处理对于参与治疗的矛盾心理。这两个目标对双相障碍患者来说有以下几点帮助。首先，像索菲娅这样被诊断为双相障碍的人经常被这个障碍带来的负担压垮。索菲娅会描述自己多么努力地在双相诊断中"存活下来"，将精力主要集中在勉强度日和避免毁灭性的发作上。她表示，即使已经有 3 年多没有严重的躁狂发作了，但她还是有这样的感觉。帮助双相障碍患者明确治疗目标，而不仅仅是控制心境发作，会很有用，这可以使其关注点从勉强度日转移到过更好的生活上，并构想出提高其生活质量的具体方式。其次，练习决策权衡来积极地分析治疗的利弊，可以让患者将注意力从"要么成功，要么失败"这样两极化结果的思维中转移出来，让他们看到矛盾心理是改变过程中的正常部分。此外，这其中也呈现出了一个选择：要么接受现状，要么采取积极的措施来获得幸福。

索菲娅列出了三个具体的治疗目标：和朋友待在一起，花更多的时间陪伴孩子，以及"可以一个人待着"。第一个目标意味着要解决她大部分的社交焦虑，这些担心集中在她可能因为双相疾病而被别人拒绝上。自从 3 年前的严重发作之后，她一直将自己封闭起来，也没有与朋友保持联系，因为她担心他们会对自己有看法。因此，与朋友重新联系和恢复社交生活是首要的治疗目标，这也意味着要解决影响她参加音乐会或看电影等社交活动的惊恐症状。

关于她的第二个治疗目标——花更多的时间陪伴孩子——索菲娅描述说，要把事情做完美的焦虑常导致她未能及时完成工作，于是她把很多个晚上和周末都搭进去了，她觉得只有这样才能避免被拒绝或排斥。她特别恐惧同事会"发现"她不再有能力高水平地完成工作。因此，要实现有更多时间陪孩子的目标，就要将解决她对于被同事拒绝的恐惧以及随之而来的完美主义行为列为一项具体步骤。

索菲娅的第三个治疗目标——一个人待着也没事——对她来说尤为重要。她描述说：一方面她因为害怕被拒绝而自我封闭；另一方面，当她"与自己的想法独处"时，她会感到极度焦虑，担心自己会失控或"发疯"。这意味着她很难平静下来。当她独自一人时，她会因为害怕失去控制而常常感到不安全。因此，另一个主要的治疗目标是解决索菲娅对失去控制的恐惧，并帮助她重新找回独处时的安全感。这种明确治疗目标的方式让索菲娅看到，她值得过一种关注自己幸福的生活，而不仅仅是管理自己的疾病。

接下来，索菲娅通过"决策权衡"工作表探索参与治疗的利弊，从而将自己对治疗的矛盾和犹豫情绪正常化。具体而言，通过这个练习，她既表达了想要更好地管理焦虑和抑郁症状的愿望，也表达了对于直面焦虑和抑郁可能带来的结果的恐惧。特别是，虽然她能够看到自己的回避模式，以及它是如何干扰她的整体幸福感和实现某些目标的能力的，但她仍然对于要不要放弃这些行为感到非常犹豫。

"决策权衡"工作表帮助索菲娅认识到这不是非此即彼的问题，参与治疗的愿望和对于放弃回避策略的犹豫可以同时存在，这些回避策略是为了应对她的焦虑和双相症状而发展出来的。此外，这个练习也帮助索菲娅认识到，如果她有几天在做治疗练习或家庭作业时感到吃力，也并不意味着她在治疗中失败了；相反，改变的愿望和对改变的恐惧都是她当下的一部分，所以其中一方对她有更大的吸引力并不意味着另一方就不该存在。这样的讨论可以帮助像索菲娅这样的患者把犹豫或踌躇看成改变过程的一部分，而不是治疗失败。

模块 2：理解情绪

正如第一章所述，模块 2 的主要目的是介绍情绪的适应性本质和功能。

众所周知，患有焦虑和心境障碍的人倾向于将情绪视为令人厌恶的，并对消极情绪更为关注。他们常提出的一个治疗目标是摆脱或消除消极情绪。这一点对和双相障碍做斗争的患者来说可能尤为沉重，因为他们经常体验到强烈的情绪，而这些情绪可能会导致破坏性行为或加剧失控的感觉。

对于双相障碍的患者来说，强烈的情绪体验常常与负面事件或结果联系在一起。因此，该模块要传递的一个重要信息是，情绪不仅具有进化的适应性功能，而且可以被分解为各个组成部分，这为改变和影响总的情绪强度留出了空间。通过区分自动引发的情绪和对这些情绪的不良反应，患者开始意识到，尽管他们可能无法"关闭"自己的情绪（他们也不想这么做），但他们可以做出改变，减少对情绪体验的厌恶，从而在一定程度上获得对幸福感的掌控。对于经常因疾病而感到被污名化、无力对生活产生有意义的改变的人群来说，这或许是一个特别有力的信息。

对索菲娅来说，焦虑象征着即将到来的灾难，尤其是对可能"再次失控、发疯、失去一切"的恐惧。悲伤或失望意味着绝望、失败以及对陷入严重抑郁的强烈恐惧。她的积极情绪常常跟随着焦虑，以及对于失控和"做一些我可能会后悔的事情"的恐惧。因此，索菲娅把她的消极情绪和积极情绪都视为潜在的厌恶对象，是她难以控制的而非有用或有适应性的。由于索菲娅与情绪之间的关系，她一开始很难接受焦虑、恐惧或悲伤等消极情绪可以有任何积极的功能。然而，通过从她自己的经历中举出具体的例子（例如，开车时险些发生追尾事故所引发的恐惧），她能够看到她的情绪体验如何起有益的作用。

对索菲娅来说，对自发情绪和由这些情绪引起的反应进行区分是一次特别有启发的讨论。具体来说，自发情绪被描述为由某种刺激（外部或内部）触发的情绪，不需要有意识的思考或努力。快速自动产生情绪的能力被解释为一种进化而来的能力，用来保护我们以维持生存。例如，当一辆汽车笔直地向我们驶来时，我们应该害怕并且立即躲开，而花时间思考汽车的颜色或型号不是一种适应性的反应。事实上，我们无须思考就能产生恐惧反应并躲开，这增加了我们的生存机会。

因此，消灭所有消极情绪实际上会让我们处于危险之中。此外，我们还讨论了对情绪的反应通常是如何紧随自动情绪体验出现的，而这些反应正是我们可以做出改变的地方。所以，虽然我们在某种程度上无力改变自身的自动情绪反应，但我们可以改变应对这些体验的方式。最后，我们详细介绍了强烈的情绪是如何与特定的经历、环境、感知觉和行为配对及关联的。这种先天能力的适应性目的再次得到强调——通过快速关联，我们描绘出了世界的"蓝图"，这样就不必每天一遍又一遍地重新学习"这意味着什么"了。然而，这些关联只有在符合当前情境的情况下才有帮助，如果只是与过去的经历绑在一起，它们就变成非适应性的了。因而，识别日积月累习得的非适应性反应模式并更新这些关联以适应当前的环境，是治疗的重点。

以此为框架，我们探索了索菲娅最近的情绪体验，并使用"情绪的三成分模型"工作表来解读她的体验。从情绪体验的触发因素开始，继而识别她所记得的被触发的第一个情绪，以及接下来出现的想法、身体感觉和行为。我们最先聚焦于识别她能回忆起的第一种情绪，然后评估这种情绪可能试图发挥的适应性功能。之后，我们评估了她对最初的情绪的反应，并确定这种体验可能在何处从适应性的和有用的变成了令人厌恶的和无用的。

治疗师：你能想到在过去 1 周中，有哪些时候让你感到特别焦虑吗？

索菲娅：嗯，有的。几天前在工作时，我们开了一个团队会议，有那么一刻，我焦虑到几乎动弹不得。我在会议开始之前就很焦虑了，但我最终还是去了，可是坐在会议室里让我感觉难以忍受。

治疗师：如果分析这段经历，你认为当时触发焦虑的因素是什么？

索菲娅：我想让我很紧张的主要原因是要被叫去发表意见！我害怕自己显得无能，或者害怕他们会认为我不知道自己在做什么。

治疗师：这可能会很难，因为我们通常很难准确地记住过去某个时刻的感受。但你能猜一猜，当你进入那间会议室时，出现的第一种情绪是什么吗？

索菲娅：我想是焦虑吧。

治疗师：你还记得有什么身体感觉吗？你会心跳加速吗？你的手有没有发抖？

索菲娅：我的心脏肯定在狂跳！我不知道我的手是不是在抖，但我确定我的脸颊发烫，而且我觉得有点恶心。

治疗师：我们假设，当你坐下来开会时，第一种情绪是焦虑。那么你对那次的焦虑体验有什么反应呢？

索菲娅：当我感到焦虑的时候，我觉得自己很无能，好像所有人都在看着我。

治疗师：你觉得焦虑在那一刻出现有什么目的？在那种情况下，体验到的第一种情绪是焦虑，你认为这有什么作用吗？

索菲娅：我不认为这有什么作用。它让我完全无法冷静下来。

治疗师：让我们这样想——还记得我们说过情绪的适应性功能吗？我们说过，焦虑对我们有哪些作用？

索菲娅：你是说它提醒我们有危险？

治疗师：当前的危险，还是潜在的危险？

索菲娅：潜在的危险，我想……哦，我想起来了，焦虑有助于我们做好准备？

治疗师：完全正确！焦虑给我们发出信号，让我们为未来的某些事做好准备，这些事可能对我们构成威胁，也可能不构成威胁，这样我们就能更好地应对威胁了。就好像我们的大脑在说："等等，注意这个东西，它可能意味着一些重要的事情！"所以在我们讨论的例子中，你认为你的焦虑可能是在提醒你什么呢？

索菲娅：我可能会搞砸会议？

治疗师：如果焦虑的目的是提醒我们做好准备，那么你为了应对一场"会搞砸"的会议，可以做哪些准备呢？

索菲娅：提前准备好我要说的话？

治疗师：完全正确！在这种情况下，你的焦虑并不是在发出明确的、迫在眉睫的危险信号，而是在告诉你，无论你身处何种情况，它对你来说都很重要，因此你应该有所准备。从这个意义上说，在会议上感到焦虑并没有什么"不好"或适应不良，这只是你的身体和思想在帮助你做好准备，让你能够做到最好。事实是，像焦虑这样的初级情绪很少是罪魁祸首，让情况变糟的是我们为应对这些情绪所做的和所说的一切。

在治疗的初始阶段，患者通常很难认识到他们的情绪可以有任何适应性功能，就像索菲娅一样。然而，在讨论了焦虑在这种情况下可能起的作用后，索菲娅表示，也许她的焦虑只是在提醒她需要做好准备以进行回应。从这个意义上来说，至少在一开始，焦虑不一定是一件坏事。相反，这是一个信号，提醒她即将发生的事情对她来说很重要，这样她就可以做好相应的准备了。

接下来，我们探究了在最初的焦虑体验之后又发生了什么。我们识别了一些消极的和灾难化的想法，主要集中在尴尬、失败或可能被同事排斥的主题上；接着，我们讨论了这些想法是如何增加她的焦虑的。我们也澄清了一些身体感觉，比如心率加快、手心出汗和轻微的恶心——所有这些症状都与进化而来的适应性的"战或逃"系统有关。

我们看到，对索菲娅来说，这些身体感觉来得迅速又强烈，增加了她对危险或即将来临的厄运的感知。我和她谈到，这些身体感觉是为了帮助她而进化的、古老的自动反应，只是当下的强度可能比真实情况所需的还要猛烈（例如，她实际上没有受到攻击，生命也没有受到威胁，所以她不需要真的战斗或逃跑）。通过这样细致地回顾索菲娅的情绪体验，她能够看到自己的体验是如何迅速从适应性变成非适应性的，这有助于将焦虑的体验正常化。治疗的重点是确定其体验中的适应方面和非适应方面，进而学习对情绪做出新的适应性反应，这是改变的主要目标。

本模块的家庭作业聚焦于监测和记录情绪体验。其中一个针对双相障碍患者的修改方案加入了心境监测。具体来说，患者被要求监测每日心境水平（心境低落、心境正常和心境高涨）、每晚的睡眠时长、服用的药物和药量、焦虑水平以及易激惹水平。心境监测通过识别心境高涨或心境抑郁的触发因素（例如，睡眠模式改变，未规律地服药）来帮助患者预测极端心境的出现。这种方式的心境监测对于识别典型的非适应性行为模式来说非常有帮助，它也可以成为一个很好的切入点，为之后的会谈奠定基础。

模块 3：正念情绪觉察

对于一些双相障碍患者来说，在模块 3 中进行非评判且聚焦当下的练习时与自己的情绪保持联系，在一开始可能会让他们感到有些痛苦。一些患者感到情绪让他们不堪重负，因为他们已经习惯性地不让情绪靠近了。另一些患者则担心与自己的情绪待在一起会让他们感觉更糟。对许多患者来说，情绪是可怕的，因为它们可能会导致失控。由此，示范接纳、引导患者做简单的练习，以及强调咨询室的安全性，可以提高患者参与练习的意愿。此外，强化这些练习的目标——增强对想法、身体感觉和行为的觉察，以使患者和治疗师共同努力，实现适应性改变——可将重点转为让患者增加对自我的了解，促进他们做出积极的改变，而不再是对自身情绪体验感到无力。强调持续练习的好处，而不是期待立即掌握这些技术，也有助于增加患者对练习的依从性。

对索菲娅来说，最初不论是在会谈内还是会谈外，她都很难完成练习。在会谈中进行正念练习时，她指出，一开始，仅仅是观察而不做任何事让她感到陌生且紧张。在家里的练习也很困难，因为"独自与想法待在一起"会引发对失控的恐惧。转折点出现在会谈中用音乐练习聚焦当下觉察的时候，索菲娅选择了一首能激发她强烈情绪的曲子，随之而来的是激烈的情绪体验。使用音乐来阐述一个刺激源（音乐）如何引发情绪的所有成分（例如，记忆和想法、本能反应以及具体的行为），有助于更具体地展示对体验的客观观察，也有助于巩固聚焦当下的觉察所产生的功效。此外，有机会在一个支持性的和非评判性的环境中体验强烈情绪，对索菲娅有很大的触动，使她对自身及其体验多了悲悯之情。

对患者来说，对情绪进行客观的觉察或许是一种全新的体验，所以鼓励他们持续地练习和巩固这一技术尤为重要。总体而言，尽管这种体验一开始可能会让人不快，但它可以增强力量感和控制感，并提升个体对自己的人生做出真正改变的信心。此外，随着早期会谈内的治疗取得了一些成功（患者通常感觉咨询室是比外面的世界更安全的环境），治疗师可以开始逐渐引导患者增加他们在家时的练习。

然而，一些患者可能仍然对更正式的正念练习感到犹豫或抗拒。"锚定当下"练习可以帮助他们建立对这种技术的掌控感或联结感，而无须进行更多的正式练习，是正念觉察的入门练习。"锚定当下"教会患者仅仅留意当下的声音、视觉、嗅觉或触觉，并有意识地把他们的注意力转移到当下。虽然这个练习无法代替更正式的正念练习，但因为它不那么麻烦，所以可以在任何时间、任何地点进行。这通常是一种有效的方法，可以让最初对正念抵触的患者体验到正念和注意力聚焦在当下的影响，也可以作为通向更正式的练习的桥梁。

模块 4：认知灵活化

对于许多患有双相障碍的个体来说，反复出现的严重心境发作会对他们的一些信念产生巨大影响，包括对自我、对与他人的关系以及对自己是否可以拥有健康生活的信念。在通常情况下，抑郁或躁狂的发作会造成巨大的破坏，经常导致患者与家人、朋友和同事的关系破裂。因此，许多人称感觉自己的生活因这些发作和发作后的行为而留下了污点，比如过度冒险的、与性相关的或自伤的行为。他们怀有一种信念，认为必须尽量严格地控制自己，练习增加对自己的掌控感，以避免经历可能对他们的生活造成更多损害的后续发作。这导致许多患者对任何强烈的情绪都感到恐惧。然而，这种僵化的态度和恐惧干扰了他们发展出过上幸福充实的生活的能力。此外，在这种斗争中，他们仍需继续管理发作期高涨或抑郁的心境。

讽刺的是，在这些经历中形成的核心信念，比如觉得自己失败、因某种方式"留下污点"或不值得被爱，都加剧并恶化了随后的心境和焦虑症状，形成了一个恶性循环。因此，解决那些与情绪体验（无论是积极还是消极情绪）相关的反复出现的、非适应性的自动思维，以及随着时间推移而形成的核心信念，是模块4的一个重要目标。

模块4被证实是对索菲娅有更深远影响的模块之一。使用情绪的三成分模型，我们能够识别索菲娅消极解读自己的经历时反复出现的主题，明确了她对自己的几个深刻误解和信念，包括她"不合群"且会被拒绝，不值得被爱和崇拜，以及需要不惜一切代价保持镇静。这些主题反复出现，并与焦虑和低落心境密切相关。最重要的是，通过识别在与她的日常生活中体验到的与情绪相关的自动思维，我们发现了过去严重的躁狂伴精神病性发作对她的影响有多深。例如，她识别了一个在她与朋友和同事的交往中普遍存在的自动思维，即她在精神崩溃后"永远不会和以前一样了"。在这次发作之前，她认为自己是一个强大的、有能力的、成功的人，但在她"崩溃"后，她完全失去了这个自我。

我们使用模块4的核心技术之一——"箭头向下"技术来揭示在索菲娅的这一评价下的核心信念。再往下一层，她识别了一个想法："我感觉不一样了，我的整个人生和生活方式都改变了。"我们对此提出了一个问题："这有什么不好的地方呢？"这样的一连串问题是非常有力的——引导索菲娅看到在其他人同样的说法（"我感觉不一样……"）背后，可能蕴藏着一些积极的东西，索菲娅能够意识到这句话背后有其他令她痛苦的核心信念。

使用箭头向下技术，她识别出了潜藏在"感觉不一样"之下的其他想法，比如"我的朋友和同事将不再想和我在一起，我不再是过去的我，我将变得孤独。"这些核心信念与其他自动思维相联系，比如"发生在我身上的一切都是我的错，我本可以避免所有的崩溃，我活该因为这些崩溃而失去一切，我一文不值"。通过使用当前情绪体验的例子来分析索菲娅的自动思维，我们能够发现这些非常痛苦的核心信念，并呈现这些信念是如何影响其消极情绪的强度的。此外，一旦确定了这些非适应性自动评价的核心是什么，我们就可以开始使用认知重评技术挑战并质疑这些解释，并将它们最初形成时的作用与当前背景下的作用进行比较。

在监测并记录了类似前面提到的自动思维之后，我们就能够描绘索菲娅与消极情绪做斗争的典型情境了，并看到这些自动思维是如何影响各种体验的强度的。例如，回复经理电子邮件的情境引发了她的焦虑情绪。利用情绪的三成分模型，我们首先讨论了初始的焦虑情绪可能具备的功能。在这个情境里，索菲娅能够意识到她的焦虑只是在提醒她注意一些对她来说很重要的事情（例如，给她的老板留下一个好印象，以保住她的工作），激励她做好准备（例如，在回复中加入自己的反思，这样她的老板就能看到她在努力工作）。在这一点上，她的情绪体验是适应性的——她的焦虑激励着她为重要的事情做准备。

接下来，我们确定了在最初的焦虑被触发之后出现的想法。索菲娅回忆起如下想法："如果他认为我不知道自己在说什么，该怎么办？""如果他认为我无能，该怎么办？"或者"他会发现我其实是一个骗子，我根本不知道自己在做什么"。我们讨论了这些想法是如何增加焦虑强度的，这又反过来强化了其想法的灾难化程度。通过这种方式，我们能够说明并证明焦虑的体验与无价值、失败和拒绝的感知多么紧密地联系在一起。她的焦虑并没有被理解为有帮助和有用的（例如，暗示着需要做准备），而是意味着失败和拒绝（我们还注意到了由这种体验引发的行为，我们将在下一模块中进行更详细的讨论）。

通过使用认知重评技术，我们能够探索每一种自动思维，为每一种认知提出支持和反对的例子，以评估它们在当前环境下的准确性。例如，她认为自己无能的核心信念与她目前的工作岗位和工作经历完全不符。她是因为自身优势被录用的，很快便成功地获得了晋升。此外，她的老板在为公司做重大决定时也非常重视她的意见。

这个阶段的目标是进一步觉察特定情绪体验与特定思维、认知以及记忆模式之间存在的自动关联，并指出情绪体验与当前情境不一致的地方。后半程治疗的工作重点是建立新的、更具适应性的关联，更好地与当前的环境保持一致，并对情绪有更具适应性的解释。

如前所述，在索菲娅的个案中，她的想法主要集中在消极的、焦虑驱动的主题上。不过，识别与高涨或躁狂状态相关的自动思维也很重要。对于一些患者来说，尤其是那些情绪快速循环的患者，监测与低落和高涨的心境状态有关的自动思维将非常有帮助。在经历一种状态（心境高涨）时，通过回顾所记录的在相反的状态（心境低落）下活跃的自动思维和核心信念，患者能够看到他们每时每刻的情绪体验是如何对他们关于自己和世界的认知产生强大影响的。

我们的目标是使用在模块 3 中习得的觉察当下的技术来识别这些思维模式，并开始结合当前的情境来评估这些思维模式。患者可以问自己："如果我处于另一种心境状态，这种感觉还会是真的吗？"最重要的是，患者可以利用对此时此刻的观察和苏格拉底式提问，评估对当前情境来说最具适应性和最有帮助的反应。我们将在下一模块中讨论这一点。

模块 5：应对情绪性行为

模块 5 的重点是理解被触发的情绪和行为之间的联系。这对于双相障碍患者来说是另一个重要的模块。通常，双相障碍患者会出现与强烈情绪直接相关的危险行为或自伤行为。例如，强烈的焦虑和抑郁感会驱使个体做出极端的回避行为，如自我封闭、退缩，甚至是自伤或自杀。强烈的欣快感或兴奋感会驱使个体做出极端的趋向行为，如有风险的性行为、过度消费或鲁莽的行为。因此，了解情绪和自动行为模式之间的紧密联系对这一群体来说至关重要。

对索菲娅来说，她的一些非适应性行为很容易识别。例如，她会避开电影院等人员密集的地方，以及她觉得在出现惊恐症状时无法轻易逃离的地方。同样，我们可以通过情绪的三成分模型将惊恐的身体感觉、对这些感觉的灾难化自动评价和她的回避行为联系起来。其他行为则不那么明显，只有在密切监测她的情绪体验后才会出现。例如，在提高了她对自己不适情绪的觉察后，她注意到每当她下班回家看到空荡荡的房子时，就会感到焦虑。

在进一步探讨这个情境后，我们确定了几种情绪驱动和回避行为。比如，她发展出了一种策略，即回家后迅速打开电视，我们认为这是一种避免因安静而引发焦虑的方法。另外她还有一种整理和清洁模式：在忙碌了一天之后，她还要牺牲放松时间，急切地进行打扫。索菲娅把这一行为与独处的焦虑联系起来——打扫卫生给了她对环境的控制感，有助于减少焦虑。然而，我们对这种行为的动机进行了讨论，认为其目的并不是想要一个干净的家，而是为了回避焦虑所采取的策略，以放弃在漫长的一天后的休息为代价。因此，这是一个非适应性回避行为的例子。应对这些行为的具体策略是索菲娅情绪暴露的一部分，我们将在模块 7 中进行讨论。

具有讽刺意味的是，在这个患者群体中，处理回避行为可能比处理趋向行为容易得多。相比于退缩行为，患者更难将趋向行为定义为非适应性行为。因此，在处理非适应性趋向行为时，很重要的一点是帮助患者识别该行为是对他们的整体健康有益，还是可能有任何潜在的消极结果。一种区分这种差异的方法是请患者思考，如果他们感觉更自然或平静，甚至是心境低落，他们是否会有相同的行为。

使用类似于模块 4 中的苏格拉底式提问，请患者问自己："当我很平静时，甚至是很抑郁时，我对这个情境的反应会一样强烈吗？或者，这仍然是正确的做法吗？"以及"这是我现在所能采取的最具适应性和最有帮助的行动吗？"这么做可以帮助他们分辨当时所采取的行动，仅仅是因为被唤起水平和情绪强度激发出了一种紧迫感，还是因为那是正确的行动。

例如，一位患者对社会公正问题非常感兴趣，他迫切想把在工作中发生的不公正现象告诉老板。实际上，他过去也经历过类似的情况，他曾因为故意违抗老板的命令而被解雇，那次他冲进经理的办公室并"教训了他一顿"。在回顾过去的情况时，他说到自己当时对这个议题感到非常"亢奋"，只能立即采取行动。当然，这导致了消极的结果——他不仅无法有效地表达对所发现的不公正的担忧，最终还因侮辱了老板而被解雇。

通过回顾这些事件发生时的情绪状态，他回忆起自己当时有一种强烈的使命感，甚至是有欣快感。这些都是非常积极的感觉，很难有动机控制或遏制它们。在这种情况下，我们首先讨论了他的情绪所传递的信息，确认了这一积极情绪关系着与目标行为相关的强烈冲动，并伴随骤增的想法。然后，我们评估了情绪体验发生的情境，即他处在一份薪水和工作本身对他来说都有价值的岗位上，而这个工作环境存在一些大家都接受的特定的社交规则，比如尊重他的老板和经理。

将所有这些信息展示在他面前之后，我们询问他，在过去的情境中，应采取的最佳方法是什么，而对当前情境来说最佳方法又是什么？我们认为，这个社会不公正的问题值得和老板进行讨论。然而，传递信息的方式以及这个行为背后的紧迫感，也许会导致情况从适应性和有益的变成非适应性的，甚至可能导致自我毁灭。在这个个案里，他夸大的欣快反应比向老板传达信息的需要更强烈。我们同意他可以把这个问题告诉老板，但需要等到他的心境稳定下来并感觉冷静了再这么做。

通过采取一种"正念暂停"的方式，双相障碍患者可以更好地认识到特定感觉状态、思维方式和随之而来的行为冲动之间的联系，这样更有利于评估什么反应在特定情况下是最具适应性的，这种逻辑同时适用于强烈的消极情绪和强烈的积极情绪。统一方案的"锚定当下"练习（深呼吸；将注意力转移到环境对感官的刺激上，如声音；对想法、身体感觉和行为进行"三角检查"）对打破情绪驱动行为模式特别有帮助。这种策略不仅可以用来打破欣快或躁狂的自动反应模式，也适用于焦虑、恐惧甚至是抑郁的反应模式。

这项技术的主要目的是中断正在进行的自动行为模式，将注意力转移到当前情境，并有意识地觉察特定情绪与想法、身体感觉和行为之间的自动关联。例如，索菲娅发现，这个技术在回家练习独自坐着时很有帮助。随着焦虑的加剧，通过深吸一口气，将意识锚定在房间里的某个声音上（如时钟的嘀嗒声），她能更好地认识到她灾难化的想法只是想法，她想逃离的冲动与她当时在家里很安全的证据不一致。用"锚定当下"的练习巩固了这项技术之后，患者可以将它作为一种有效的方法来快速中断情绪驱动行为的循环，对抗冲动和回避，并最终选择更具适应性的行为反应。

模块 6：理解并直面身体感觉

对于双相障碍患者来说，增加对身体感觉作用于情绪体验的觉察是特别关键的一点。身体感觉在抑郁状态和躁狂状态下的差异是显著的——伴随抑郁状态出现的想法和行为，以及沉重和无力的身体感觉，完全不同于伴随躁狂状态出现的想法和行为，以及高度唤起和激动或兴奋的感觉。

因此，增加患者在任何时刻对情绪体验的内在身体感觉的觉察，有助于评估想法和行为的有效性或适应性。值得注意的是，通过将某些行为与内在身体感觉联系起来，身体感觉可以成为特定行为或思维模式非常重要的线索。当患者能更好地认识到自己的生理状态时，这就成了一种容易获得的启发式方法，用于评估他们当前对情绪反应的适应性。

例如，某人可能早上一醒过来就开始对他自认为的失败进行思维反刍，然后可能会打电话请病假并卧床休息。通过更好地认识到沉重和无力的身体感觉通常与灾难化的、内疚的或绝望的想法有关，患者可以问自己："这些绝望的想法是因为我的情况真的令人绝望，还是只因为此刻我身体沉重且疲劳而感觉更绝望？"因此，理解想法、感觉和行为发生的内在环境，对于最终评估和选择适应性反应而不是非适应性反应来说非常重要。

这个模块中的内感性暴露练习与用于焦虑或单相抑郁障碍患者的内感性暴露练习没有什么不同。对索菲娅来说，她大部分的痛苦是由焦虑和惊恐的感觉引发的。因此，像使用细吸管呼吸这样传统的内感性暴露练习，被用来演示和强化技术，最终也成了最有力的练习，为索菲娅带来了一些非凡的突破。这个练习可以作为一种非常有效的方法来演示身体感觉、想法和行为之间的相互作用。具体来说，练习所产生的恐惧反应可以被理解为对氧气供应变化的正常适应性反应，当大脑检测到这种变化时，它会引发恐惧反应作为警报。如果对这种警报产生的想法和感知具有进一步的警报性质（例如，"我无法呼吸了！"），那么恐惧反应会加剧。如果这个人死死抓着椅子不放，这种行为反应与恐惧也一致，就会加强恐惧反应的有效性，并进一步强化恐惧反应。因此，使用细吸管呼吸的练习可以具体地展示想法、感觉和行为在高强度情绪下的相互作用。

虽然索菲娅一开始非常讨厌细吸管呼吸练习，但通过在会谈中反复地练习，及时帮助索菲娅识别并命名她的反应，并将这些反应直接与其体验的强度联系起来，每次都做些小调整（例如，让她以放松的姿势坐着，让她睁着眼睛，鼓励她对想法和感觉进行非评判的和好奇的觉察），她开始能够慢慢地增加练习时间。这种体验给了索菲娅及时的反馈，并让她对自己耐受焦虑的能力更有信心了。

索菲娅继续在家里自行练习使用细吸管呼吸，并完成了其他的内感性暴露练习，包括诱发现实解体的过度通气，以及诱发头晕和胃部不适的快速转圈。此外，在日常生活中，她密切关注并留意其情绪体验中的身体感觉。通过这些练习，索菲娅不仅认识到了身体感觉和情绪状态之间的关系，还能更好地耐受与焦虑和抑郁相关的身体感觉。

模块7：情绪暴露

与其他患者群体一样，与双相障碍患者合作设计的情绪暴露能帮助他们最终巩固在治疗中的所学。对于索菲娅，我们根据在治疗过程中反复出现的主题，以及重新审视在治疗开始时阐明的目标，创建了一个情绪暴露等级。我们设计了密闭空间的现实暴露，以处理她对于惊恐发作的恐惧；她也通过参加会议和只校对一次电子邮件，来增加在工作中的自信，以处理她对在工作中被拒绝的恐惧；她还与老朋友重新取得了联系，以及尝试独处。

针对索菲娅对于惊恐发作的恐惧所进行的现实暴露包括：让她和女儿们一起去"鬼屋"玩；乘坐出租车时坐在中间座位上；以及在电影院看电影时，坐在一排座椅的中间位置。此外，索菲娅继续练习了内感性觉察，这有助于她在进行现实暴露时辨别身体感觉是由假警报唤起的还是由真警报唤起的。我们还设计了一些暴露方法，来帮助她解决在工作中害怕被拒绝的问题，比如在工作会议上至少发表一次意见，在发送邮件前只阅读一遍邮件草稿，以及立即回电话。在本质上，为双相障碍患者设计的围绕这些情境的暴露与解决其他个体的焦虑和回避问题没有什么不同。

为了处理索菲娅的情绪暴露等级上的其他议题（例如，害怕独处或与老朋友重新取得联系），我们重新审视了索菲娅围绕这两种情境的核心信念。这两种恐惧都受她对自己最严重的躁狂和精神病发作的消极看法影响，尤其是受那次发作对她的自我认知及对未来看法的影响。为了探索这些主题，她的第一次情绪暴露是写下她"精神崩溃"的故事，并在会谈中大声朗读。这对索菲娅来说是一个非常有挑战性的练习，因为她一直尝试把那次发作抛在脑后。然而，显而易见的是，尽管她试着不去想这件事，但它还是损害了她与过往的朋友维持亲密关系的能力，也使得她不敢与自己的想法独处。索菲娅把她的故事脚本带到会谈里，大声朗读了三遍，每一遍都让她体验到了更多因脚本内容而引发的情绪。然后我们回顾了她的脚本，识别了认知歪曲、思维陷阱或非适应性的核心信念。我们对她的叙述进行了相应的修改，用其他可能的解释取代了认知歪曲。

例如，索菲娅一直聚焦于她精神崩溃的道德部分。换句话说，她把她的发作归因于自己不够坚强或缺乏道德品质，而非其他生物或心理因素，如压力可能诱发她的躁狂。她还对"发疯的人"做了一些假设，认为他们与聪明、成功或有社会价值的人不同。在使用具体例子处理这些想法以后，索菲娅不再将发作视为一种导致她无法成功的道德缺陷，而是一种疾病，是各种"祸不单行"的因素（家中与工作中的压力、缺乏睡眠和药物滥用）引起的躁狂发作，而她与发作前的自己——成功、自信、有价值——仍是同一个人。

索菲娅列举了许多来自现在的生活的例子，证明自己不仅仍然有能力，而且在工作和个人生活中都非常成功。她还能够认识到自己为了维持心境稳定以及更好地管理焦虑、抑郁和轻躁狂症状而在治疗中付出的努力，这是既艰难又非常令人钦佩的事，这些并不符合一个"毫无价值"的人的概念。

在更新了索菲娅病情的概念化框架后，我们着手处理索菲娅对独处的恐惧。其中包括她需要在下班回家后立即做一些事的分级练习。她先识别了自己的模式，发现她为了打破寂静，甚至会在脱下外套之前就打开电视，并立即打扫和整理房子，然后忙着照顾孩子、做晚饭或做其他家务。我们就这个习惯的适应性和非适应性方面进行了讨论。具体来说，打开电视被认为是非适应性的，因为它的作用是避免由寂静引发的焦虑。由于一直需要打破寂静，索菲娅无法了解她其实可以耐受寂静，并且不会发生任何可怕的事情。如果是在合理的背景下，打扫和整理房间、照顾孩子和做饭都属于适应性的家务活动。然而在这里，索菲娅将家务活儿作为一种回避安静独处时间的方法。只要她在忙，她就不必担心自己的注意力分散和开始产生她不想要的想法。因此，下班后立即做家务也被认为是非适应性的。

关于暴露，我们从她进门后不打开电视开始。接下来，索菲娅需要静静地坐在沙发上练习正念呼吸来代替打扫房间。她从每次 5 分钟的正念静坐开始，目标是在 5 天后做到每天练习 20 分钟的正念静坐。对静坐的具体指示是，观察和留意出现的任何想法、身体感觉或行为（包括想要站起来走动的冲动）。我们鼓励索菲娅设置一个计时器，但要把它放在她看不见的地方，以免她"查看时间"。

索菲娅一开始非常排斥这项练习。她发现自己会回想过去发生的负面事件，包括那次严重的发作和其他负面事件。接着，她会产生一连串消极的想法，会有非妄想性的声音说她竟然以为自己能够正常工作或保住工作，这是何其糟糕和愚蠢的；或者说她不再是原来的她了，等其他人"发现"了，他们就会拒绝她。利用在治疗过程中学到的技术，我们能够系统地处理早期暴露中的情况并做出调整。

例如，索菲娅会用聚焦当下的觉察技术来观察焦虑的身体感觉和消极想法之间的关联。她经过重塑的客观解释如下："独处是我不习惯的新事物，这会引发焦虑。只要我感到焦虑，我的大脑就会开始用这些消极的想法来打击我。这些想法与过去的焦虑感有关，但现在我只是坐在家里。我有一份好工作，我的孩子们都很好，我很健康，我很好，现在我可以安静地坐着。"通过这种方式，她能够识别自己的情绪，并将这种情绪与当前情境相匹配（例如，新鲜或不寻常的事物会引发焦虑，但不一定有危险）。她可以在感到焦虑时观察相关的想法和感受，认识到这些恐惧与当前情境没有任何关系，使用认知重评技术找出替代的意义和解释，并将注意力转到当前的任务上。在 2 周内，索菲娅每天都在重复这个练习，将她感受到的焦虑强度记录下来并绘制成图，记录所出现的任何自动评价或情绪驱动行为，留意身体感觉及它们随时间的变化，并记录每次练习的时长。

完成这个暴露练习对索菲娅来说非常有帮助，因为它让她能够利用日常生活中的具体例子，将过去严重的关于心境发作的负面记忆与当前生活的现实区分开。从本质上说，她当前生活的证据表明，她是一个相对高功能的个体，为恢复稳定和健康状态表现出了勇气、力量和毅力，也为她的孩子们树立了积极的榜样——这与她以往非适应性的核心信念所描绘的自我形象截然不同。

利用从这些暴露练习中获得的领悟，索菲娅开始能够处理她曾回避的其他情境，比如与老朋友重新取得联系。令她对此感到焦虑的最大原因是不得不和老朋友谈论她的近况和挣扎，她担心朋友会觉得她软弱或道德品行有缺陷。在正念静坐暴露过程中产生的新解释帮助索菲娅完成了与朋友相关的逐级暴露，首先是邀请朋友喝咖啡，练习正念地参与谈话，然后与朋友分享关于她的消息。

索菲娅惊讶地发现，老朋友对此的反应并不像她预测的那样。相反，朋友们表示很欣慰，因为她终于能够敞开心扉，让他们重新进入她的生活。重要的是，索菲娅注意到，虽然一些朋友并不特别接受她的故事，但她能够意识到这说明每个人对于他人困境的接纳程度不同，而没有对她的自我价值进行评价。此外，索菲娅能够通过看电影、乘坐出租车时坐在中间的位置以及和朋友一起听音乐会，来将对于惊恐发作和社交拒绝的恐惧结合在一起进行暴露。在治疗结束时，索菲娅通过头脑风暴想出了其他一些暴露，以继续巩固她学到的技术。

总　　结

对双相障碍的传统治疗聚焦于维持心境稳定和预防复发。然而，鉴于神经质及它所伴随的不稳定情绪，以及情绪失调在这些障碍的功能损害中扮演的至关重要的角色，直接聚焦于与情绪相关的加工过程，并教授患者适应性的情绪调节技术，可能是这些患者重获自主权和控制感的关键因素，也更有希望改善其福祉。此外，由于这类障碍的共病率很高，因此使用统一方案之类的能够针对跨诊断过程的治疗方法是非常重要的。

在本章中，我们阐述了统一方案应用于一例双相 I 型障碍共病惊恐障碍、社交恐惧症和广泛性焦虑障碍的个案。虽然治疗在许多方面都具有挑战性，行之不易，但索菲娅在整个治疗过程中取得了很大的进步。她对治疗理念的坚信、对家庭作业的依从以及参与治疗的意愿，都对她的治疗效果有很大的帮助。

该个案阐明了统一方案的治疗成分是如何应用于双相障碍患者的，然而仍有一些挑战值得探讨。首先，参与治疗需要一定程度的稳定性，以保证每周定期进行会谈，在一次次的会谈中巩固治疗的概念，并顺利地练习家庭作业。双相障碍患者通常生活得混乱、无节律或有其他压力源，这可能影响他们在会谈外对治疗理念的巩固，这也体现在每次回顾每周的家庭作业和上周会谈的理念时。

因此，应该考虑采取额外的支持措施或方法来促进患者在会谈外的稳定性，例如制订一份关于在何时何地完成家庭作业的计划，使用手机闹钟和其他方式来提醒患者完成家庭作业，或寻求支持性人物（朋友或家人）的帮助。此外，伴快速循环或处于严重心境发作的患者可能更难以参与侧重于心理教育的治疗部分。统一方案介绍了许多患者可能从未遇到过的新概念，而这些新概念可能与他们在以往生活中的所学截然不同（例如，强烈的情绪可能是一件好事，它为生存提供了重要信息，并非让人害怕或需要抑制的东西）。其中有许多技术是需要反复练习才能掌握的，因此尽早接受治疗尤为重要。治疗师应该注意如何将患者早期的治疗获益最大化，以激发她们继续练习这些技术的动机，而患者需要愿意在治疗模块上多花时间以巩固这些技术。

正如索菲娅的个案所示，统一方案对双相障碍患者来说是一种特别有用且可行的治疗方法。在统一方案共 18 次会谈的治疗过程中，索菲娅取得了显著的进步，焦虑和心境症状明显减少，焦虑敏感度降低，情绪调节技术提高，对情绪的恐惧减少（见表6.1）。

目前的研究正致力于增加统一方案与最严重的双相障碍患者的适配度，例如强化早期的心理教育会谈，用2天的时间对治疗概念进行密集的介绍；或将神经调控等策略加入统一方案，以加强基本的情绪调节技术。总的来说，统一方案也许是一种针对情感不稳定、情绪失调和共病的特别有前景的治疗方法，而这些问题正是影响双相障碍患者康复的主要障碍，因此可以说，统一方案提供了一种改善患者福祉的可能性。

第七章
创伤后应激障碍的统一方案应用

马修·W.加拉格尔

大多数人在一生中至少会经历一次创伤性事件（Kilpatrick et al., 2013）。幸运的是，人们在创伤后通常具有很强的复原力。但终生患病率的数据显示，多达 8% 的成人会在创伤事件后发展出创伤后应激障碍（Kessler et al., 2005; Kilpatrick et al., 2013）。创伤后应激障碍与高水平的功能受损相关（Holowka & Marx, 2011），对创伤后的生活质量有巨大影响（Schnurr, Lunney, Bovin, & Marx, 2009），出现自杀意图和行为的风险也随之增加（Gradus et al., 2010）。因此，创伤后应激障碍是一个重大的公共卫生问题。

创伤后应激障碍还被证实与心境障碍和焦虑障碍存在非常高的共病率。对普通民众（Kessler et al., 2005）和退伍军人／现役军人（Miller, Fogler, Wolf, Kaloupek, & Keane, 2008）样本的研究表明，在创伤后应激障碍患者中，共病是常态而非特例。最近的一项研究表明，在创伤后应激障碍患者中，当前共病的情绪障碍平均有两种，而终生共病的情绪障碍平均有三种（Gallagher & Brown, 2015）。因此，有意识地针对共病情绪障碍的潜在特征的跨诊断治疗代表了未来治疗创伤后应激障碍的一个重要方向。

创伤后应激障碍的当前治疗

目前已有多种治疗方案经大量研究被证实对治疗创伤后应激障碍有效，而具有最佳疗效的是认知行为治疗方法（Watts et al.，2013）。其中，当前被研究和应用得最多的两种认知行为治疗方案是认知加工疗法（cognitive processing therapy，CPT）和延长暴露疗法（prolonged exposure，PE）。认知加工疗法是一种更聚焦于认知的治疗方法，它使用认知策略来处理创伤后形成和维持症状的"症结"。认知加工疗法被证明对普通民众的创伤（Resick，Nishith，Weaver，Astin，& Feuer，2002）和军事创伤（Resick et al.，2015）都有效，有强有力的证据表明，认知加工疗法带来的获益在治疗后可持续长达 5 年（Resick，Williams，Suvak，Monson，& Gradus，2012）。延长暴露疗法主要使用想象和现实暴露活动来干预创伤后应激障碍的症状，它也有显著的实证支持（Powers，Halpern，Ferenschak，Gillihan，& Foa，2010），并已证明对普通民众（Foa et al.，2005）和退伍军人（Eftekhari et al.，2013）都有效。目前，在美国退伍军人事务部（U.S. Department of Veterans Affairs）的医疗保健系统中，认知加工疗法和延长暴露疗法均被作为治疗创伤后应激障碍的一线治疗方法，得到了广泛推广。对于创伤后应激障碍，也有一些更简短的基于暴露的治疗方法，如写作暴露疗法（written exposure therapy，WET；Sloan，Marx，Bovin，Feinstein，& Gallagher，2012），也被证明对创伤后应激障碍有效。

所有这些方法都有强有力的证据表明它们在创伤后应激障碍治疗上的有效性，但它们并不是为了解决创伤后应激障碍的常见共病——情绪障碍——而设计的，关于这些治疗方法对共病情况有效性的证据也较少。一些证据表明，共病情况可能会影响与战争相关的创伤后应激障碍的治疗效果。具体来说，有证据显示，焦虑和愤怒都可能预测在治疗期间创伤后应激障碍症状的轨迹，但这些影响的方向和程度可能随着治疗类型的不同而变化（Lloyd et al.，2014）。共病治疗中最令人欣喜的证据来自对共病抑郁障碍的治疗，认知加工疗法和延长暴露疗法都被证实对抑郁症状有作用（例如，Resick et al.，2002），但抑郁障碍只是创伤后应激障碍诸多常见的共病之一。因此，很有必要研究对创伤后应激障碍共病情况更有效的替代疗法，这一点也在美国国防部和美国退伍军人事务部于 2013 年制定的美国国家研究行动计划（National Research Action Plan）中得到了确认，该计划强调了研究针对创伤后应激障碍的新疗法的必要性。

针对创伤后应激障碍的统一方案

作为一种潜在的治疗创伤后应激障碍的替代疗法，统一方案具有很大的前景，因为它明确聚焦于所有情绪障碍背后的跨诊断因素（如神经质；Barlow，Sauer-Zavala，Carl，Bullis，& Ellard，2014）。正如本书第一章所述，统一方案是一种模块化治疗方法，可根据个体的具体问题灵活地提供 12 ～ 18 次会谈。这些模块是在情绪的三成分模型框架内构建的，结合了许多现有的认知行为治疗方案中的常见技术。会谈遵循一致的结构，治疗师和患者首先回顾症状监测情况和上次会谈的家庭作业，介绍并演示一个新的概念或技术，然后合作确定家庭作业，帮助患者学会灵活地使用更具适应性的情绪调节策略。各模块的细节在本书的其他章节和巴洛等人的研究（Barlow et al.，in press）中有更详细的介绍，所以这里只做简要描述。

在细致的诊断和功能评估后，统一方案治疗从模块 1 开始，重点是激发动机，确定明确的治疗目标，以及提高针对改变的自我效能。模块 2 聚焦于心理教育，帮助患者理解情绪的适应性本质，识别情绪体验的三个组成部分，并学习如何监测情绪体验的诱因、组成部分和（短期与长期）结果。模块 3 的重点是通过正念练习和其他情绪诱发策略帮助患者培养对情绪体验的非评判的和聚焦当下的觉察。模块 4 使用认知治疗技术（如箭头向下技术），帮助患者识别以高估危险性和灾难化形式出现的非适应性思维陷阱，然后使用认知重评技术提升认知灵活性。模块 5 帮助患者认识到他们正在使用的各种情绪回避策略，理解长期的回避和抑制如何变得无效和适得其反，并确定如何用替代行为打破障碍化情绪的循环。模块 6 针对伴随创伤后应激障碍和其他情绪障碍出现的身体感觉，使用内感性症状诱发练习帮助患者培养更好的觉察和耐受性。模块 7 是患者在体验强烈情绪和面对恐惧刺激时，通过情境、想象和内感性暴露练习的组合，练习他们所学到的所有新的情绪调节技术。

这些练习的重点是通过新的情境学习和使用应对技术来发展情绪耐受力，以此代替习惯的情绪反应。治疗以一个回顾成果和展望未来的模块结束。在这个模块中，我们会回顾治疗进展和治疗中涉及的技术，鼓励患者使用在治疗中学到的技术，成为自己的治疗师。

与目前标准的针对创伤后应激障碍的认知行为治疗方案相比，统一方案具有多种潜在优势。不同于主要强调某障碍特定症状的传统认知行为治疗方案，统一方案专注于易感性的跨诊断维度（如神经质）和功能失调的情绪调节策略（如经验性回避），这些因素导致许多情绪障碍得以发展和维持。因此，与现有的创伤后应激障碍治疗方法相比，统一方案更加重视精神疾病的共病，并强调发展与整个"神经质谱系"相关的更具适应性的情绪调节策略（Brown & Barlow，2009）。

即使在没有共病的情况下，对这些潜在的易感和维持机制的关注可能也会带来更有力的长期治疗效果。统一方案也许在留住来访者参与治疗方面有优势，而这对传统的认知行为治疗方案来说是一项重大挑战（Gutner，Gallagher，Baker，Sloan，& Resick，2016），因为统一方案是从一个聚焦于激发动机和治疗参与度的模块开始的。此外，由于在模块 7 的暴露练习开始前，统一方案的治疗重点是培养更多具有适应性的情绪调节技术，所以患者可能也会对统一方案有更高的接受度。尽管有很多证据支持统一方案可以作为心境障碍和焦虑障碍的有效治疗方法（例如，Farchione et al.，2012；Barlow et al.，under review），但目前还没有将统一方案应用于创伤后应激障碍治疗的实证研究。

创伤后应激障碍的跨诊断概念化

在讨论个案研究的结果之前，有必要简要讨论创伤后应激障碍是如何契合当前的情绪调节理论（Gross，2014）而被概念化为一种情绪调节障碍的，以及统一方案是如何对创伤后应激障碍进行概念化的（Boettcher，本书第二章；Campbell-Sills，Ellard，& Barlow，2014）。目前在 DSM-5 中的定义中，创伤后应激障碍包括五个主要的诊断标准：经历创伤事件；持续再体验（创伤经历）的症状；回避或尽量回避与创伤事件有关的记忆、思维或感觉；认知和心境方面的负性改变；最后，表现为各种形式的过度警觉症状。

从统一方案的角度看，不难理解个体在创伤事件后可能会经历侵入性回忆、消极想法和感觉以及生理唤起的增加。竭力回避回忆／提醒物、压抑想法和感觉以及其他有问题的情绪调节策略（和其他风险因素），都会导致创伤后应激障碍的发展，而不是转向通常的恢复反应。统一方案通过引入更具适应性的情绪调节技术，可以对抗会强化和维持创伤后应激障碍症状的回避以及其他情绪驱动行为，并有助于促进更具适应性的恢复。统一方案与现有的治疗方法（如延长暴露疗法）一样，将回避作为治疗目标；但它的不同之处在于，它首先强调发展跨越诊断边界的更具适应性的情绪调节技术，然后帮助患者在情绪暴露活动中使用这些技术。这些暴露活动可能聚焦于创伤经历、抑郁、恐惧或其他可能给患者带来痛苦或损害的情况。

将统一方案应用于创伤后应激障碍的个案研究

本章介绍了三位主诊断为创伤后应激障碍的个体使用统一方案重复临床研究结果。三位患者都在波士顿大学焦虑及相关障碍治疗中心寻求帮助，并由本章作者实施治疗。三人都同意参加个案研究，波士顿大学机构审查委员会对该过程进行了审核。为遵循保密原则，每个人的姓名和相关身份信息都已被更改。

其中两名患者完成了统一方案的全部疗程，第三名患者在进行了 9 次会谈后退出了治疗，他报告称退出原因与治疗无关。我们使用基于 DSM-IV 的焦虑障碍访谈手册进行评估，以临床严重程度评分的形式确定基线水平、治疗后的诊断状态和严重程度。此外，患者会在每次治疗前完成焦虑干扰量表和抑郁干扰量表，以及 DSM-IV 创伤后应激障碍检查量表（PTSD checklist，PCL；Weathers Litz，Herman，Huska，& Keane，1993）。有先前的研究表明，8 分可能是使用焦虑干扰量表和抑郁干扰量表确认焦虑和抑郁诊断水平的有效临界点，44 分可能是使用创伤后应激障碍检查量表确认创伤后应激障碍诊断水平的有效临界点。每个个案都会首先呈现对患者在初始评估时的表现的概述。然后会用具体的例子介绍取得的进展，以及在使用统一方案治疗创伤后应激障碍时常见的阻碍。最后会呈现每位患者以及三位患者汇总的结果数据。

个案 1：丹妮尔

个案研究的第一位患者是丹妮尔，一名 18 岁的亚裔女性。她最初报告寻求治疗的主要原因是由噩梦导致的睡眠困难。在开始统一方案治疗之前，丹妮尔一直在接受聚焦于抑郁症状的支持性心理治疗，但她决定寻求一种更结构化的聚焦于创伤后应激障碍和焦虑的治疗。基于 DSM-IV 的焦虑障碍访谈手册的结果显示，丹妮尔符合创伤后应激障碍（临床严重程度评分为 6 分）、社交恐惧症（临床严重程度评分 5 分）以及重性抑郁障碍（临床严重程度评分 5 分）的诊断。她还报告了明显的担忧症状，达到了广泛性焦虑障碍的诊断标准，但由于这些症状的病程与创伤后应激障碍重合，因此不另做共病诊断。

丹妮尔报告，大约在寻求治疗的 10 年前，父亲对她的躯体虐待导致她产生了创伤后应激障碍的症状。差不多在寻求治疗的 1 个月前，父亲又联系了她，她表示这可能导致了她症状的加剧。丹妮尔说创伤后应激障碍、社交焦虑和抑郁障碍给她带来了严重的痛苦和损害，其中，创伤后应激障碍的症状对日常功能的破坏最大。具体而言，她反复经历的症状有每天做噩梦，竭力避免想起或讨论童年创伤，感觉无法享受一些活动或充分参与人际互动，以及会始终保持过度警觉，并经常感到筋疲力尽。在治疗开始时，丹妮尔自我报告的创伤后应激障碍（创伤后应激障碍检查量表的得分为 43 分）、焦虑（焦虑干扰量表的得分为 6 分）和抑郁（抑郁干扰量表的得分为 5 分）症状略低于常用的临界值，但她在首次完成这些问卷后报告，自己有时会尽可能把症状说得不那么严重，以此作为一种逃避手段。

丹妮尔成功地完成了统一方案的 17 次完整会谈。在模块 1 对治疗目标和改变的潜在利弊做最初讨论时，她很容易确定完成治疗的潜在好处，包括能够与家人和朋友建立更开放和信任的关系；对未来更乐观，不再假设其他创伤无法避免；而且如果她有更好的睡眠，就可以减少过度警觉和生理唤起，每天也不会那么疲惫了。

关于完成治疗和试图改变的潜在缺点，丹妮尔的主要担忧之一毫不意外是治疗将不得不涉及谈论她的创伤经历，并面对她平时试图压抑或回避的其他方面。虽然回避是之后的模块 5 的重点，但统一方案认为诚实地讨论治疗将如何涉及对抗恐惧和当前所回避的记忆、想法和情境是非常重要的，而这一点与创伤后应激障碍的治疗尤为相关。在治疗进入模块 2 时，丹妮尔报告她经常很难理解自己情绪体验的不同方面，而对自己情绪的困惑正是她通常试图抑制或回避这些感觉的原因之一。通过讨论情绪的功能和适应性，丹妮尔很快就能认识到增加对情绪体验成分的理解有何助益，表示更有意愿开始使用监测情绪所用的工作表来追踪情绪体验，以了解她在何时、何地以及如何体验强烈的情绪。在模块 3 的会谈中进行简短的正念练习有助于丹妮尔理解正念如何帮助她提高对情绪体验持续的和非评判的觉察。她意识到过去创伤的侵入和对未知情境的焦虑／担忧，使她更加与当下脱节，因为她认为聚焦当下或完全投入自己的情绪是无法忍受的。

丹妮尔最初报告，难以识别自己常见的认知评价和驱动其常见想法的潜在信念。所以使用模块 4 中的箭头向下技术和其他练习能帮助她识别核心的认知歪曲，比如认为自己不可爱、无法信任他人或在人际关系中永远不被信任。丹妮尔逐渐认识到这些灾难化的想法是如何与她的创伤经历联系在一起的，也能认识到更加灵活地看待自己、他人和未来会对她如何处理人际关系产生巨大影响。

在模块 5 中讨论回避和情绪驱动行为时，丹妮尔表示，除了回避（与创伤经历相关的）想法、提示物或与人进行讨论外，她往往会尽力回避亲密的人际关系，因为当她试图与他人建立关系和信任时，她总会体验到复杂的情绪。她也发现，当她感受到焦虑、悲伤或其他强烈情绪时，她会使用各种情绪驱动行为来推开他人，并试图自我封闭。她表示，唯一的例外是与妹妹的互动，在得知妹妹经历了类似的来自父亲的创伤后，她觉得可以信任妹妹并向她倾诉。

通过更好地理解这些回避和情绪驱动行为的过程，丹妮尔能够清楚地表达她对情绪的反应和回避是如何干扰其目标的。通过在模块 6 中完成一系列内感性暴露练习，我们能够确定她在体验到强烈情绪的当下和之后，最明显的身体感觉是心悸、出汗和头晕。在进行这个模块时，除了完成一系列计划内的内感性暴露练习外，丹妮尔还意外地有机会在一个小手术后练习了增加对身体感觉的觉察和耐受。

在模块 7 中建立情绪暴露等级时，丹妮尔报告，她在面对恐惧的社交场合以及用更具适应性的方式应对悲伤方面，都取得了很大进步；但对触及过往的创伤，她仍然有很多预期性痛苦。因此，她的情绪暴露等级最初是由诸如在课堂上自愿做演讲之类的任务组成的，然后进行更困难的情绪暴露，比如写下或与母亲讨论她的创伤。

丹妮尔成功地进行了各种各样的情绪暴露，但在试图写下关于其创伤经历的详细描述时遇到了困难。当她描述到父亲开始打她的时候，她停了下来。我们讨论了停止做练习正是一种回避，讨论了由暴露活动引起的情绪，并讨论了与这个创伤经历相关的认知如何继续影响她在人际关系中信任他人的能力。咨询师鼓励丹妮尔将在治疗中学到的技术应用在继续书写创伤经历上。

最后，她成功地写下了自己的创伤经历，并与母亲就她所写的内容进行了一次谈话——这是在治疗开始时她怀疑自己是否有能力做到的一件事。在一系列成功的情绪暴露练习之后，我们在模块 8 中回顾了治疗过程和所学的技术。丹妮尔对她在治疗中取得的进展表示满意，并相信自己能够继续应用统一方案中的技术，所以她同意结束治疗。

每周用创伤后应激障碍检查量表、焦虑干扰量表和抑郁干扰量表进行的评估显示，丹妮尔的创伤后应激障碍以及焦虑和抑郁症状在治疗过程中有显著改善。她在治疗结束时自我报告的症状（创伤后应激障碍检查量表的得分为 17 分，焦虑干扰量表的得分为 2 分，抑郁干扰量表的得分为 1 分）都明显低于她的初始分数，接近或处于这些指标的最低分。在治疗结束时，丹妮尔不再符合基于 DSM-IV 的焦虑障碍访谈手册关于创伤后应激障碍、社交恐惧症或抑郁障碍的诊断标准，并报告没有再体验任何由症状引起的明显干扰或痛苦，而这些症状曾促使她寻求治疗。图 7.1、图 7.2 和图 7.3 分别呈现了她在各个模块中自我报告的创伤后应激障碍、焦虑和抑郁水平的平均得分。

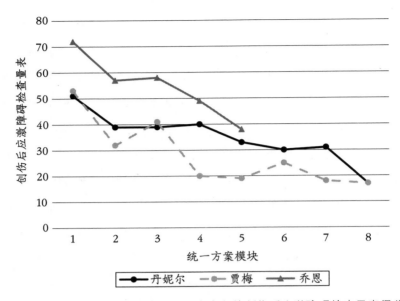

图 7.1　在统一方案的各模块中，三个个案的创伤后应激障碍检查量表得分

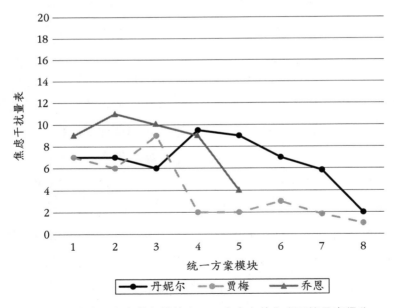

图 7.2　在统一方案的各模块中，三个个案的焦虑干扰量表得分

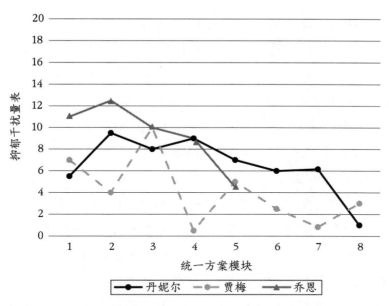

图 7.3　在统一方案的各模块中，三个个案的抑郁干扰量表得分

个案 2：贾梅

　　个案研究的第二例患者是贾梅，一名 39 岁的西班牙裔女性。她寻求对创伤后应激障碍治疗的原因也与父亲在她童年期对她实施的躯体虐待有关。根据基于 DSM-IV 的焦虑障碍访谈手册的诊断结果表明，贾梅符合创伤后应激障碍（临床严重程度评分为 6 分）、社交恐惧症（临床严重程度评分为 5 分）、重性抑郁障碍（临床严重程度评分为 5 分）和强迫症（临床严重程度评分为 4 分）的诊断。贾梅还报告了明显的担忧症状，足以满足广泛性焦虑障碍的诊断标准，但因这些症状的病程与创伤后应激障碍重合，所以不另做共病诊断。

　　贾梅报告近期在工作中与同事发生了冲突，她认为这是一种霸凌，这次冲突触发了她对过去创伤经历的回忆，让她感到非常痛苦。在工作中发生冲突之后，她的创伤后应激障碍、焦虑和抑郁症状都增加了，导致她被暂时安排了病假。在开始统一方案的治疗之前，贾梅一直在接受侧重于压力管理的支持性心理治疗，这也是她接受病假安排的一部分。但她报告，症状的增加让她意识到，她可能会从专门针对创伤后应激障碍、焦虑和抑郁的治疗中受益。贾梅在治疗初始时自我报告的症状（创伤后应激障碍检查量表的得分为 53 分，焦虑干扰量表的得分为 14 分，抑郁干扰量表的得分为 7 分）达到了创伤后应激障碍、抑郁和其他焦虑障碍的临床显著水平。

贾梅完成了统一方案完整的 17 次会谈。在模块 1 中，她表示主要的治疗目标是希望能更自如地应对她的情绪，特别是培养一些技能，以便更具适应性地处理由工作压力、关系中的不确定性和与过去的创伤有关的侵入性想法所引发的情绪。贾梅表示，她曾试图进行定期的冥想练习，以更好地理解自己的情绪体验，但她发现这很难，因为当她觉察到自己的情绪时，她并没有足够的技术来充分地应对它们。她很快就理解了通过增加对情绪的理解来开始治疗的基本原理，并且毫不费力地阐明了改变的好处和保持不变的坏处。

贾梅迫不及待在模块 2 中开始使用"情绪反射弧"工作表来追踪她的情绪。她报告，使用"情绪的三成分模型"工作表使她对涉及情绪反应的各成分有了清晰的了解，也帮助她认识到了自己试图频繁地压抑情绪。贾梅之前有大量的冥想练习经验，很快就能理解培养正念背后的原理。我们讨论了如何让她通过另外的练习，培养出对她的情绪体验更正念且不评判的觉察。她在情绪诱发练习中展现了很好的洞察力，当她正念地关注情绪而不再回避时，她认识到了情绪自然的发展与消退过程，她在 1 次会谈内就完成并理解了模块 3 的所有关键部分。

在模块 4 之前，贾梅曾报告她在体验强烈的情绪时经常感到自己的思维是混乱的。通过对常见的自动评价进行讨论和监测，并识别潜在的替代想法，她表示自己的思维变得更加灵活了。模块 4 恰逢她的病假到期，她需要重返工作岗位。贾梅报告，从模块 4 中学到的认知技术让她更好地理解了与重返工作岗位有关的焦虑，并让她对自己成功地恢复工作的能力持更乐观的态度。不过意外的是，她被通知无法按计划重返工作，这正好是一次预期之外的机会，能让她在这样非常有压力的情况下练习认知重评策略。我们讨论了她对这个消息的反应，通过使用箭头向下技术，她识别了一种驱动焦虑的核心认知："如果我不能完全控制自己，我就不能保护自己，而且最终会很痛苦。"贾梅阐明了这种信念是如何与她过去的创伤联系在一起的，以及它是如何影响她在工作、人际关系和更广泛意义上的自我认知的。

　　贾梅重返工作岗位这件事带来的压力和不确定性，继续在模块 5 为实践处理情绪的新方法提供了宝贵的机会。贾梅成功地识别了许多常用的回避策略，并列出了这些回避策略的短期和长期结果。当她报告已经在识别回避和实施替代行为方面取得了初步成功时，我们接着讨论了这如何让她更有效地应对近期在重返工作过程中所承受的压力。她说，在与上一份工作的人力资源部门协商后，双方一致同意她应该接受遣散费，而不是回到原来的工作岗位。我们谈论了她是如何将到目前为止在治疗中学到的技术运用于处理这种情况的。贾梅说她感到很自豪，因为她能够有效地管理与此相关的压力，不评判地觉察自己的情绪，不对未来工作前景使用灾难化思维，不使用之前在承受重大压力时常用的逃避和情绪驱动行为。

　　在模块 6 中，我们完成了一系列练习，以确定哪些感觉与她焦虑时的体验最相似。贾梅报告过度通气、颤抖和下颌肌肉紧张是最突出的感觉。通过一系列使用呼吸和肌肉紧张来诱发这些感觉的内感性暴露练习，贾梅能够迅速增强对通常在强烈情绪下体验到的身体感觉的觉察和耐受。

　　在模块 7 开始时，贾梅报告她不再害怕在开始治疗时令她感到挣扎的许多情况。她说，尽管仍有很多明显的生活压力，但她最近几周的焦虑和抑郁显著减少了，她认为自己对情绪的反应发生了"180° 转变"。她最终意识到，自己仍害怕与之前的创伤经历有关的想法和感觉，并对寻找新工作和社交场合有持续的焦虑。她最初进行的情绪暴露练习包括出席并积极参与社交情境，努力修复近年来由于害怕别人对她的看法而回避的关系。

　　贾梅所进行的最后也是最具挑战性的情绪暴露练习聚焦于她过去的创伤经历，这些练习包括重复对创伤经历进行口头和书面描述，参加和创伤内容相关的活动，以及回忆创伤经历。这些任务让她在体验所有与过去创伤有关的强烈想法、身体感觉和提示物时，练习应用新学的情绪调节技术。贾梅报告，暴露时的痛苦峰值和暴露后的痛苦程度明显低于她的预期，我们讨论了她可以从这些体验中学到的东西。在 4 次聚焦于情绪暴露的会谈后，她报告在面对最初情绪暴露等级中确定的所有情境时，她的焦虑和痛苦都明显减少了，而且她感觉随时随地都能更有效地调节焦虑或抑郁。

　　在模块 8 中，贾梅能够清晰地总结在治疗中学到的技术，这些技术与她之前使用的应对情绪的方式 / 处理情绪的方式有何不同，以及如何在未来继续应用这些技术来更好地管理生活压力，以及与小时候经历的躯体虐待相关的想法 / 感觉。贾梅对她在治疗中取得的进展表示满意，并且有信心做好准备结束治疗。每周用创伤后应激障碍检查量表、焦虑干扰量表和抑郁干扰量表进行的评估显示，她的创伤后应激障碍、焦虑和抑郁症状在治疗过程中显著减少。她在治疗结束时的自我报告症状（创伤后应激障碍检查量表的得分为 17 分，焦虑干扰量表的得分为 1 分，抑郁干扰量表的得分为 3 分）都明显低于她的初始分数，接近或处于这些指标的最低分。

　　在治疗结束时，贾梅不再符合基于 DSM-IV 的焦虑障碍访谈手册关于创伤后应激障碍、社交恐惧、抑郁或强迫症的诊断标准。她报告，她不再感受到与促使她寻求治疗的症状相关的重大干扰或痛苦。她在各个模块中自我报告的创伤后应激障碍、焦虑和抑郁水平的平均得分分别见于图 7.1、图 7.2 和图 7.3。

个案 3：乔恩

　　个案研究的第三位也是最后一位患者是乔恩，一名 24 岁的非裔美国男性，因在美国海军陆战队服役期间发生的创伤性经历造成的痛苦和功能损害而前来治疗。他的军事职业专长是步兵，曾服过两次兵役，在服役期间被部署到伊拉克并经历了各种创伤。在两次服役后，他从海军陆战队退伍，他自述在重返普通民众生活的过渡阶段遇到了困难，难以处理与创伤性军事经历有关的痛苦，以及其他焦虑和抑郁症状。

在最初的评估中，他说自己经常陷入"战斗模式"，他需要让自己的情绪变得麻木，以度过每一天。乔恩报告，由于难以面对自己的情绪，他经常依赖成瘾物质（主要是大麻和酒精）和其他形式的情绪回避，不过他表示在寻求治疗之前，他已经在减少药物使用方面取得了一些进步。使用基于 DSM-IV 的焦虑障碍访谈手册的诊断结果表明，他符合创伤后应激障碍（临床严重程度评分为 6 分）、重性抑郁障碍（临床严重程度评分为 5 分）、大麻依赖伴生理依赖（临床严重程度评分为 4 分）以及酒精依赖伴部分缓解（临床严重程度评分为 4 分）的诊断标准。

与前两个个案一样，乔恩也报告了明显的对症状的担忧，已达到广泛性焦虑障碍的诊断标准，但由于这些症状的病程与创伤后应激障碍重合，故不另做共病诊断。在开始统一方案的治疗之前，乔恩报告在美国退伍军人管理局（Veterans Administration，VA）的医院参加了一些聚焦于焦虑和愤怒的门诊团体治疗，但他对在退伍军人管理局医院进行聚焦于创伤后应激障碍和焦虑症状的个体治疗犹豫不决。乔恩在治疗开始时自我报告的症状（创伤后应激障碍检查量表的得分为 72 分，焦虑干扰量表的得分为 9 分，抑郁干扰量表的得分为 11 分）达到了创伤后应激障碍、抑郁和广泛性焦虑障碍的临床显著水平。

乔恩完成了 9 次治疗会谈，在进行到模块 5 时，他提前退出了这一系列个案研究的干预项目，以便接受更密集的住院治疗，原因随后解释。在模块 1 中，乔恩指出他的主要治疗目标包括想了解如何减少情绪麻木行为，以便享受与朋友的社交，并更多地参与人际关系，使他减少"幸存者内疚"、相关的快感缺乏和愉悦活动引发的内疚，并学习如何更好地应对身体疼痛和痛苦的感觉。乔恩也能意识到寻求改变带来的消极影响，他强烈地追求稳定性，这一点又在服兵役的过程中得到了进一步强化，所以他通常会对改变感到不舒服。他也认识到，尽管麻木从长期来看是有害的，但它可以减少短期的痛苦。

通过讨论他的目标和改变的利弊，乔恩能够清楚地表达这种理解、体验和应对情绪的方法与他目前从军队服役中延续下来的应对策略有何不同、为何不同以及他如何从治疗中受益。在模块 2 中，他很快就能理解并认识到追踪和观察情绪具有潜在适应性的好处。虽然准确地填写用于监测情绪的工作表对他来说有点难，但他为练习这项技术付出了足够的努力，并反思最初的困难只说明主动追踪情绪体验以及情绪的诱因和结果对他来说还比较陌生。经过 1 周的练习，他报告自己能够应用情绪反射弧的概念来更好地理解他正在持续体验到的主要生活压力源，而这些压力源与课业压力和恋爱关系中的冲突有关。

在模块 3 中，乔恩表示，他认识到为什么对情绪保持聚焦当下的非评判觉察可能是有帮助的，但他最初对自己能否培养这种能力持怀疑态度。当乔恩第一次在会谈中尝试做正念练习时，他报告自己很快就被情绪淹没了，经历了闪回和短暂的分离性症状／体验。我们使用接地（grounding）技术帮助乔恩回到当下，并讨论了他对这个体验的反应。具体做法是让乔恩聚焦于触觉（例如，体会用手摩擦牛仔裤的感觉）并进行描述，以此帮助他与当下重新建立联系并聚焦当下。他报告自己无法明确哪些想法／记忆被触发，但他在练习中非常努力地抑制了自己的感觉。我们讨论了乔恩的体验如何符合统一方案所呈现的情绪障碍模型，以及他能够如何逐渐改变自己处理过去所经历的情绪和回忆的方式，这反过来有助于减少他由此产生的痛苦。尽管最初持怀疑态度，但通过在会谈中和会谈外额外的正念练习，乔恩随后能够发展出更强的能力，让他即使想到过去的创伤，也能保持聚焦当下和非评判觉察。

在模块 4 中，乔恩报告通过使用模块 2 中介绍的情绪追踪技术，他开始对自己的一些认知有了更好的觉察，但他有时仍在识别思维方面存在困难，而当他识别出想法时，他又很少考虑替代想法。在会谈中使用的模棱两可图有效地展示了人们对不同刺激的关注会如何影响其看法，这引起了乔恩的共鸣，他说自己经常只用一种方式思考问题。在完成了模块 4 的其他练习（包括箭头向下技术）后，乔恩最终确定了一个潜在的信念，即他不相信自己应该得到幸福。他也能认识到这个信念如何导致了灾难化的想法和对事情危险性的高估，特别是与完成本科课程、维持人际关系以及过去的创伤有关的想法。

在模块 5 中，乔恩报告，强调情绪回避的短期和长期的好处对他来说很有帮助。他能够清楚地说明为何一些调节情绪的策略在服役和战斗情况下是具有适应性的，而现在不再具有适应性了。以类似于模块 4 中的方式，对灵活处理及应对情绪的重要性进行讨论也引起了乔恩的共鸣，这帮助他认识到，灵活选择最具适应性且与其目标一致的行为来应对情绪是十分重要的。

2013 年 4 月 15 日发生了美国波士顿马拉松比赛爆炸案。这一事件正是在乔恩的第九至十次会谈之间发生的。爆炸事件及其后果在很多方面对美国波士顿地区的人民来说都是创伤性的。不幸的是，其中一个结果是乔恩的症状显著增加且功能恶化了。乔恩报告，在爆炸发生后的几天里，他感到不知所措，大量军队的出现对他来说是一个强烈的刺激源，而他的一个熟人在爆炸中受伤并住院也令他感到非常痛苦。乔恩自述他的分离症状急剧增加，难以组织自己的想法和行为，还出现了与躁狂发作相符的症状。

我们与乔恩和退伍军人医疗系统的医疗服务人员讨论了他的症状在爆炸后的增加和变化。我们一致认为乔恩最好接受频率更密集的治疗，乔恩也自愿住院以稳定心境。因此，乔恩作为正式研究个案所参与的统一方案的治疗在第九次会谈之后终止。作者在乔恩住院后继续为他提供治疗，尽管乔恩未能完成统一方案的全部疗程，但他同意将他初期的疗程列入个案研究。在治疗结束时，乔恩仍然符合创伤后应激障碍和重性抑郁障碍的诊断标准。他在各个模块中自我报告的创伤后应激障碍、焦虑和抑郁水平的平均得分分别见于图 7.1、图 7.2 和图 7.3。

治疗中的统一主题

在使用统一方案治疗创伤后应激障碍时，我们在治疗过程中观察到了一些可能经常出现的主题。首先值得注意的一件事是，三位患者在治疗初期都认可心理教育，以及将创伤后应激障碍概念化为一种与他们体验的其他症状功能相似的情绪障碍。他们每个人都表示这让他们感觉不再被创伤所定义，并对潜在的恢复的可能性产生了更多的个人能动性。

毫不奇怪的是，尽量减少回避策略被认为是一个不利于治疗的因素，但讨论改变的利弊有助于巩固学习回避行为替代策略的动机。进行模块 3 的正念练习时，创伤后应激障碍患者比其他情绪障碍患者更有可能出现分离症状，虽然这种情况只发生在乔恩的个案中。因此，接地练习可作为一种额外的方法来促进对当下的非评判觉察和参与，或许会对创伤后应激障碍分离亚型的个体有帮助。担忧作为一种认知过程的重要性在所有三位参与者中也表现得一致。

鉴于 DSM 关于创伤后应激障碍和广泛性焦虑障碍症状重合的诊断规则，这三位患者都没有被诊断为广泛性焦虑障碍，但担忧对他们来说是共同的体验。因此，即使没有正式的诊断，探索创伤后应激障碍患者的担忧出现的频率和功能或许也很重要。身体症状在这三个个案中都很突出，内感性暴露练习似乎对完成治疗的两个患者都非常有帮助。尽管许多创伤后应激障碍患者有明显的身体症状，但在现有的创伤后应激障碍认知行为治疗方案中，内感性暴露练习基本没有被广泛使用。来自个案研究的观察证据与之前的发现一致，即在统一方案模块 6 中使用的内感性暴露练习适用于所有情绪障碍（Boswell et al.，2013）。

最后，当构建和执行一系列情绪暴露等级的练习时，完成模块 7 的两名患者都报告由于他们在之前的模块中习得了情绪调节技术，所以他们在完成与创伤后应激障碍、抑郁以及与焦虑相关的其他形式的情绪暴露时，自我效能感和乐观情绪都显著增加。成功地完成各种情绪暴露练习最终帮助患者在模块 8 中清楚地表达了治疗中的获益，并能感知到治疗可以结束了，因为他们相信自己不仅理解了如何将技术应用于最初导致他们寻求治疗的症状，还能将这些技术用于处理未来将面临的情况。

对治疗效果的总结

尽管在参与个案研究的三名参与者中只有两名完成了整个疗程的治疗，但三名参与者的自我报告都显示出了在创伤后应激障碍（在创伤后应激障碍检查量表中，治疗前后得分的平均值分别为 56 分和 23.3 分）、焦虑（在焦虑干扰量表中，治疗前后得分的平均值分别为 9.7 分和 1.7 分）和抑郁（在抑郁干扰量表中，治疗前后得分的平均值分别为 7.7 分和 3 分）症状方面取得的进展。完成整个疗程的两名参与者不再符合他们最初所表现出的以及令他们寻求治疗的任何情绪障碍的诊断标准。乔恩报告创伤后应激障碍、焦虑和抑郁症状都有显著改善，但在波士顿马拉松爆炸案发生后，当大家一致决定让他停止参与个案研究以便为他提供更密集的临床治疗时，他仍在经历与这些症状相关的显著的临床痛苦和功能受损。乔恩报告，他一直乐观地认为如果他的症状没有在爆炸案后升级和改变，统一方案治疗可以成功地处理他的症状。但我们当然无法得知若他接受了统一方案全疗程的治疗，其症状会有多大程度的改变。

结　　论

　　这一系列个案的研究结果提供了有希望的初步证据，在一定程度上证明作为创伤后应激障碍及相关共病的治疗方案，统一方案的耐受性和有效性。考虑到研究结果仅来自三位个体，所以我们需要谨慎地对待研究的效应值，尽管如此，治疗前后的研究效应值表明，统一方案对创伤后应激障碍（$g = 1.53$）、焦虑（$g = 1.57$）和抑郁（$g = 1.35$）具有强有力的治疗作用。尽管在参与个案研究的三名患者中有一人没能全程参与，但这三名患者都报告对治疗方案有较高的满意度。他们特别赞赏的是治疗方案所关注的症状范围更广泛，而不是只聚焦于创伤。三名患者都报告，他们对于不同情绪的觉察、耐受和有效应对能力都有所提高。

　　由此，这些结果证明统一方案很可能成为创伤后应激障碍的治疗方式之一，证据虽有限，但前景光明。未来的研究需要更严格地检验统一方案对创伤后应激障碍的疗效，评估统一方案与当前的标准疗法（如认知加工疗法和延长暴露疗法）之间的相对疗效，并确定统一方案是否确实可以通过针对情绪障碍的基础性跨诊断机制改善创伤后应激障碍的症状。

第八章
酒精使用障碍共病焦虑障碍的统一方案应用

托德·J. 法尔基奥内、特蕾西·M. 古德尼斯和

凯特琳·M. E. 威廉姆斯

　　酒精使用障碍（alcohol use disorders，AUDs）非常普遍，几乎有 1800 万美国成人符合该诊断（Teesson，Hodder，& Buhrich，2003；Teesson et al.，2010）。此外，据估计，在 2010 年，美国中度和重度酒精使用障碍的患病率分别为 6.9% 和 3.9%（Dawson，Goldstein，& Grant，2013）。被诊断为酒精使用障碍的患者即使在寻求并完成治疗后，复发率和治疗脱落率仍然很高（例如，Bottlender & Soyka，2005；Olfson et al.，2009）。

酒精使用障碍共病焦虑障碍

　　酒精使用障碍与焦虑障碍有显著的共病率，据估计约有 600 万成年美国人有酒精使用障碍共病焦虑障碍（de Graaf，Bijl，ten Have，Beekman，& Vollebergh，2004）。在寻求治疗的酒精使用障碍患者中，超过 1/3 的人被诊断为至少有一种并发的焦虑障碍。而在酒精使用障碍的特定治疗环境中，焦虑障碍共病率甚至超过了这个比例。据统计，多于 50% 的患者患有酒精使用障碍共病焦虑障碍（Kushner et al.，2005；Ross，Glaser，&

Germanson，1988）。

　　酒精使用障碍共病焦虑障碍与多种消极结果相关（例如，残疾率增加、治疗前后饮酒水平增加、治疗参与度受干扰、复发率升高、整体卫生保健服务利用率增加，以及酒精使用的严重程度增加）（Burns，Teesson，& O'Neill，2005；Morley，Baillie，Sannibale，Teesson，& Haber，2013；Kushner et al.，2005；Compton，Thomas，Stinson，& Grant，2007；Magidson，Liu，Lejuez，& Blanco，2012；Buckner，Timpano，Zvolensky，Sachs-Ericsson，& Schmidt，2008；Schneier et al.，2010；Gillihan，Farris，& Foa，2011）。与单独发生任何一种情况不同，同时出现酒精使用障碍和焦虑障碍给正在应对这些障碍的个体带来了一系列独特的难题，也给希望对这两种障碍进行治疗的治疗师增加了难度。考虑到酒精使用障碍共病焦虑障碍的个体所占比例很大，以及消极关联和结果更加严重，找到处理酒精使用障碍和焦虑障碍的最佳方案可以为达到这两种诊断标准的患者带来诸多积极结果。

共病的假设理论基础

　　酒精使用障碍共病焦虑障碍的发生率显然很高，但我们尚不清楚可以解释这个现象的潜在原因或具体原因。越来越多的文献表明，一种障碍的存在不一定会让个体面临发展出其他障碍的风险。相反，共病可能只是相似的潜在气质性特征的不同表现。有几种结构被认为可以解释临床中出现的高共病率，包括（与当前的讨论最相关的）神经质，即频繁体验强烈的消极情感，并在情绪体验发生时产生厌恶反应（Barlow，Ellard，Sauer-Zavala，Bullis，& Carl，2014）。这些厌恶反应反过来导致人尝试控制或抑制情绪体验，这已被证明会引发反弹效应，情绪会以更高的频率和强度再现（Rassin，Muris，Schmidt，& Merckelbach，2000；Wegner，Schneider，

Carter，& White，1987），从而导致了症状的维持。

情绪调节困难被认为与酒精相关障碍的发展和维持有关（更多综述可见 Kober，2014；Sher & Grekin，2007），越来越多的证据支持情绪调节障碍与临床酗酒之间的关系。例如，与社交饮酒者相比，酒精依赖者的情绪调节障碍显著升高（Fox，Hong，& Sinha，2008）。情绪调节障碍也被发现与酒精依赖的严重程度有关（Fairholme et al.，2013）。

与无酒精使用对照组相比，酒精使用障碍患者在自我报告的神经质（Jackson & Sher，2003；McCormick，Dowd，Quirk，& Zegarra，1998；Prescott，Neale，Corey，& Kendler，1997）和消极情绪（Martin，Lynch，Pollock，& Clark，2000；McGue，Slutske，& Iacono，1999；Swendsen，Conway，Rounsaville，& Merikangas，2002）量表中的得分也更高。此外，珀蒂等人（Petit et al.，2015）的一项研究发现，酒精依赖患者比对照组更容易使用非适应性的情绪调节策略。这项研究还发现，情绪失调与更高的酒精渴望率有关，而戒酒与转向更具适应性的情绪调节模式有关。

酒精使用障碍共病焦虑障碍的跨诊断治疗

迄今为止，针对酒精使用障碍共病焦虑障碍的有效心理干预措施仍未明确。传统上，单项诊断方案或其他方法（例如，酒精使用障碍的 12 步促进项目）一直是酒精使用障碍、焦虑障碍或两者共病时的主要治疗方法。这些治疗方案要么同时分别治疗单项障碍，要么先后治疗单项障碍。然而，关于这些方法的有效性的研究结果相当复杂。仅针对酒精使用障碍的认知行为治疗与同时分别进行针对焦虑和酒精使用障碍的认知行为治疗相比，有一些研究表明，后者显示出更糟糕的酒精使用情况（Randall，Thomas，& Thevos，2001）；而其他研究显示，被试在酒精使用和焦虑改善的结果上没有差异（Bowen，D'Arcy，Keegan，& Senthilselvan，2000）。与这种简单结合现有治疗方法的尝试不同，库什纳等人（Kushner et al.，2006）开发了一种更整合的治疗方法，称为混合认知行为疗法（Hybrid-CBT），该方法更明确地检测了焦虑和酒精使用障碍的症状之间的功能性关系，并专注于削弱焦虑体验和饮酒动机之间的联系。库什纳等人（Kushner et al.，2006，2009）对这种整合的治疗方法进行了干预研究并获得了初步的证据支持，包括与对单项障碍的治疗相比，前者有更高的可接受性以及显著的临床优势（例如，与对照组相比，混合认知行为疗法组呈现出更少的总饮酒量、更少的重度饮酒发作和更少的严重复发）。

在焦虑障碍领域也有类似的趋势，跨诊断治疗能以更全面的方式解决共病问题。最近的元分析发现，跨诊断治疗组在治疗前后的获益效果为中等到非常大（Norton & Philipp，2008），跨诊断治疗组在治疗效果上显著优于对照组（Newby，McKinnon，Kuyken，Gilbody，& Dalgleish，2015）。

在现有的针对焦虑、抑郁和其他"情绪性"障碍的跨诊断治疗中，最常用的治疗方法之一是情绪障碍跨诊断治疗的统一方案。这是一种认知行为干预方法，旨在解决情绪障碍的共同潜在易感因素，特别针对以情绪失调为核心的障碍。它针对的是气质特征的关键点，特别是与神经质相关的方面（如前所述）。初步研究结果表明，跨诊断治疗的疗效与更传统的、专注于单一诊断的认知行为治疗模式相比可能没有显著差异（Norton & Barerra，2012；Farchione et al.，2012），但它有一些显著的优势。

此外，有关统一方案在治疗酒精使用障碍共病焦虑障碍方面的研究也获得了一些初步支持（Ciraulo et al.，2013）。在这项研究中，研究人员发现，与其他几个组（统一方案加文拉法辛组、一种对酒精使用障碍有一定疗效的5–羟色胺去甲肾上腺素再摄取抑制剂组、文拉法辛联合渐进式肌肉放松组以及安慰剂联合渐进式肌肉放松组）相比，统一方案加安慰剂组在减少酒精使用障碍共病焦虑障碍患者的重度饮酒天数方面表现得更好。

案 例 呈 现

托尼是一名 34 岁的单身欧裔男性，他主动来到我们中心。他寻求治疗的主要原因是"焦虑和酗酒"。托尼完成了一项临床评估，其中包括基于 DSM-IV 的焦虑障碍访谈手册（终生版）（Di Nardo，Brown，& Barlow，1994）、一项专注于焦虑障碍诊断伴随心境状态的半结构化临床访谈提纲，以及一套标准化的自我报告清单。

托尼报告自己从 25 岁开始有酗酒史。在接受评估前的 1 个月里，他平均每周有 5 天在喝酒。在一个典型的饮酒日，他会在两三小时内喝四五瓶酒，通常是啤酒和一些烈酒。据他报告，他每周至少会有一次喝得更多，通常是在周末。在这种情况下，他会在不到 4 小时内喝下 4 ~ 6 瓶啤酒，以及 3 杯烈酒。

托尼报告，饮酒"有时"会影响他的工作表现，让他感觉"迷迷糊糊"。他经常在某晚上喝了特别多的酒之后，一连几天都上班迟到。他说，他交往了 6 个月的现任女朋友对他酗酒很不满意，这导致了他们的分歧和冲突。他还报告，饮酒也加剧了他焦虑和抑郁的感觉。他会在清晨感到更加焦虑，在傍晚下班回家的路上，他也常再次体验到这种感觉。

他注意到自己想喝酒的冲动和焦虑感的增加之间有明显关系，他说："它们似乎真的有联系。有时候，我分不清自己是焦虑还是只想喝一杯。"托尼觉得自己在寻求治疗前的 6 个月里已经对酒精的影响产生了耐受性，喝的量和／或时间超过了他的预期，并且发现在某些场合很难控制自己的饮酒行为。酒精使用有时也会引起令他不适的戒断症状，包括焦虑加剧和睡眠困难，他每个月会服用三四次 0.5 毫克的氯硝西泮来缓解睡眠困难。虽然托尼不认为酗酒对生活造成了很大困扰，但他也觉得酗酒在过去 1 年对他的生活造成了"中等程度"的干扰，因为酗酒使他做出了一些对其社会声誉有消极影响的行为，而且导致了更严重的焦虑和抑郁情绪。

除了这些与饮酒有关的问题之外，托尼还报告了一些与焦虑有关的问题。据他自述，他在社交场合会感到中度焦虑，包括在工作中做报告、参加会议、向一群人介绍自己、参加聚会、发起和维持谈话以及要求他人改变行为时。他害怕自己会"犯错"，或者别人可能会对他有不好的看法。他说："我很担心别人发现我的缺点……他们不会喜欢我的。"

托尼表示，他经常害怕在社交场合出现强烈焦虑的身体症状，而其他人可能会注意到他的焦虑，并因此对他产生消极看法。他否认自己曾在社交场合出现过惊恐发作，但他承认会使用酒精或氯硝西泮来控制自己的焦虑。除了在社交场合遇到的困难外，托尼还说偶尔会在开车时出现惊恐发作；会担心工作（特别是关于他的表现如何，以及犯错的可能性）；也会担心友谊；而且在有了女朋友后，会担心恋爱关系的质量。此外，他还报告自己偶尔感到心境低落，但他的情况不符合抑郁障碍的诊断标准。

自我报告问卷的基线结果和其他临床实施的测试结果见表8.1。抑郁焦虑压力量表（Depression Anxiety Stress Scales，DASS；Lovibond & Lovibond，1995）分别对总体抑郁、焦虑和压力症状进行测量，他的得分分别为9分、19分和24分。这些分数代表着"正常"水平的抑郁以及"严重"水平的焦虑和压力。他在焦虑敏感指数上的得分为29分，这反映了对焦虑的身体感觉的"中等程度"恐惧。在由临床医生实施的广泛用于评估焦虑和抑郁症状严重程度的测量——汉密尔顿焦虑量表和汉密尔顿抑郁量表——上，他的焦虑和抑郁得分分别落在"中度"和"轻度"范围。酒精依赖量表（Alcohol Dependence Scale，ADS；Skinner & Horn，1984）用于评估过去12个月内酒精依赖的严重程度，他的得分为21分，落在酒精依赖的第二四分位数（略低于建议密切治疗的第三四分位数）的较高水平。

表 8.1　基线和治疗后的描述性数据

评估工具	基线	治疗后
ADS	21	—
ASI	29	17
DASS-A	19	8
DASS-D	9	3
DASS-S	26	15
HAM-A	18	10
HAM-D	11	6
主诊断的临床严重程度评分	7	4

注：ADS = 酒精依赖量表；ASI = 焦虑敏感指数；DASS-A = 抑郁焦虑压力量表 – 焦虑分量表；DASS-D = 抑郁焦虑压力量表 – 抑郁分量表；DASS-S = 抑郁焦虑压力量表 – 压力分量表；HAM-A = 汉密尔顿焦虑量表；HAM-D = 汉密尔顿抑郁量表。

　　根据在评估阶段获得的信息，酒精依赖伴随生理依赖成为主要诊断 [DSM-IV，303.90[①]；临床严重程度评分为 7 分（得分范围是 0—8，其中 8 分为最严重和最受干扰 ）]。此外，他还被诊断为社交焦虑障碍（非广泛性；DSM-IV，300.23；临床严重程度评分为 4 分 ）。如前所述，托尼报告了其他焦虑症状，包括惊恐发作（尤其是在开车时），对生活中的许多主题感到担忧，以及偶尔的心境低落。然而，他不符合其他 DSM-IV 临床诊断标准。

跨诊断概念化

　　酒精使用障碍患者经常报告饮酒是为了应对一些事，以及减少在面对

---

① 　在《国际疾病分类》(第十版)(中的疾病编码。——译者注

情境诱因时频繁而强烈的消极情感。虽然这些行为可能会在短期内减少患者的即时情绪化反应；但从长期结果来看，它们是失败的，甚至有可能通过负强化维持了患者的情绪困难。例如，在我们的个案中，托尼在初始评估时报告，自己经常把酒精作为一种"手段"来回避困难和触发焦虑的情境。在后续治疗中，他承认以这种方式喝酒其实让他感觉更加无法应对，并增加了他在社交场合对酒精的需求量。

统一方案的主旨是帮助患者以更具适应性的方式体验和应对他们的情绪，特别是与酒精使用有关的困难。随着患者能够更好地耐受强烈的情绪和相关的身体感觉，如伴随的戒断反应和酒精渴求感，他们将能更好地抵制饮酒冲动，并以更目标导向的、适应性的方式应对其情绪。随着时间的推移，情绪反应将逐渐正常化，患者的临床症状也有望减少。

治 疗 过 程

模块 1：设定目标和维持动机

治疗师在导入性会谈中对患者面临的困难进行了回顾，并介绍了统一方案。之后，治疗启动可增加对治疗改变的准备和实现改变的自我效能感的策略。该治疗模块包含的会谈内练习源自在动机式访谈中使用的原则和技术（Miller & Rollnick，2002），这些练习被证实可以增强来访者的改变动机并获得他们参与治疗的承诺（Buckner & Schmidt，2009；Korte & Schmidt，2013；Marcus，Westra，Angus，& Kertes，2011）。

在这个模块中，治疗师与托尼一起确定了与饮酒和频繁的焦虑体验相关的问题，特别是在社交情境中呈现的问题。《自助手册》中的"决策权衡练习"部分被用来帮助托尼探索和解决在改变行为和承诺治疗方面可能存在的矛盾心理。托尼很容易发现完成治疗的潜在好处，包括减少恋爱关系中的冲突，更健康，减少工作中的困难，职业发展潜力更大，并且可以通过减少饮酒而省下更多的时间和金钱。

通过这个练习，托尼虽然意识到他的饮酒是有问题的，但他显然也明白停止饮酒对他来说意味着什么，而且担心这是否会加剧他的焦虑症状。例如，在明确做出改变的"坏处"时，托尼说："如果不喝酒，我不确定自己能否和朋友出去……我太焦虑了。"他接着说："说实话，我觉得我清醒的时候不怎么有趣。"在对此做进一步探究时，他承认虽然自己不完全相信这个说法是真的，但这绝对是他不愿意减少或停止饮酒的原因之一。在当前的治疗阶段，治疗师并不直接挑战这种消极评价。相反，我们继续讨论并明确了不做改变的原因，并简单地把它们与做出改变的潜在"好处"放在一起。在治疗后期的认知灵活化模块（模块4）中，托尼对自己的信念进行了进一步评估，并尝试搭建替代评价。

在练习了决策权衡之后，治疗师和托尼合作制订了一个治疗计划，此计划是根据对托尼问题行为的功能性评估（根据在导入性治疗期间收集的信息）、他的个人价值观和他表达的治疗目标而制订的。由于托尼对彻底戒酒犹豫不决，所以最终采用了控制饮酒模式来治疗他的酒精依赖。研究证实，在治疗酒精成瘾方面，控制饮酒模式至少与其他戒酒模式一样有效（Marlatt，Larimer，Baer，& Quigley，1993；Sanchez-Craig，Annis，Bronet，& MacDonald，1984）。根据美国国家酒精滥用和酗酒研究所（National Institute on Alcohol Abuse and Alcoholism，NIAAA）制定的低风险饮酒指南，我们一致同意托尼的长期治疗目标之一是将他的酒精摄入量减少到每周不超过12杯[①]，而每天的限制是3杯，并将饮酒减少到每周不超过4天。除了减少饮酒，托尼进一步指出，他希望：（1）降低他在社交

---

① 在美国，一标准杯被定义为14克纯酒精，所以一标准杯相当于一杯12盎司的啤酒（酒精含量5%）、一杯8盎司的麦芽酒（酒精含量7%）、一杯5盎司的葡萄酒（酒精含量12%）或一杯1.5盎司的80°蒸馏酒（酒精含量40%）。1盎司约等于30毫升。——译者注

场合的焦虑水平;(2)学习如何在不使用酒精或其他回避行为的情况下管理焦虑;(3)增加他在饮酒方面的自我控制力。

模块 2:理解情绪

统一方案的模块 2 对情绪的功能性和适应性本质做了概述,还帮助患者识别并追踪了他们的情绪体验。模块 2 会讨论习得性行为的发生,包括它们最终如何导致非适应性行为模式和情绪反应的持续。此外,治疗师还引入了情绪性行为的概念,包括对情绪的回避和我们所说的情绪驱动行为,以及情绪可以导致(心理障碍中)非适应性的特定行动或行为倾向这样的理念。此讨论为识别后续模块中的行为目标奠定了基础。

模块 2 还介绍了情绪的三成分模型(例如,情绪体验并不是孤立的,而是与认知、身体感觉和行为之间存在相互关联和相互影响的),并探讨了情绪反应的前因(或诱发因素)和结果,以帮助患者更好地理解他们在情境中的情绪。在接下来的会谈片段中,治疗师和托尼解析了一个引发强烈情绪反应的情境中的情绪三成分,这也能帮助托尼识别更具适应性的应对方式,以更好地应对未来出现的类似情境。在这个情境里,托尼度过了"糟糕的一天",他在当天晚上与女朋友发生了争吵。在争吵中,他变得非常沮丧,并一拳把卧室门打出了一个洞。他女朋友当晚就离开了家,这进而导致他做出"在家里找到什么就喝什么"的行为。

托　尼:她走后我感觉很糟糕。我真的很生气,但也为自己的失控感到羞愧。她真的很难过。我觉得自己完全是一个浑蛋。说实话,我以为她不会回来了。

治疗师:所以你的想法是"我把事情搞砸了""我到底有什么毛病"和"她再也不会回来了"。看得出来,你注意到了自己的一些感觉,以及一种强烈的想要喝酒的冲动。

托　尼：那时候，我唯一想做的事就是喝酒。

治疗师：你希望得到什么？

托　尼：我只想让自己感觉好一点，我也确实做到了……至少好了一段时间。

治疗师：然后发生了什么？

托　尼：我感觉我就是一直喝，直到睡着了。第二天醒来的时候我觉得浑身难受，然后勉强去上班。那真是一个糟糕的夜晚。

治疗师：你认为你喝酒的原因是你和女朋友之间发生了争吵吗？

托　尼：当然是的。

治疗师：不，我的意思是……你觉得什么情绪真的导致了饮酒行为？

托　尼：嗯……是，我觉得我很羞愧。我觉得自己和自己做的事都很糟糕。我没有生她的气，我只是觉得失去控制很糟糕。

治疗师：对于你过了这么糟糕的一晚，我感到很遗憾。我想知道这些感觉是不是导致你酗酒的原因，或者至少是部分原因。

托　尼：是的，确实如此。

经过进一步反思，托尼认识到，因为他那晚不停地喝酒，他对所发生的事情感到越来越沮丧，并为自己无法控制饮酒而愈发受挫。这反过来导致了焦虑的增加和心境的低落（伴随羞耻感），以及更强烈的对喝酒的渴望。起初，托尼无法确定他的想法、身体感觉和行为在这一情境里是如何相互影响的。不过通过在会谈中的讨论，治疗师和托尼将看似难以应对的情境分解成独立的部分，帮助托尼识别这一"恶性循环"模式。最终，他能够在接下来的几周内练习在其他情绪唤起的情境中关注自己的体验。

托尼的家庭作业是根据三成分模型追踪他的情绪反应。此外，考虑到他目前的酗酒问题和他明确的治疗目标，他还要追踪其饮酒冲动的严重程度和频率，以及饮酒情况（饮酒次数）。在接下来的两个会谈片段中，治疗师与托尼一起更明确地审视了情绪回避的短期和长期结果，同时确定了其情绪反应的主要成分。托尼使用《自助手册》中为追踪情绪而设计的工作表，记录了发生在模块 3 开始之前的一些情境。

托　尼：我本来要去见一个工作上的朋友。我们打算一起吃晚饭，但是我在到达餐厅之前就开始感到非常焦虑。结果我差点惊恐发作，所以我就回家了。我给他发了短信，并告诉他发生了什么，但我还是感到很难受。

治疗师：很遗憾你没能和朋友见面。你走后发生了什么？

托　尼：就像这样（托尼打了个响指），我感觉好多了。我其实想过再回去，但我觉得太尴尬了。

治疗师：你认为这种行为的长期结果是什么？

托　尼：它确实让我感觉困扰。我知道我对自己感到失望。我是说，我至少应该去待几分钟。此外，我注意到，当我这周晚些时候和朋友见面时，我不想去同一个地方，所以我编了个借口。

治疗师：有什么原因吗？

托　尼：我不知道，我只是觉得我又要焦虑了。另外（托尼微微一笑），第一家餐厅不卖酒。我知道这听起来很荒谬，但知道能有（喝酒的）选择会让我感觉好得多。

类似地，让我们再从同一家庭作业中节选一个临床例子。托尼探索了使用酒精来帮助他管理焦虑的短期和长期结果。在这个例子中，托尼在一次与工作相关的聚会上喝了很多酒。

托　尼：我就是受不了这种事……就只是闲聊。我去参加聚会是因为我的主管在当天早些时候提到了这件事，并问我是否要去。我总是应付不来这种情境。我受够了，所以就开始喝酒了。

治疗师：喝酒有助于你缓解焦虑吗？

托　　尼：是的，但后来事情有点失控了。我喝得太多了。

治疗师：发生了什么事？

托　　尼：我是说，其实并没有发生很可怕的事……但我的一个朋友后来告诉我，那天我表现得有点过头了。我并没有让自己很难堪或怎么样，但是我想我可能有点吵，并且只能打车回家，而不是自己开车回家。

治疗师：听起来，你的饮酒有点失控了。

托　　尼：是的。没有特别严重，但我希望我能更好地控制。

治疗师：也许是介于绝对控制和失控之间？

托　　尼：是的。第二天我觉得很尴尬。我的老板还因此开我的玩笑，但我不太能接受开玩笑。我不想让别人觉得我是个酒鬼或类似什么的。

治疗师：从你告诉我的情况来看，酒精一开始帮助了你，让你感觉不那么焦虑，但它后来又给你制造了一些麻烦。

在这两个例子中，托尼的回避行为最初都让他的焦虑在短期内有所缓解，但它们造成了其他长期问题，并且进一步维持了他的情绪问题。在第一个例子中，回避去餐厅几乎立即缓解了他的焦虑和惊恐。然而，这最终强化了他的想法，即他无法以其他方式处理这种情况，他只有离开才能感觉好起来。托尼在第二个例子中喝酒的功能与在第一个例子中离开餐馆的功能非常相似，因为它缓解了（或逃离了）在面对可怕的社交场合时体验到的焦虑。在这两种情境中，这些行为都导致了消极的长期结果，托尼也看到了这一点。

起初，托尼发现当他产生某些情绪时，很难与这些情绪建立即时的联系或理解。所以，他通常会在诱发情绪的情境之后或在一天结束时完成追踪情绪用的工作表。不过随着时间的推移，通过模块3提供的觉察拓展训练，他能够在情绪反应发展的过程中获得更多的觉察。对于托尼来说，模块2尤其有助于他更好地觉察情绪和想喝酒之间的关系。此外，他报告，通过对饮酒行为发生的原因有了更深入的了解，他觉得自己获得了更多掌控感，也更有能力做出改变。

模块3：正念情绪觉察

统一方案的模块3（第一个核心模块）旨在帮助患者对其情绪体验形成一种更客观的、非评判的、更聚焦当下的觉察，从而：（1）增加他们对强烈情绪的耐受度和接纳度；（2）减少他们对自身情绪产生情绪体验的频率；（3）通过增加对情绪反应的聚焦当下的觉察，让他们更有能力实施在治疗后期所学到的技术。

我们发现，酒精使用障碍共病焦虑障碍的患者倾向于对与不舒服的体验相关的情绪进行消极归因，这些不舒服的体验包括情感唤起、痛苦和（特别是与酒精使用障碍相关的）渴望。在接下来的片段中，托尼和治疗师讨论了他主观感知到的工作失败（他必须在员工会议上做报告）导致的情绪反应如何引发了消极的、评判性的想法，进而如何加剧了他当下的情绪痛苦（虽然在这没有讨论）和想喝酒的冲动。

治疗师：上次会谈时，你提到因为工作上的事情，你觉得自己很失败。对此你能再多说说吗？

托　　尼：我只是觉得自己总是在崩溃和惊恐，有时候连最基本的事情都做不好。焦虑使我无法成为一个正常人。

治疗师：一个正常人？

托　　尼：嗯，我每天连做稀松平常的事都会感到害怕，我觉得这很不正常。

治疗师：我知道你可能会有这种感觉，但正如我们之前讨论的，焦虑是每个人都会经历的、正常的、具有适应性的情绪。所以实

际上，你体验到焦虑正意味着你是一个正常人，就像其他人
一样。

托　尼：我明白，但我为什么对一些愚蠢的事情感到如此焦虑呢？

治疗师：我们可以多谈谈你的恐惧是如何形成的，但现在，让我们把
注意力更多地放在维持恐惧的原因上。有很大一部分原因是
你如何看待你的焦虑和其他情绪。接受强烈的情绪真的很
难，尤其是当它们正在发生的时候。但是把你的感觉评判为
不正常的、无用的或不好的会导致问题。让我们以做报告为
例。在报告期间，你有没有注意到自己变得焦虑了？

托　尼：肯定有。我感到我的心在狂跳，并且想不起来我要说什么。
我只想尽快完成报告。

治疗师：你对你正在体验的焦虑有什么感觉？

托　尼：我只想让它消失。我觉得每个人都能看出来我很焦虑，这很
可怕。

治疗师：你能将注意力集中在报告上吗？

托　尼：不太能。但我还是完成了，我不知道我是怎么做到的。

治疗师：你认为对焦虑感到不安会让情况更糟吗？

托　尼：可能吧。

治疗师：你是怎么想的？

托　尼：我不知道，但我觉得这不会让事情变得更好。

治疗师：我同意。你试图通过焦虑来摆脱焦虑。这就像试图用汽油扑
灭大火，效果并不好。我想知道，如果你在那种情况下尝试
以不同的方式体验你的焦虑，不对它感到沮丧，会发生什么。
我知道这可能很难想象，但是如果你不那么担心你的焦虑，你
认为事情会有什么不同吗？……如果它不那么困扰你呢？

托　尼：这是一个好问题。我想我不会那么关注它。我不太确定，但
听起来你觉得这样更好。

在这个例子中，托尼对自己情绪的消极评判（认为他的焦虑是"不正常的"，他感到焦虑是有问题的，等等）被概念化为导致他在工作报告中对自己的感受过度关注的原因。这使得他将注意力从预期的目标导向性行为转移到内在状态。不幸的是，这加剧了他的焦虑。托尼描述感觉自己很失败，因为他让焦虑干扰了报告。反过来，这导致了他的挫败感和羞耻感，并进一步加剧了对于当晚喝酒的渴望。在喝得酩酊大醉后，他对自己感到更加失望，并因无法控制自己饮酒感到挫败。

为了帮助托尼以一种更具适应性的方式来应对这些想法，并让他把注意力更多地放在"大局"上，我们在会谈内通过正念的"身体扫描"练习来演示非评判觉察的技术。此外，他还要在会谈内进行一项情绪诱发练习，即在听一系列诱发情绪的歌曲时，练习不加评判的、聚焦当下的觉察。在这两项练习上，托尼都做得很好。

为了在治疗之外强化情绪觉察技术，托尼要使用《自助手册》中的"正念情绪觉察"工作表来练习锚定当下。在模块 4 开始之前，托尼和治疗师进行了以下交流，他描述了完成这项练习是如何帮助他更好地理解消极情绪和饮酒冲动之间的关系的。

托　　尼：我决定在开车回家的路上做觉察练习。我今天过得很辛苦，所以我很难不去想今天发生的事。还有，你知道我有多喜欢开车。

治疗师：好的，让我们看看你的追踪记录单。

托　　尼：我注意到的一件事是，在开车回家的整个过程中，我对喝酒的渴望都非常强烈。而且，离家越近，情况越糟。

治疗师：你注意到与想喝酒有关的任何身体感觉了吗？

托　　尼：注意到了，但是很难说出具体是什么感觉。我只知道当时有很强烈的喝酒冲动。我想这更可能源于我当时的想法而不是感觉。有一刻，我注意到我有"等不及回家喝酒"的想法。

治疗师：接着发生了什么事？

托　尼：嗯，这其实挺酷的，因为我觉得我能看到这种冲动，然后就让它过去了。冲动就像海浪一样。

治疗师：你回家后发生了什么？这种冲动还在吗？

托　尼：是的，这很糟糕，最后我还是喝了几杯。但我其实很高兴能够注意到这种冲动。我以前从未有过这样的体验。

经过进一步的讨论，托尼也注意到他越来越能够不加评判地体验自己的情绪了。此外，当他确实有强烈的喝酒冲动时，他会更容易接受这种冲动，重要的是，他更少觉得自己不得不喝酒了。在后续的治疗中，托尼围绕喝酒的冲动进行了正念觉察练习。与马拉特（Marlatt，1994）描述的"冲动冲浪"练习相一致，这些练习的目的是通过增加对渴望带来的不适体验的暂时性本质的觉察，提高人们对这些体验的接纳度。在接下来的几周里，通过用这种方法进行练习，托尼报告他更能克制自己喝酒的冲动了。

模块 4：认知灵活化

统一方案的模块 4（第二个核心模块）通过教患者如何识别、打断和重新评估那些维持情绪困扰的焦虑的和消极的认知以及核心自动评价，来帮助患者发展更灵活的思维方式。通过整合苏格拉底式提问和箭头向下技术，治疗师帮助托尼明确了与社交情境中的焦虑相关的自动评价（和认知偏差）。此外，托尼还识别了一些积极的饮酒期待（例如，期望喝酒会有理想的结果）和因为难以控制饮酒而对自己产生消极想法。

在统一方案中，有两种主要的认知歪曲（或"思维陷阱"）被认为可以广泛地反映情绪障碍患者的认知－情感倾向——高估危险性（例如，倾向于高估坏事发生的可能性）和灾难化结果（例如，倾向于假设最坏的情况会发生并低估自己的应对能力）。我们发现，酒精使用障碍患者（如托尼）

可能将饮酒视为减少消极情绪状态（包括焦虑和心境低落）的短期策略。再者，有患者报告饮酒可以增强体验，或与增加积极心境或其他愉快的情绪状态有关。

例如，在这个个案中，托尼曾把喝酒描述为一种"社交润滑剂"，他指出酒精让他在聚会上更容易与不认识的人交谈，也使他在酒吧里更容易与朋友相处。他还表示，喝酒让他自我感觉更好（至少在短期内是这样的），在社交场合更有信心。这些类型的期望可以被认为是"高估可能性"的思维错误，与患者在统一方案中需要识别的思维陷阱之一意思相近。不过，帮助患者检查这些想法并考虑替代方案远比将它们标识出来重要。

在接下来的会谈片段中，治疗师和托尼讨论了他关于使用酒精可对抗焦虑的具体想法。值得注意的是，托尼也开始识别一些关于其情绪反应的消极想法，这反映了对消极情感更普遍的不耐受。

托　　尼：我在派对前做了一些热身准备。

治疗师：热身？

托　　尼：你知道的……我和朋友们在出发前喝了几杯。

治疗师：我不太确定自己是否明白你这么做的原因。

托　　尼：我想只是为了开心点，而且这肯定能帮我减轻焦虑。

治疗师：这对你来说很重要……在出门前减轻焦虑？

托　　尼：（点头表示同意）是啊，当然。我讨厌那种感觉。

治疗师：也许你可以多和我说说。你最讨厌焦虑的哪一点？

托　　尼：我不知道……我就是讨厌它。我是说，没人喜欢那种感觉。我想和朋友们出去玩得开心点。但是它糟透了。

治疗师：这种感觉肯定很难受……尤其是当没有其他人和你有同样的感觉时。焦虑还有哪些方面让你感到困扰吗？

托　　尼：我感到它只会让我觉得自己很软弱，就像一个懦夫。似乎没有人像我一样挣扎。我这个年龄不该再害怕和焦虑了……没有理由这样焦虑。

在这个例子中，治疗师帮助托尼识别了他关于情绪（在这里是焦虑）的认知，这些认知成了接下来在整个治疗过程中进行认知重构（cognitive restructuring）时的焦点。托尼确认了与其焦虑相关的几个核心信念，包括与他人不同，感觉自己"软弱"和像个"懦夫"。在治疗的其他阶段，他指出，因为焦虑，他觉得自己像一个"失败者"，并担心如果人们知道他的真实情况有多"糟糕"，就不会想和他待在一起了。

在帮助托尼确定与引发焦虑的情境、酒精使用以及（最重要的）他自己的情绪相关的非适应性评价后，治疗师帮托尼发展出了能增加思维灵活性的认知技术（例如，考虑替代的可能性和从不同的角度看待情境）。在后续治疗期间，托尼使用自我监测作业来促进对这些技术的练习。最初，托尼会在进入困难情境之前完成"情绪反射弧"工作表，比如在工作中做报告时，或加入朋友可能酗酒的社交场合时，或在体验了强烈情绪后。不过，随着治疗的进行，托尼报告，他更能在"此时此刻"想到认知灵活性了，并发现自己能够在情绪"离开（他）"之前加以练习。

模块 5：应对情绪性行为

统一方案的模块 5（第三个核心模块）的总体目标是帮助患者识别和改变非适应性的情绪反应模式，包括情绪回避和情绪驱动行为，它们在统一方案中被归类为情绪性行为。这个模块的很大一部分致力于帮助患者理解这些行为如何（主要是通过负强化过程）最终延续并强化了失调的情绪体验，尽管它们在面对强烈或不舒服的情绪体验时有短暂的缓解作用。

为了将统一方案更具体地应用于酒精使用障碍共病焦虑障碍的患者，治疗师帮助患者将他们的酒精使用概念化为对情绪的非适应性反应或试图回避情绪。患者可以用"主动什么都不做"来代替使用酒精，也可以练习更大程度地接纳和耐受自己的情绪反应（与在模块 3 中发展的技术一致），利用认知技术适应性地改变与情境相关的感知威胁（与模块 4 一致），或采取相反的替代行为，直到使用酒精的冲动过去。

在当前的个案中，治疗师与托尼讨论了这些概念，并使用《自助手册》中的一个会谈内练习演示了抑制情绪的矛盾效果。然后，治疗师帮助他识别了情绪回避和情绪驱动行为的典型模式，这些模式可能导致了他的情绪痛苦、酗酒或两者都有。这个过程见下面的示例，在讨论上周发生的引发焦虑的情境时，治疗师帮助托尼识别了潜在的情绪驱动行为。

治疗师：在回顾你上周五的自我监测记录时，我注意到你那天的焦虑评分特别高，而且你的饮酒量比设定的每日饮酒上限多了 3 杯。

托　尼：是啊，我和朋友周五去参加派对，我感到非常焦虑。除了他之外，我在那里谁也不认识。

治疗师：这确实很难。事情进展得如何？

托　尼：没有我想的好。我一到那里就喝了一杯，试图冷静下来。其他人甚至还没到。

治疗师：人到齐的时候，你的焦虑减轻了吗？

托　尼：不，并没有。直到我又喝了几杯。

治疗师：所以到那个时候，你大概已经喝了 3 杯酒。你终于觉得舒服了吗？

托　尼：我确实觉得轻松多了，然后我开始和别人聊天。

治疗师：这时候你停止喝酒了吗？

托　尼：我喝慢了一点，但我注意到，即使在轻松了之后，我还是觉得手里拿着一杯酒的感觉更好。这种情况经常发生。

治疗师：你知道为什么会这样吗？

托　尼：嗯，我想有几个原因。拿着东西时，我就不会坐立不安了。

这也让我感觉不那么焦虑了，也许是因为我知道我有酒精可

以防止焦虑。（笑）这听起来很奇怪，但它有点像安慰毯。

治疗师：有酒在身边可以帮助你减轻焦虑。

托　尼：是的，我想是的。此外，如果我想从交谈中抽身，它给了我
一个很好的借口。我总是可以喝完这一杯，再去拿一杯。

治疗师：所以它也给了你一种逃避的方法。

在这个例子中，托尼明确识别出喝酒是一种应对焦虑的反应，可以借此让自己"冷静下来"。这在酒精使用障碍共病焦虑障碍的患者中是一种常见的行为反应，非常符合治疗模型的理论框架。同样值得注意的是，托尼将酒精使用描述为统一方案《自助手册》中所说的"安全信号"，也就是说，在一个原本会引发焦虑的情境中，只要有酒在身边，他就会感到舒服一些。

在帮助托尼确定了典型的回避模式和情绪回避行为后，治疗师与他一起确定并实施了更具适应性和趋向性的行为。总的来说，这些行为与他更典型的、非适应性的反应模式不相容。对托尼来说，这包括在聚会上和不熟悉的人交谈，而不是仅仅和朋友一起玩；在谈话时手中不拿东西；在工作中做正式的报告时，从讲台后面走出来。

模块 6：理解并直面身体感觉

模块 6（第四个核心模块）的主要目的是通过使用内感性暴露练习来提高患者对身体感觉的觉察和耐受性。对于酒精使用障碍患者来说，觉察到身体感觉的敏感性可能对于理解由生理线索引发的非适应性反应（例如，伴随对酒精的渴望）尤为重要。通常，这个模块是在 1 次会谈中完成的，治疗师会详细阐述身体感觉作为情绪体验的核心成分的作用，以及通过"症状诱发练习"反复引起这些感觉的治疗原理，让患者明白该"症状

诱发练习"旨在引发令他们感到痛苦的身体感觉，或引发与他们经历的强烈消极情绪最一致的身体感觉，或是两者都有。

托尼对于会导致迷失方向（定向障碍）、头晕和不真实感的内感性暴露练习特别敏感，比如快速转圈和过度通气。在一次过度通气练习中，托尼报告，如果他在开车时体会到这些感觉，会害怕因此而撞车。此外，身体感觉通常会被解释为表明他"失去控制"的迹象，因此，他必须采取措施制止，例如服用氯硝西泮或逃离当时的情境，否则这些症状可能会加剧，持续时间也会延长。

针对身体感觉的暴露已被证明，它会增加酒精依赖者对于与戒断和渴望体验相关的不舒服的生理性和情绪性感觉的耐受性（Otto，O'Cleirigh，& Pollack，2007）。与这一发现相一致，托尼报告，经过这一模块，他对饮酒渴望的适应性反应能力变强了，而且在酗酒后的第二天早上，焦虑引发的痛苦更少了。有趣的是，当这种渴望伴随更多消极（而非积极）的情感和痛苦时，这种影响似乎更明显。因此在治疗结束时，他可能在前往社交场合时仍难以抑制喝酒的冲动。除此之外，比如在辛苦工作了一天之后，他能更好地抑制对喝酒的渴望。

托尼被要求在 1 周内完成一份内感性暴露练习清单，作为家庭作业。这些感觉还包括他认为与酒精渴望相关的感觉，以及与戒断状态相关的不舒服的感觉。内感性暴露清单包括一系列过度通气、快速转圈（产生迷失方向的感觉）、使用细吸管呼吸以及跑步练习。

模块 7：情绪暴露

在模块 7（第五个也是最后一个核心模块）中，患者逐渐参与暴露练习，其目的是：（1）进一步提高对强烈的、不舒服的情绪的觉察和耐受；（2）促进对新获得的、更具适应性的情绪调节策略的应用。在流程上，这个模块通常进行 4 ～ 6 次会谈。在此期间，患者在由他和治疗师合作设计的情绪暴露等级的基础上，以分级的、自下而上的方式反复直面原先回避的一系列情境（和身体感觉）。在讨论了参与情绪暴露的基本原理后，治疗师通常会根据患者在暴露等级中列出的情境，指导患者进行一系列会谈内暴露练习，并在每周的家庭作业中布置类似的暴露任务。

对托尼来说，情绪暴露被明确设计为针对由内部和外部线索引发的强烈情绪反应。这包括对酒精相关线索、社交情境、惊恐相关身体感觉和驾驶的暴露。会谈内暴露使得托尼可以练习应用他在治疗中获得的技术，并让他有机会制订一个计划，以应对在接下来的几周内完成暴露练习时可能出现的焦虑和渴望。

托尼和治疗师进行了几项会谈内暴露，这旨在帮助他在社交场合中感觉更舒服、更自信。其中包括与同伴进行一次辩论，参加一次模拟聚会，以及向陌生人介绍自己。这些情境与托尼经常遇到的现实情况非常相似，可以促进对治疗效果的广泛迁移。此外，想象暴露和内感性暴露练习也可用来引发强烈的情绪和身体感觉。例如，托尼进行的一项会谈内暴露是想象最近发生的一件事，涉及他与女朋友就饮酒问题发生口头争吵。对这个情境的回想引起了尴尬和内疚的感觉。在练习中，托尼表示：“我讨厌这种感觉！”认知灵活化技术（来自模块4）被用来帮助他在进行练习时以不同的方式对此情境进行思考（包括对情绪的思考）。

一项接近托尼最高的情绪暴露等级的任务是在不喝酒的情况下与朋友共度“扑克之夜”。他觉得这个情境对他来说尤其难以应对，因为它同时触发了他的多种恐惧。具体来说，他计划：（1）开车去打扑克，并开车回家；（2）在面对与酒精相关的线索时不饮酒（并练习果断拒绝朋友的酒）；（3）与一些他不太熟悉的人相处。在接下来的会谈片段中，托尼描述了他是如何进行暴露的。值得注意的是，由于该情境的性质，治疗师无法创建类似的会谈内练习。然而治疗师还是进行了几项会谈内暴露，以间接地帮助托尼为这种特殊的情境做好准备。在这个片段中，我们可以看到在治疗中学到的技术是如何被应用于“现实生活”的。

治疗师：在开始今天计划的暴露练习之前，我想先讨论一下上周家庭
　　　　作业中的暴露任务。作业的第一部分是开车去参加朋友的牌
　　　　局。事情进展得如何？

托　尼：嗯，开车开了约5分钟后，我出现了一些惊恐症状，比如心
　　　　跳加速和呼吸急促。但我继续前行，并试着等待它慢慢过
　　　　去。一开始，惊恐症状没有完全消失，但我继续开车，在我
　　　　到达朋友家后，惊恐症状终于消退了。

治疗师：这真是太好了！在你朋友家里的情况怎么样？

托　尼：第一小时挺难熬的。在我们开始打扑克之前，所有人都分散
　　　　在厨房和客厅里社交，因为我只认识其中一个人，所以我感
　　　　到非常不自在。我很紧张，看起来很尴尬。而且看着其他人
　　　　都在喝酒，我也不怎么好受。两手空空地站在那里使我感觉
　　　　更加尴尬了。

治疗师：那时候你是如何应对焦虑和渴望的，尤其是在没有酒精的情
　　　　况下？

托　尼：很难。有一会儿，我甚至需要去洗手间待一会儿，让自己冷
　　　　静下来。

治疗师：然后发生了什么？

托　尼：嗯，我非常努力地对自己的体验进行正念觉察以渡过难关。
　　　　我还练习了一些认知技术，这也帮我减轻了焦虑。

治疗师：太好了！你的认知工作的重点是什么？

托　尼：我只是不断提醒自己，这些冲动终将消失；我也试着提醒自
　　　　己当初设定目标的原因。同时，我开始想我在那里有一个非
　　　　常好的朋友，这些年，我也有几次见过那里的其他几个人。
　　　　他们并不完全是陌生人。

治疗师：棒极了，托尼！在当晚剩下的时间里，你过得怎么样？

托　尼：非常好。有一刻，我的朋友问我要不要喝一杯。我拒绝了

他，这其实也还好。但在拒绝之后，我开始感到很不自在，我觉得周围人可能会因为我不喝酒而对我评头论足。但是我旁边的另一个人说他也不喝酒，因为他在为铁人三项做训练，这对我帮助很大。

治疗师：哇，太好了！我很高兴你可以听说这件事。

托　尼：这确实有帮助。我的意思是，我没有同样的借口，但我开始想人们可能并不真的在乎我是否喝酒。我心想，"这些家伙根本没注意到"。当我们开始玩扑克的时候，我感觉舒服多了，这让我有了其他可以关注的事。而且坐在我的好朋友和上次打牌时认识的人之间也有帮助。

治疗师：你的社交表现如何？

托　尼：嗯，实际上，我最后和那个训练铁人三项的人聊了很多。通过和他以及我的朋友聊天，我也和坐在他们旁边的人聊了起来。

治疗师：你在这次经历中学到了什么？

托　尼：我认为它帮助我挑战了对饮酒的一些信念。我不喝酒也能和人相处，能看到这一点对我来说是件好事。而且我最后赢了100美元，这真是太棒了。

治疗师：太好了！你在开车回家的路上感到焦虑了吗？

托　尼：实际上，开车回家也变成了一次社交暴露。牌局上有个人喝多了不能开车，所以我提议送他一程。在通常情况下，我是不会这么做的。

治疗师：太好了。听起来暴露进行得很顺利。你很好地推动了自己，坚持了自己的计划，即使你体验到了一些非常强烈的情绪。你做得真棒！

如会谈片段所示，托尼对自己的情绪体验表现出了更多的觉察。他能够识别与焦虑相关的身体感觉，无论是在开车时还是在社交情境中。总的来说，他对自己的情绪有了一种更开放、更客观的态度。他还成功地减少了情绪性行为，尽管感到焦虑，但仍能继续完成任务。而在过去，他可能会逃离这种情境，然后回家；或是使用酒精或氯硝西泮来帮助自己"消除压力"，好让自己感觉更舒服。

模块 8：回顾成果，展望未来

统一方案的治疗最后以心理教育模块结束，该模块聚焦于识别和预防导致复发的高风险情境。在此模块中，治疗师会回顾患者在治疗期间学到的治疗原则和策略，肯定治疗进展，并为患者可以进一步改善的方面提供一些建议。为了维持治疗效果，治疗师和患者一起制订了时间表和暴露计划，以帮助患者在治疗结束后继续实现他们的长期目标。治疗师会提醒患者，周期性出现的强烈情绪体验是不可避免的，那不一定是复发的迹象。

在当前个案中，治疗师让托尼对情绪暴露等级中列出的每一种情况的难度重新进行评分，以评估托尼所取得的进展。他对所有情境的评分都明显低于他的初始评分，特别是之前所回避和害怕的涉及开车的情境。治疗师还与托尼一起识别了高风险的饮酒和社交情境，以及他在应对这些情境的技术方面的不足。尽管托尼在治疗过程中取得了很大进步，但在与他觉得在某些方面比他"优越"的人（例如，扑克打得比他好的熟人，或是他在工作之外必须与之打交道的主管）进行社交时，他仍有明显的对饮酒的渴望。为了解决这些问题，托尼的长期目标之一是继续进行社交暴露练习，包括低饮酒风险（例如，请一位牌友参加他们共同感兴趣的活动），以进一步发展他在治疗期间学到的技术。

对于患有社交焦虑障碍和酒精使用障碍的个体来说，缺乏社会支持一直被认为是对于治疗后复发的最强预测因素之一（Beattie & Longabaugh，1999；Dobkin, Civita, Paraherakis, & Gill, 2002；Kushner et al., 2005）。

因为这些人在治疗前的许多兴趣、社交往来和活动都与饮酒有关，所以为托尼设定的另外两个长期目标包括：（1）召集一群家庭成员和亲密的朋友来支持并鼓励他保持治疗成果；（2）参加拳击班，这是一项既不能喝酒又能让他结交新朋友的活动。

除了针对托尼在社交情境中的酒精渴望症状而制定并实施的这些策略外，他表示希望继续实践他在治疗中学到的技术，以进一步减少饮酒频率和饮酒量。托尼指出，他希望在更可控的、有规律的安排下喝酒，而不是在焦虑时喝酒。托尼回顾了这些治疗模块，并实施了总体上持续减少饮酒的计划（例如，在下个月，每周饮酒的天数减少一天）。

临 床 结 果

托尼的治疗效果良好，所有障碍的严重程度都明显下降，心理社会功能也有所改善。这些改善反映在他的自我报告得分以及临床医生实施的测量得分上（见表 8.1）。托尼在抑郁焦虑压力量表、由临床医生实施的汉密尔顿焦虑量表和汉密尔顿抑郁量表上的得分都有显著改善，在治疗后降至正常水平。

同样，焦虑敏感指数评分在治疗过程中持续下降，最终降至轻度。因为采用了有控制的饮酒模式，托尼报告其饮酒量在治疗过程中也减少了。最初，托尼的饮酒水平符合美国物质滥用和精神健康服务管理局（Substance Abuse and Mental Health Services Administration，SAMHSA）对"重度饮酒"的定义，即在过去 30 天内习惯性饮酒 5 天或以上，一次饮酒达到 5 杯。托尼只用了 1 周就达到了这个标准，而他从前在更重度饮酒期间甚至超过了这个标准。在治疗后评估的前 2 周，托尼的饮酒量和饮酒频率都有所下降，平均每周饮酒 3 ~ 4 天，平均每次饮酒 2 ~ 3 杯，每次最多4杯（重度饮酒天数所占比例从治疗前的80%下降到治疗后的0）。此外，他报告在此期间没有发生酗酒的情况，这超出了他最初的治疗目标。尽管在整个治疗过程中有显著的改善，但托尼仍然达到了中度饮酒的水平，而中度饮酒的某些消极结果往往与重度饮酒的消极结果相似。

在接受基于DSM-IV的焦虑障碍访谈手册的评估时，托尼报告了更少的与饮酒有关的后果，令他在生活、社交和职业领域上受到的干扰减少了。他还开始经常锻炼，并且说由于能够更好地控制自己的饮酒，其自我感觉更好了。虽然他大幅减少了饮酒量和饮酒频率，并明确了一些积极的结果，但他也表示想利用在统一方案中学到的技术进一步减少自己的饮酒。总的来说，这些变化使他的主诊断——酒精使用障碍——的临床严重程度评分从临床水平（7分）降至中等水平（4分）。

就功能而言，托尼实现了他的长期治疗目标，包括将饮酒量降到平均每周9杯（基于进行治疗评估之前的2周内的情况）；增加他的自我效能感，即在不使用酒精或其他回避行为的情况下管理焦虑体验的能力。

治疗结束时，托尼的社交互动参与度显著增加，他的女朋友也注意到他在两人的关系中有了更多的参与感。他表示，自己"像一个更自信的人"了，这在他治疗结束时的举止和表现上都有明显体现。他的共病诊断有了更大的变化，他不再符合社交焦虑障碍的诊断标准。

总结与结论

本章呈现了一项个案研究，说明了统一方案在酒精使用障碍共病焦虑障碍的患者中的应用。统一方案的重点是处理潜在的气质因素，并且反映了对强烈消极情感的厌恶反应所共有的心理病理过程。这明显不同于现有的单一诊断方案或其他治疗方法。那些治疗方法只是简单地按顺序或同时结合了现有的认知行为治疗元素或整个治疗方案，没有直接地（和有意识地）针对各种障碍可能共有的核心潜在因素。

　　与现有的分别针对酒精使用障碍和焦虑障碍的心理治疗方法相比，针对二者共病的跨诊断（与其他整合的）治疗方法有几个优势。第一，通过以更全面的方式解决共病问题，这样的治疗对患者和临床医生来说都是更经济有效的，而且会带来更好的治疗结果。第二，通过提供一种更充分地反映患者在现实世界中的表现的治疗方法，跨诊断治疗可能更容易被社区环境中的临床医生接受，因为在社区环境中迫切需要针对酒精使用障碍共病焦虑障碍的治疗。第三，这些治疗方法为临床医生提供了必要的技术，用单一的方案治疗普遍的问题，从而大大减轻了培训负担。

　　与安慰剂和渐进式肌肉放松的联合治疗（对照治疗组）相比，统一方案在促进酒精使用障碍共病焦虑障碍的患者戒酒方面的效果得到了初步支持（Ciraulo et al.，2013）。还需要进一步的证据来支持该方案的有效性，特别是在实际情况中，该方案的实施可能更加困难。如果该方案被证明有效，这对酒精使用障碍治疗的影响将是巨大的。

第九章
进食障碍的统一方案应用

克里斯蒂娜·L. 布瓦索和詹姆斯·F. 博斯韦尔

引　言

　　紊乱的情绪体验在进食障碍中很常见。具体来说，与健康对照组相比，患有这些障碍的个体在生理和心理上都表现出了更频繁、更强烈地经历消极情感的倾向（Brockmeyer et al., 2014; Harrison, Sullivan, Tchanturia, & Treasure, 2009; Svaldi, Griepenstroh, Tuschen-Caffier, & Ehring, 2012），并倾向于将情感体验视为令人厌恶的、不可预测的和不可控的（Brockmeyer et al., 2014; Svaldi, Griepenstroh, Tuschen-Caffier, & Ehring, 2012）。这与非适应性地尝试调节和控制情绪体验，以及倾向于不充分地利用适应性情绪调节技术有关（Danner, Sternheim, & Evers, 2014; Svaldi et al., 2012）。事实上，生态瞬时评估（ecological momentary assessment, EMA）研究暗示，强烈的情绪状态（以及无法有效地应对情绪状态）是进食障碍行为的常见诱因（Berg et al., 2013; Engel et al., 2013; Kraus, Lindenberg, Kosfelder, & Vocks, 2015）。

　　有令人信服的证据表明，进食障碍病理的发生和维持与常见情绪障碍（如焦虑和抑郁障碍）的许多核心特征相同。与此相一致的是，各种进食障碍和任何焦虑障碍的终生共病率在 48%（神经性厌食症）到 80%（神经性贪食症）之间（Hudson，Hiripi，Pope，& Kessler，2007）。

就个案概念化而言，不同的进食障碍行为（如限制进食、暴食和清除行为）具有类似于调节和／或抑制痛苦情感的功能，而这种痛苦情感被认为由以增强的消极情感及反应为特征的易感性所驱动（Sauer-Zavala et al.，2012）。除了在进食障碍领域不断得到实证支持外（例如，Steinglass et al.，2011；Zucker et al.，2013），这样的概念化还提供了一个具有理论和临床实用功能的模型，可以被整合到对各种进食问题和常见共病的跨诊断治疗中。

通过门诊和住院环境中的临床个案示例，我们阐述了统一方案的核心理念是如何被应用于进食障碍的。下面将聚焦于五个核心治疗模块：（1）增加正念情绪觉察；（2）促进认知灵活性；（3）应对情绪性行为；（4）理解并直面身体感觉；（5）情绪暴露。此外，我们还罗列了支持在进食障碍中应用这些核心模块的研究。最后，我们提供了未来将统一方案用于治疗进食障碍的建议。

正念情绪觉察

进食障碍患者在情绪及相关内感性觉察方面存在缺陷（Brown，Smith，& Craighead，2010）。但是，我们往往容易低估基础性心理教育和客观监测（例如，标识和区分）在发展适应性情绪调节能力方面的作用。在缺乏基本情绪觉察技术的情况下，许多进食障碍患者很难充分地利用更复杂的技术（例如，认知重评和使用替代行为）。因此，统一方案的第一个核心模块包括一些提升客观情绪觉察技术的策略，其中包含的监测情绪三成分的技术将特定情绪反应分解为几个组成元素：想法、身体感觉和行为。这个技术还包括对情绪和行为的功能分析，以及识别影响特定想法、身体感觉和行为的诱因和强化因素。

例如，患有神经性贪食症的个体被教导如何识别诱因（包含近期和远期的触发因素）、情绪化反应（例如，焦虑），以及暴食／清除行为发作的结果（减少压力和紧张）。在这种情况下，消极唤起在短期内减弱后，羞耻或厌恶等特定情绪往往会随之增加，而这些情绪本身也会以类似的方式被分析。在下面的治疗片段中，治疗师与一名患者在团体背景下识别了情绪体验的三个核心成分。

治疗师：让我们花点时间回顾一下昨天的一些例子。有人想分享一下自己在练习情绪三成分监测时的体验吗？

患　者：我昨天感到很不舒服。

治疗师：你可以和我们说说吗？

患　者：我看着镜子里自己的身体。我只想爬出我的皮肤……

治疗师：你还注意到了什么？

患　者：胸口有沉重的感觉。

治疗师：有什么感受吗？

患　者：我感到很生气、恶心、失望，也许还有羞耻……

治疗师：有什么想法吗？

患　者：我讨厌我的身体，我很丑。

治疗师：有什么行为吗？

患　者：我不确定自己对此做了什么。我不再看镜子了。我想要自我封闭，离开，消失……如果我在家里，我就会大吃大喝，然后吐掉，或是割伤自己。我是想割伤自己的。

治疗师：你提到了很重要的一点。当我们谈论强烈情绪下的行为时，不仅要谈论你做了什么，你有冲动想去做的事同样重要……比如暴食或清除行为。

患　者：是的。

治疗师：你说到想要消失？（患者表示肯定。）这是很重的用词。你认
　　　　为这可能与你提到的羞耻感有关吗？（患者表示肯定。）……
　　　　你的经历还告诉了我们另一件非常重要的事，就是我们可
　　　　以有不止一种情绪，还有对情绪的情绪。所以它是一层层
　　　　的……如果你回想一下，你还记得情绪的先后顺序吗？你的
　　　　描述是从愤怒开始的……

患　者：我想这可能是我最先注意到的。厌恶和羞耻紧随其后……我
　　　　就像被困住了一样。

治疗师：考虑到你的行为冲动，是不是厌恶，甚至羞耻，更接近你的
　　　　核心感受？

患　者：我同意。这些词更贴合……

　　　患有进食障碍的个体有更严重的述情障碍，或者在准确命名并描
述自己的情绪体验方面有明显的缺陷（Bydlowski et al.，2005；Davies，
Schmidt，Stahl，& Tchanturia 2011；Harrison，Sullivan，Tchanturia，&
Treasure，2009；Nowakowski，McFarlane，& Cassin，2013）。因此，统一方
案聚焦于教患者在情绪体验展开的同时识别并命名它们。这种方法的本质是
保持聚焦当下，接纳令人不适的情绪，培养对体验到的任何情绪都不加以评
判的立场。问题不在于情绪体验本身，而在于对这种体验的反应。在这里，
治疗师使用了一种会谈内情绪诱发的方式来帮助患者练习正念情绪觉察。

治疗师：现在我要请你放一首你带来的歌。你唯一的目标是留意你的
　　　　感觉——你的情绪以及任何身体感觉。

患　者：（播放了一段歌曲。）

治疗师：（注意到患者在环顾房间，并摆弄她佩戴的珠宝。）让我们暂
　　　　停一下。跟我说说你现在的情况吧。

患　者：我不知道。

治疗师：好吧，让我们退一步。有时，聚焦于我们正在做的事情会有帮助……聚焦于我们的行为。你在做什么？

患　者：我在玩手镯……这让我感觉好一点。

治疗师：感觉好一点？怎么说呢？

患　者：我感到更平静，更有掌控感。

治疗师：你感到失控了吗？

患　者：我想我感到悲伤和焦虑……歌曲的副歌放到"如果它不停止，我会疯掉"，就像是……（声音渐弱）我的心开始狂跳，我想到我有多胖，而且这永远不会改变，我感到很无助……和伤心。我应对不了，我不想有这种感觉。

治疗师：我能理解你不想感到悲伤或无助。所以当你听这首歌并开始感到悲伤和焦虑时，你留意到你的心跳开始加速，你想到"我很胖"……

患　者：而且我觉得我的焦虑永远不会好了。我生活中的一切都一团乱。我的工作糟透了。正常人不会有这种感觉……我为这些事感到沮丧真的很愚蠢。

治疗师：所以你有这些想法，这些感觉，然后开始玩手镯。

患　者：我明白你的意思。我猜我是想分散自己的注意力。

治疗师：如果你一直和这种情绪待在一起，你觉得会发生什么？

患　者：我不知道。可能会发生一些不好的事。

治疗师：看起来，当你感觉无法控制自己的情绪时，你会做的一件事是试图用某种方式摆脱它们。这次你试图分散自己的注意力，因为你害怕，如果你不这样做，就会发生不好的事情。我们讨论过暴食和清除也是你摆脱情绪的方式，或是尝试能有不同感受的方式。（患者点头表示肯定。）

治疗师：我们要做的一件事就是让你充分体验这些情绪，而不是逃避它们。同时尝试不评判自己的体验——也就是"我这么想真蠢""我处理不了"之类的想法，或是对情绪的次级反应。真实地感受你的情绪。我想说的是，问题其实不在于情绪本身，而在于你对情绪的反应。我们的目标之一就是让你知道你是可以有情绪的，有情绪并充分体验它们是可以的，如果你与它们待在一起，不回避它们，它们终将消退。

患　者：我不确定自己是否同意你的说法。

治疗师：你愿意尝试看看吗？

患　者：我想……

治疗师：那我们再放一遍这首歌，这一次，如果你发现自己试图分散注意力，就试着把注意力拉回到你的感受上。

　　尽管患者最初不愿意重新进行情绪诱发练习，但在治疗师的鼓励下，她能够继续练习观察自己的情绪体验。经过在几次会谈中的反复练习，患者最终能够不回避地听这首歌和其他音乐，并观察自己的情绪体验的所有成分。虽然音乐对这位患者来说是一种特别有效的情绪诱发工具，但其他刺激，如视频和图片也可以帮助患者练习非评判的、聚焦当下的觉察。

认知灵活化

　　统一方案的第二个核心模块整合了通常包含在进食障碍的认知行为治疗方案中的认知干预技术，而这些技术对于体形和体重问题（Hilbert & Tuschen-Caffier，2004）以及焦虑和抑郁问题（McNally，2001）都有益。难以提升认知灵活性是进食障碍的一个特征（Roberts，Tchanturia，& Treasure，2010；Tchanturia et al.，2004，2012），其中包括的强迫特征被认为对疾病的维持、症状的表达和治疗结果都有影响（Anderluh，

Tchanturia，Rabe-Hesketh，& Treasure，2003；Halmi et al.，2005；Serpell，Livingstone，Neiderman，& Lask，2002）。与进食障碍有关的有问题的认知类型涉及症状领域（例如，身体检查、内化的理想骨感美；Mountford，Haase，& Waller，2006；Stice et al.，2001）、人格特征（例如，完美主义、自我图式；Mizes et al.，2000；Waller，Ohanian，Meyer，& Osman，2000），以及关于情绪的信念（例如，对情绪回避的需求；Wildes，Ringham，& Marcus，2010）。

在统一方案中，基于诱因的认知重评策略针对两个核心认知主题：（1）高估负面事件发生的概率；（2）灾难化负面事件发生后的结果。在这里，治疗师通过引入可能的替代评估，挑战了住院治疗患者信念的现实性。

患　者：我知道我今晚吃完饭会去吐（显得沮丧）……

治疗师：你觉得你今晚会让自己去吐吗？为什么这样说？

患　者：我就是知道。我感到不知所措，而且我觉得我无法阻止自己这么做。

治疗师：你能100%地确定吗？

患　者：不能，但感觉上很确定。

治疗师：是什么样的感觉？

患　者：我感到惊恐、紧张……我有一个冲动，需要采取行动……

治疗师：听起来，这些感觉或者说你的情绪体验非常强烈，让你相信它无法避免或难以掌控……这些感觉会不会在今晚之前消失？

患　者：我想有可能。

治疗师：如果它仍然存在或再次出现，那么除了清除行为之外，还有什么可以做的吗？

患　者：我可以和医护人员谈谈……试着做一份"情绪反射弧"工作表……

治疗师：这些都是不错的替代行为。如果只是告诉自己吐是不可避免
　　　　的，这似乎会让你产生一种很强烈的感觉，觉得需要去这么
　　　　做……你可以看到它们是怎样相互影响的。

无论想法的具体内容是什么，这个策略的重点是提升认知灵活性。因
此，治疗师不仅会聚焦于与进食障碍相关的认知（例如，"如果我吃了别人
做的饭，我会增重很多"），还会聚焦于更广泛地识别和理解患者的评价是
如何影响情绪反应模式的。

患　者：我觉得昨天的团体很压抑。更深入地审视我的想法只会导致
　　　　灾难……我不明白，这似乎让事情变得更糟了……

治疗师：审视一个人的想法只会导致灾难？你可以分享一个相关的例
　　　　子吗？

患　者：嗯，我发现我的保险公司不再承保我需要的一种药物了，而
　　　　这似乎是唯一一对我有帮助的药物。我的箭头向下的想法是：
　　　　"这不公平。我没法好起来了。如果我不好起来，我就不能
　　　　离开。如果我不能离开，我就不能回学校。如果我不回学
　　　　校，我就没法找到工作。如果我找不到工作，我就付不起房
　　　　租和账单。如果我无法负担生活开支，我就会流落街头。"
　　　　如果不是因为这个家庭作业，我永远不会意识到那些想法。
　　　　这让我感觉灾难降临了，所以它就是令人沮丧的……我感觉
　　　　很糟糕，家庭作业让我产生了不好的想法……

治疗师：你感觉很糟糕……这一连串想法在以前发生过吗？你觉得这
　　　　对你来说常见吗？

患　者：可能吧，但这个家庭作业会迫使我想那些事情……如果没有
　　　　这个练习，这些想法就不会出现，这让我感到抑郁……

治疗师：试着回忆下我们说过的关于评价的内容好吗？我们对事件和

体验的解释影响了我们的整体情绪反应，以及我们一直在练习识别的情绪成分……当你现在想到没法获得药物时，你注意到了什么？

患　　者：这不公平。我感到难过，也许是生气、绝望……但我认为这与箭头向下练习有很大关系……

治疗师：让我们试着暂时离开练习……把药拿走让你感到悲伤和绝望。一些重要的东西以一种你无法控制的方式被夺走，现在你想象的未来相当黑暗。这样理解准确吗？

患　　者：准确。

治疗师：我能理解这为什么令人感到抑郁，但我不确定练习是不是最相关的问题。你注意到这种螺旋式想法是很典型的，对吗？这可能也告诉我们，无论你是否意识到了这一点，你的大脑就是这样工作的。但这样似乎同时暗示着你最好不要意识到……

患　　者：可能吧……这感觉不太好……

治疗师：我明白。但我不认为缺少觉察对避免痛苦体验来说是万无一失的解决方法。它改变不了已发生的事实，而且它对你有一定的影响。我认为从长远来看，反复使用不去觉察这样的回避策略对你没有好处……我预计它会导致绝望，并带来更多的痛苦和更少的适应性反应，因为它与相关问题完全脱节……

患　　者：我不知道……（沉默）

治疗师：我知道这令人很难接受。我在请你试着保持更开放的心态，我对你的思维方式感到好奇。这些想法和感受就在那里，不管你是否觉察到，它们都会产生影响。你要相信，如果你留意它们并从经验中吸取教训，事情就不会那么失控了……

基于这些评论，治疗师接下来让团体花了大量时间练习识别与情绪不一致的替代结果。团体成员互相帮助，想出与家庭作业的例子相关的替代结果，然后估计这些结果发生的概率。虽然上述例子里的患者在将这些认知重评策略应用于自己的情绪反应时还是感到很纠结，但她呈现出可以根据其他团体成员的例子产生替代想法并评估可能性的能力。为了表示理解，治疗师说："把这种认知灵活化应用到别人身上比应用到自己身上容易得多……我们会以不同的方式陷在自己的体验中，无法自拔。"

这个例子表明，对于许多患者来说，让他们愿意与自己的想法和相关情绪产生联系，是学习更具适应性的评价和认知重评技术的关键一步。此外，它还强调"消极"的家庭作业体验如何变成了可在治疗"磨坊"里加以研磨的谷物。

应对情绪性行为

第三个核心模块针对的是情绪回避和非适应性的情绪驱动行为模式，从统一方案的角度来看，这些行为会导致强烈情绪在短期内减少，也会使患者正在寻求改变的情绪继续维持。回避可以引发强烈情绪［包括积极情绪（如兴奋、享受）和消极情绪（如悲伤、愤怒、焦虑）］的情境，是在进食障碍中十分常见的现象（Corstorphine，Mountford，Tomlinson，Waller，& Meyer，2007；也请参见 Lavender et al.，2015）。

进食障碍中的情绪回避可能是明显的（例如，拒绝和朋友出去吃饭的邀请，不吃"不好的"食物），可能是细微的（例如，提前阅读菜单来计划点什么，穿宽松的衣服），也可能是认知层面的（例如，转移注意力）。安全信号（例如，为避免被食物诱惑而携带口香糖或水）也可能被用来防止情绪失控。在下面的治疗片段中，治疗师帮助患者意识到她在通过穿宽松的衣服来进行情绪回避。

患　者：我妈妈很想带我去买新衣服，但我告诉她，我不想去。

治疗师：你为什么不想去呢？

患　者：我不需要新衣服。我的衣服都挺好的，但是我不想去的这一点让我妈妈很不高兴。她一直在说她想给我买些夏装。我想她只是厌倦了我穿运动装。

治疗师：听起来，在夏天穿运动裤的确很热……

患　者：是啊，但我更喜欢舒适的衣服。

治疗师：这些衣服为什么更舒适？

患　者：它们有松紧带，所以我知道我总能穿进去。我喜欢这样的。

治疗师：当然，我们都有个人喜好，但我想知道这其中是否有一些情绪回避。（在发生进食障碍）之前，你穿其他类型的衣服吗？

患　者：嗯，我想是的。年轻的时候，我并不在乎自己的外表。现在，不管我瘦了多少，我都觉得自己像一个球。更衣室让我有很大的压力。如果我选的衣服不合适怎么办？然后我就得面对镜子和所有看着我的人……所以我想，回避是因为我不愿意想我的身体。

　　除了暴食、清除和限制，患有进食障碍的人通常会因焦虑而进行仪式化行为，他们认为如果不完成这种行为，就会引发灾难化的结果（Johnson，Connors，& Tobin，1987；Lawson，Waller，& Lockwood，2007）。这些非适应的情绪驱动行为通常包括身体检查（例如，用衣服或首饰是否合身来评估身材和体重，检查特定的身体部位，频繁地称重和照镜子），以防止或减轻因关注体重和身材而产生的痛苦（Mountford，Haase，& Waller，2006；Reas，Whisenhunt，Netemeyer，& Williamson，2002；Shafran，Fairburn，Robinson，& Lask，2004）；还有进食仪式（例如，按特定的顺序吃东西，有特定的咀嚼时长）；清除（例如，以特定的方式、在特定的地点吃东西，或直到看到特定的食物才吃）；称重（例如，反复称重，在一天中的特定时间及排便后称重）（Sunday，Halmi，& Einhorn，1995）。

虽然这些情绪驱动行为在一定程度上帮助进食障碍患者减轻了情绪体验，但从长期来看，它们维持了紊乱的情绪体验。因此，促进适应性行为（例如，与情绪待在一起而不是催吐）是保持情绪健康的关键步骤。表 9.1 罗列了进食障碍中常见的情绪驱动行为和适应性行为。

表 9.1　进食障碍中常见的情绪驱动行为

情绪驱动行为	适应性行为
代偿行为（例如，自我催吐、过度锻炼）	有意义的替代活动（如写日记），或寻求支持
有节制地或缓慢地进食	正念地进食，不计数或计时
用餐巾吸干食物上的汁液	用双手拿食物
坐立不安	双手放在膝盖上，双脚踩在地上
按特定的顺序进食	不按顺序进食
进行身体检查或照镜子检查	练习用非评判的方式观察身体
在工作中或家里的完美主义行为	不整理或不完成整理就离开
社会退缩	行为激活
离开（逃离）与食物或身体形象相关的情境	走到人群的中心；微笑，或者摆出不害怕的表情

在下面的治疗片段中，治疗师回顾了患者关于情绪驱动行为的家庭作业。

患　者：我不确定能否做到不回避自己的情绪。我也不确定把这些东西写下来是否有用。这只会让我觉得自己很糟糕。我上周几乎到中途就放弃了。

治疗师：我知道要做一些不一样的事情会很难。我想请你觉察并聚焦于感受，而不是自动化地试图摆脱它们。这和你一直以来的习惯很不一样。

治疗师：（检查患者的家庭作业）再跟我多说说你写的第一个情境——你和男朋友的争吵。

患　者：他很不高兴，因为我不跟他和他的同事出去吃饭。我感到很内疚，所以在他离开后，我开车去超市买了冰激凌和饼干。我甚至没有等到回家……我在车里就全吃完了。我想这既是情绪回避，也是情绪驱动行为。我不去吃晚餐是因为我害怕自己焦虑，也不知道该吃什么。后来我又觉得没去很糟糕，而且觉得很孤独，所以我狂吃了一顿。

治疗师：是的，两方面都有。你不去吃晚餐是为了回避焦虑的感觉，这是一种情绪回避；然后你因为感到孤独而暴食，这是情绪驱动行为。

患　者：是的，但我不觉得我能有别的选择。我一直都在回避自己的情绪，我怎么能做到不回避呢？

治疗师：这肯定需要一个过程。但好消息是，虽然你已经学会了回避自己的情绪，但你也可以努力和它解绑。而且你已经有好几次都能在感觉不好的情况下继续做事了。就像你说的，你在上周的中途就想过放弃做家庭作业，但摆在我面前的是一张完全填满的工作表。所以我们已经有了一个很好的例子，你想要回避，但是做了和情绪驱动行为完全相反的行为。

患　者：（缓缓点头）

理解并直面身体感觉

内感敏感性的概念已经超越了恐惧和焦虑（在一些情况下被称为焦

虑敏感性），它指的是对于与各种情绪化反应（如悲伤、愤怒或快乐）和心理生理过程（如食欲、饥饿、饱腹感或疼痛）相关的身体感觉的敏感性（Herbert，Muth，Pollatos，& Herbert，2012；Matsumoto et al.，2006；Merwin，Zucker，Lacy，& Elliott，2010；Zucker et al.，2013）。此外，所有的情绪都有躯体特征（Barlow，2002；Ekman & Davidson，1994）。因此，生理唤起与任何具有核心情绪成分的障碍都相关。

进食／消化特异性生理线索，如饥饿、饱腹、恶心、饱胀和物理刺激感（例如，来自衣服的束缚感和皮肤的拉扯感），正在获得越来越多的关注，并且可能代表了进食障碍暴露疗法的前沿（Zucker et al.，2013）。这些进食特异性线索和基于情绪的内感性线索都可能关系到进食障碍的治疗，再结合最近成功得到推广的内感性暴露策略，支持内感性暴露作为一种跨诊断干预策略可以被有效地整合到认知行为取向的进食障碍治疗中（Boswell，Anderson，& Anderson，2015）。

研究结果强调了一种普遍的内感性敏感因素的作用，包括进食／消化特异性（如胃功能）生理线索，以及一般自主神经系统（如心脏）的生理线索（Herbert，Herbert et al.，2012）。这种普遍的内感性敏感因素与情感不耐受的结构高度统一。例如，如果一个具有内感性敏感易感性的个体习得了对体重增加的非适应性解释，并且将与消化有关的身体线索（如饱胀感）理解为体重增加的强烈信号，就有可能继续发展成神经性厌食。

通过内感性条件作用，饱胀感成为焦虑或恐惧（或广义上的消极情感）的线索。情绪体验的强度本身可能会导致非适应性的回避和情绪驱动行为（例如，限制进食、过度锻炼），然而所唤起的饱胀感（可能由于过度敏感而不准确）和焦虑会单独或联合触发非适应性的行为反应，然后被负强化。因此，进食／消化特异性线索和基于情绪的身体线索都是进食障碍治疗的可行目标。与焦虑或恐惧唤起、悲伤、羞耻、饥饿、饱腹感、气味、味道和物理刺激感相关的内感性线索，跟体重增加或身体形象相关联，都可能成为焦虑的放大器和／或触发器（Vocks et al.，2011）。对这些线索（包括条件性焦虑）的敏感性及其消极含义会与非适应性情绪调节策略相关联，控制并压抑各种消极唤起。各种各样的进食行为，从限制到暴食和清除，都可能起这个作用。

我们的经验表明，《自助手册》中在会谈内进行的症状诱发练习，如使用细吸管呼吸（以引起呼吸困难、头晕或过度通气）、过度通气（以引起头晕和不真实感）、快速转圈（以引起头晕、定向障碍和恶心），以及原地跑步（以引起心率加快、呼吸急促和脸红或发热），都有助于降低进食障碍患者的内感敏感性，对进食特异性线索和基于情绪的生理线索可能都有效。接下来，治疗师通过会谈内的症状诱发练习引入内感性觉察的概念。

治疗师：我要请你使用细吸管呼吸 1 分钟。注意任何想停下来或转移注意力的冲动。尽你所能地坚持下去。一直做，直到我说"停"。好，开始！

（患者停了几次，治疗师每次都鼓励她"坚持下去"。）

患　者：（1 分钟后）天呐，我好惊恐！

治疗师：你现在或者刚刚注意到什么症状了？

患　者：我真的很焦虑！头晕眼花……挫败感，因为感觉我的身体试图让我停下来……好像我别无选择似的。

治疗师：所以这些感觉真的很强烈？

患　者：非常强烈！但与此同时，我注意到了很多认知回避。我试图转移自己的注意力，即使我知道我不应该这样做……再次感觉我的身体和大脑在戏弄我似的。

治疗师：有没有想要停止的冲动和特别痛苦的感觉？

患　者：非常痛苦……但我一直想着要继续。我觉得这还挺好的……

治疗师：是的，你坚持下来了！你怎么看待这次练习？

患　者：我想坚持到 1 分钟……很明显，我确实能够坚持……我仍然感到紧张，有点头晕，但我做到了。我认为这是一次很不错的首次尝试……

不断累积的基础心理病理学研究表明，新兴的针对进食和消化方面生理机能的内感性暴露技术可能是对传统内感性暴露练习的有效补充（Boswell et al.，2015）。事实上，一些现有的进食障碍暴露策略已经包含了相关的生理线索唤起（例如，对暴食的暴露）。然而内感性觉察和耐受可以说是间接的靶目标。因此，整合并增加对内感性的关注可以强化现有策略，而且新的诱发策略可以得到测试，并有可能作为独立的干预手段加以利用。例如，我们目前正在试验以下练习：大口喝水（以体验饱胀感、胀气和胃功能）、穿紧身衣（以体验束缚感和总体触感不适），以及闻味道浓重的食物（以体验饥饿、流涎、恶心和胃功能）。

情 绪 暴 露

在前几个模块所授技术的基础上，最后一个核心模块利用内感性暴露和情境暴露来增加对情绪的耐受，允许采用适应性情绪调节策略，并引入新的情境体验。对所害怕的食物的逐级暴露，特别是在会谈内进行的用餐暴露，都基于进食障碍认知行为治疗方案中业已成熟的组成部分（Fairburn，2008）。事实上，基于暴露的治疗方法会鼓励患者吃他们害怕的食物，以阻止非适应性的回避和情绪驱动行为，这在近期对神经性厌食（Steinglass et al.，2011，2014）和神经性贪食（Martinez-Mallen et al.，2007；McIntosh，Carter，Bulik，Frampton，& Joyce，2011）的研究中都获得了令人欣喜的结果。在引导照镜子的暴露中，参与者被要求以不评判的方式观察并描述自己的身体，这种暴露也得到了实证支持（Delinsky & Wilson，2006；Hilbert，Tuschen-Caffier，& Vogele，2002；Hildebrandt，

Loeb，Troupe，& Delinsky，2012）。

　　然而，需要考虑到的很重要的一点是进食障碍患者也可能是多样化的。虽然有些患者可能会过度照镜子，来监测自己的身体形象，但也有一些患者可能会回避照镜子。尽管临床医生在使用统一方案对进食障碍患者进行治疗时，通常会将恐惧食物暴露和照镜子暴露纳入治疗，但需注意的一点是，暴露主要聚焦于情绪本身，而不是特定的情境。因此，治疗师会帮助患者创建一个暴露等级，包含会引发不舒服情绪（积极和消极）的情境，并与患者合作，通过会谈内暴露、想象暴露和现实暴露来系统化地面对这些情境。图 9.1 展示了一个情绪暴露等级的示例。

不回避	犹豫不决但很少回避	有时回避	经常回避	总是回避
0		5		10
没有痛苦	轻微痛苦	明显痛苦	强烈痛苦	极度痛苦

等级	描述	回避程度	痛苦程度
1 最严重	在体育赛事现场吃东西，并且不把食物吐出来	9	10
2	在公共场合穿泳衣	9	9
3	在餐厅或其他公众场所吃东西	7	8
4	在不了解食材的情况下吃伴侣烹饪的食物	6	8
5	去买衣服	5	5
6	告诉别人自己很沮丧（不假装开心）	5	5
7	去超市采购	4	5
8	看一部悲伤的电影	3	4

图 9.1　神经性贪食患者的情绪暴露等级示例

　　与前面的内感性觉察模块相呼应的是，治疗师也会安排针对身体感觉的暴露。这些身体感觉对进食障碍患者来说可能是与消极情绪相关的，包括进食／消化特异性感觉。在这里，治疗师与一组住院患者一起复习了内感性暴露作业。

治疗师：你们一直在做内感性暴露练习。有人想分享自己的情绪暴露
　　　　等级的内容吗？

患　者：我决定不再每天都穿运动裤了。

治疗师：这是你（和你的个体治疗师）想出来的吗？

患　者：是的，不再每天穿运动裤，比如来参加团体时。虽然运动裤
　　　　更舒服，而且不会让我想起我的体重，因为运动裤穿起来很
　　　　宽松。我会选择穿牛仔裤，会有点不舒服……实际上牛仔
　　　　裤很合身，但是牛仔裤会紧贴着我的腿，它提醒我那里变
　　　　胖了。

治疗师：这真是一个聪明的主意。还记得吗？我们曾讨论过系上腰带
　　　　来达到类似的效果。

患　者：是的。我把自己暴露在这种更紧的感觉中。紧是可以的……
　　　　我的裤子不需要太宽松……我可以学习在这个体重下也舒服
　　　　地穿着普通的衣服。

结论及未来方向

尽管前期数据支持统一方案对各种情绪障碍的实用性和有效性（Farchione et al.，2012），但关于它对进食障碍的治疗效力和有效性的评估才刚刚开始（Thompson-Brenner & Ice，2014）。然而，正如本章的临床个

案所展现的那样，早期迹象表明，统一方案可能提供了一种有效的方法来处理跨情绪障碍的共同潜在过程，同时干预多种障碍。因此，它为一系列并发诊断的治疗提供了一种更简便的选择。

除了证明有效性，我们还对未来将统一方案应用于进食障碍的工作提出了若干建议。标准的进食障碍治疗方法是多模式的，特别是在住院和重症门诊的设置中。患者会接受个体和团体的心理治疗、营养监测和辅导、药物治疗以及创意艺术性表达之类的附加环节。未来的研究需要检验将统一方案原则完全整合进多模式治疗框架中的可行性、具体过程和结果。此外，对进食／消化特异性的内感性暴露干预的应用需要经过基础研究及应用研究的检验。

最后，需要更多的研究识别及直接检验进食障碍统一方案的治疗结果的目标机制。在理论上，这些机制应该与其他情绪障碍一致，但这仍需检验。鉴于当前针对神经性厌食的暴露治疗获得了令人欣喜的结果（Steinglass et al.，2012，2014），在进食障碍（以及其他障碍）的统一方案中独立的聚焦于情绪的暴露机制使得该领域一直遗留的极难治疗的问题有了更有效的干预方法。

第十章
失眠障碍的统一方案应用

杰奎琳·R. 布利斯和香农·索尔－扎瓦拉

引　言

失眠是初级医疗系统内的成年患者最常见的主诉之一（Morin & Benca，2012）。在与健康相关的生活质量受损程度方面，慢性失眠患者报告的数据与临床抑郁障碍患者或充血性心力衰竭患者相当（Katz & McHorney，2002）。慢性失眠也与心境受损、主观感受到的功能损害、工作缺勤率升高以及医疗使用率增加有关（Walsh，2004）。近期一项针对大样本成人进行的 20 年追踪调查研究发现，持续失眠至少 6 年的个体与没有失眠的同龄人相比，死亡的可能性高 58%（Parthasarathy et al.，2015）。

失眠障碍的特征是对睡眠质量或时长不满意，包括以下症状中的至少一种：入睡困难，睡眠难以持续整夜，或早晨醒来的时间早于预期（American Psychiatric Association，2013）。此外，睡眠困难必须与显著的痛苦或重要功能（如社交、教育、职业和行为）方面的困扰有关。这个问题必须每周至少发生 3 晚，持续至少 3 个月，并且发生在有充足的睡眠机会的情况下（对睡眠时间的不满并非由于客观的睡眠被剥夺）。

在 DSM-5 引入失眠障碍之前，失眠被定性为原发性或继发性疾病。主诉为睡眠紊乱并且未伴随其他任何心理或医学疾病的患者，会被诊断为原发性失眠；而经受因其他疾病引起的睡眠紊乱，或睡眠紊乱被确定为其他障碍（如抑郁、压力、慢性疼痛或药物副作用）症状的患者，会被诊断为继发性失眠。在 DSM-5 中，原发性失眠被重新命名为失眠障碍，反映了在这个分类系统中不再区分原发性和继发性失眠的决定。睡眠医学专家希望，这一变化能鼓励心理健康和临床工作者认识到睡眠紊乱是一个重要的治疗目标，并在睡眠障碍与其他疾病共病时改进治疗方法（Reynolds，Redline，and the DSM-V Sleep-Wake Disorders Workgroup and Advisors，2010）。

　　睡眠紊乱与许多精神障碍高度共病，并且一直被认为是焦虑和抑郁障碍的核心症状（National Institutes of Health，2005）。卫生机构和社区提供的样本显示，失眠和精神障碍的平均共病率分别为 53% 和 41.7%（Harvey，2001）。也许是由于失眠的普遍性，它常常被认为是其他障碍的症状，特别是当它与焦虑或抑郁一起出现时（Harvey，2001）。人们通常认为，对主诊断或潜在心理障碍的诊断和治疗也会缓解睡眠困难。然而研究表明，即使在以睡眠紊乱为诊断标准的障碍中，如创伤后应激障碍、抑郁和广泛性焦虑障碍，对焦虑或抑郁障碍的有效治疗也不能完全缓解失眠症 状（Belanger，Morin，Langlois，& Ladouceur，2004；Harvey，2001；Stepanski & Rybarczyk，2006；Zayfert & DeViva，2004）。此外，失眠是公认的抑郁预测因素（Baglioni et al.，2011），无论抑郁的严重程度如何，它都与自杀意念和自杀尝试的增加有关（Peterson & Benca，2006）。这些研究表明，当失眠同时出现时，仅仅治疗焦虑或抑郁障碍是不够的，而且在共病治疗成功后继续经历睡眠困难的个体可能更容易在未来复发。

　　本章介绍统一方案为什么可能是治疗失眠障碍的有效方法，随后从跨诊断的角度回顾如何对失眠的传统治疗目标进行概念化。然后我们将介绍一个用统一方案治疗失眠个案的例子。

失眠是一种情绪障碍

目前，睡眠紊乱已被公认为一种跨诊断过程，与许多精神障碍高度共病（Dolsen，Asarnow，& Harvey，2014；Harvey，Murray，Chandler，& Soehner，2010）。然而最新的研究表明，许多导致情绪障碍症状发展和维持的机制过程也同样体现在失眠中。

正如第一章中详细描述的那样，情绪障碍患者倾向于体验更多的消极情感，对自己的情绪体验做出消极反应，随后努力抑制或降低情绪体验（回避的应对方式）。研究表明，失眠个体比健康个体表现出了更多的消极情感和更高水平的神经质（Buysse et al.，2007；Duggan，Friedman，McDevitt，& Mednick，2014；Gurtman，McNicol，& McGillivray，2013；LeBlanc et al.，2007；Ramsawh，Ancoli-Israel，Sullivan，Hitchcock，& Stein，2011；Vincent，Cox，& Clara，2009；Williams & Moroz，2009）。与睡眠良好的个体相比，失眠个体在面对压力时往往表现出更多的情绪化反应，而这些反应甚至在失眠症状出现之前就可被观察到（Fernandez-Mendoza et al.，2010）。

尽管失眠者经历的生活压力事件数量与睡眠良好者相当，但失眠者认为这些日常轻微的压力事件的影响更大，认为自己总体的生活压力更大，并报告他们对日常压力事件的控制能力很低。这既反映了消极情绪的加剧，也反映了一种应对压力的主观无能感（Morin，Rodrigue，& Ivers，2003）。事实上，更强烈的压力反应和回避的应对方式似乎是失眠最有力的预测因素之一（Harvey，Gehrman，& Espie，2014）。近期关于环境和遗传因素的研究表明，失眠的遗传易感性似乎会影响压力对睡眠系统的作用，而不是影响睡眠系统本身（Drake，Friedman，Wright，& Roth，2011）。

针对失眠的跨诊断治疗

对失眠起因的研究通常集中在易感因素、诱发因素和维持因素上（Morin & Benca，2012）。易感因素是指会增加睡眠困难可能性的因素，如失眠的家族史或容易焦虑的人格特质。诱发因素与最初的症状发作有关，可能包括压力的增加（如疾病、工作晋升）或生活方式的改变（如婴儿出生）。一旦诱发事件得到解决，失眠症状通常会缓解。然而，有些个体即使在最初的压力源消失后，仍会持续出现睡眠失调，这是因为存在维持因素，包括非适应性的应对策略，这些应对策略实际上加剧或维持了睡眠困难。

基于本章的目的，我们将集中讨论维持因素，这有两个原因：首先，尽管易感因素及诱发因素与急性失眠高度相关，但随着时间的推移，在急性发作的失眠转变为慢性失眠后，这些因素与失眠的相关性会越来越小；其次，维持因素反映了导致慢性失眠的机制，因此是合适的干预目标。我们现在将回顾在失眠的认知行为疗法（cognitive behavioral therapy for insomnia，CBT-I）的背景下常见的治疗目标，并讨论如何使用统一方案从跨诊断的角度对这些目标进行概念化。

对睡眠的功能失调（非功能性）信念

与睡眠良好的个体相比，失眠个体会有更多的功能失调信念和对睡眠的过度担忧（Edinger et al.，2000；Espie，2002；Morin，Vallieres，& Ivers，2007）。功能失调信念通常包括对所需的睡眠时长（例如，"我需要8小时的睡眠才能感觉良好"）或质量（例如，"如果我在半夜醒来，我早上就不会感到神清气爽"）的不切实际的期望，这反过来使他们担心晚上睡眠不好会对第二天的个人功能产生影响（例如，无法工作或情绪暴躁）。

由于对睡眠持消极信念以及担忧睡眠不足的后果（例如，"如果我不能很快入睡，我明天的工作表现会一团糟"），当失眠患者在床上试图睡觉时，消极的认知活动会增加，从而干扰入睡（Wicklow & Espie，2000）。研究表明，对睡眠的信念和态度的改变与失眠症状的改善有关，这意味着关于睡眠的功能失调信念是在失眠治疗中需要处理的重要维持因素（Edinger，Wohlgemuth，Radtke，Marsh，& Quillian，2001；Morin，Blais，& Savard，2002）。

睡眠的功能失调信念反映了认知灵活性的缺乏，阻碍了对一个情境产生替代性的、更客观的解释。例如，失眠的人如果感到焦虑，就很可能认为这种焦虑是由前一天晚上没睡好直接造成的。然而，对于他感到焦虑的原因还有很多其他解释（例如，绩效考核即将到来，和朋友的争吵还没有解决）。其他关于睡眠的功能失调信念，特别是与睡眠不足的后果有关的信念，往往显示患者缺乏自我效能感以及缺乏应对消极结果的能力。统一方案的模块 4 聚焦于认知灵活性，非常适合帮助患者识别他们关于睡眠的消极自动思维，然后采用更灵活的方法来评估他们的想法。通过应对与睡眠有关的高估危险性和灾难化结果的想法，患者将学会更客观地预测消极结果发生的可能性（例如，"虽然我还没有睡着，但我至少可以在起来去工作前睡几小时"）和他们应对消极结果的能力（例如，"即使我今晚睡不到8 小时，明天我也能找到缓解疲劳的方法"）。

过度唤起

失眠还与一种被称为过度唤起的生理唤起状态增强有关。研究表明，失眠患者的皮质醇（一种与许多不良健康状况相关的应激激素）分泌增加，与情绪相关的大脑区域更活跃，心率加快（Bonnet & Arand，2010）。有研究提出，失眠患者的这种自主唤起是睡眠开始前的过度担忧和思维反刍的直接结果（Harvey，2002a）。

由于害怕与睡眠相关的损害，失眠患者也倾向于对睡眠相关线索表现出高度警觉。例如，他们可能会监测自己的身体，看是否有入睡的迹象（例如，心率下降），或者在第二天寻找睡眠不佳的迹象（例如，与疲惫和注意力涣散一致的身体感觉）。不幸的是，这种高度警觉会产生不良后果，增加自主神经的唤起和对睡眠的干扰性思考（例如，"我今天感觉很糟糕，所以我需要保证今晚能睡个好觉"）。

这里描述的高度警觉是由对情绪状态或身体症状的消极反应驱动的，这些情绪状态或身体症状与睡眠不一致。换句话说，失眠患者评判他们的情绪体验"糟糕"或"不可接受"，进而担心未来可能发生的事情（例如，"我明天的推销要搞砸了"），或不断反刍过去哪里做错了（例如，"上次我不得不在只睡了几小时的情况下进行推销，我真的搞砸了"）。统一方案的模块3介绍了正念情绪觉察技术，目的是帮助患者在保持聚焦当下的同时，发展出以非评判的方式观察自己的情绪体验的能力。通过将这些技术应用于通常在就寝时体验的过度唤起，失眠患者可以认识到自主唤起的症状（例如，心跳加速、肌肉紧张），且不再将其视为对睡眠的威胁，或是努力控制或改变它们。

研究还表明，焦虑敏感性与失眠个体的睡眠困难和药物使用有关（Vincent & Walker，2001）。一些证据表明，针对焦虑敏感性的干预可以在一定程度上减轻失眠症状（Short，Allan，Raines，& Schmidt，2015）。因此，如模块6（理解并直面身体感觉）所做的那样，利用内感性暴露处理针对高度唤起症状的情绪反应，可以帮助失眠患者更好地理解这些身体症状在触发他们的情绪化反应中扮演的角色，并增加他们对症状的耐受性。

安全行为

为了防止与破坏性睡眠或非恢复性睡眠相关的可怕结果，失眠患者发展出了各种应对策略（Harvey，2002b）。这些策略也被称为安全行为，包括服用安眠药或在睡前喝一两杯葡萄酒，白天打盹或取消计划，以及在睡觉前用更多时间进行放松。尽管失眠患者认为这些策略很有帮助，但实际上往往适得其反，因为它们会干扰睡眠（例如，饮酒和打盹都会破坏正常的睡眠／觉醒周期），而且使个体失去了证实他们关于睡眠的功能失调信念并不成立的机会（例如，如果一位失眠患者因为没有睡好而取消与老板的会议，她将没有机会知道：即使在疲劳时，她也能表现得很好）。

失眠还与大量使用认知回避性应对策略（例如，思维抑制或转移注意力）有关，当失眠与焦虑障碍共病时，这种关系尤其紧密（Belanger，Morin，Gendron，& Blais，2005）。事实上，研究已经证明努力尝试入睡的行为（而不是让睡眠自然发生）与更严重的失眠症状有关（Hertenstein et al.，2015）。

这些安全行为可以完全避免消极情绪体验（例如，睡前服用镇静剂或安眠药物作为预防措施），或是减少痛苦情绪体验的强度（例如，在感到疲劳时取消社交活动）。模块 5 和模块 7 分别聚焦并帮助减少情绪回避和情绪暴露。在模块 5 中，患者了解到他们的情绪驱动行为如何影响情绪体验，然后开始识别并使用替代行为来对抗非适应性情绪驱动行为。

对于失眠患者来说，安全行为可以被概念化为情绪驱动行为，它在短期内减少了焦虑，但随着时间的推移，它通过强化对睡眠的功能失调信念而维持了失眠症状。例如，提早上床可能会减轻患者对及时入睡以获得 8 小时睡眠的焦虑，但最终会强化患者的信念，即得不到 8 小时睡眠的结果将是灾难性的。类似的，通过午睡来缓解白天的疲劳或烦躁可能会让患者在一天的剩余时间里感觉更好，但由于睡眠驱动力的下降，他们可能会在晚上更难入睡。

模块 7 为患者提供了一个不使用回避行为、以渐进的方式面对痛苦情绪的机会。因此，失眠的认知行为疗法的许多传统组成部分（如保持规律的醒来时间，在无法入睡时离开床，或减少在床上的总时间）都可以被纳入，作为统一方案的情绪暴露内容。但是，在这里必须澄清，统一方案和失眠的认知行为疗法进行这些工作的原因略有不同。例如，在失眠的认知行为疗法中，当患者无法入睡时，起床被定义为一种行为干预，通过减少床与情绪痛苦的联系来更有效地调节睡眠 – 觉醒周期。在统一方案中，当患者无法入睡时，起床被定义为一种情绪暴露，患者需要对抗对于起床的焦虑，因为许多失眠患者害怕起床会导致更强烈的觉醒，减少之后入睡的可能性。

对失眠患者进行情绪暴露的总目标是，帮助他们改变之前对睡眠的信念（例如，睡眠不好的灾难化结果），并通过反复练习对抗强烈的情绪来发展出更多的对痛苦的耐受性。我们的预期是，随着时间的推移，通过减少情绪回避和情绪驱动行为，患者将减少为了入睡而付出的努力，从而能够自然入睡。

个 案 呈 现

介绍

乔纳森是一名 38 岁的已婚欧裔男性，有一对 2 岁的双胞胎女儿。在他接受治疗时，他有一份在银行的全职工作。乔纳森表示，他正在寻求帮助以应对与睡眠问题有关的焦虑和抑郁。他在附近一家精神病医院住院 4 天后被转介到我们中心，此前他在 2 周之内只有极少的睡眠，并出现了明显的抑郁情绪和自杀意念。乔纳森的这些症状让他的妻子感到担忧，于是敦促他立即到医院寻求治疗。

在住院期间，医生给他开了劳拉西泮（一种苯二氮䓬类药物，通常用于治疗焦虑、抑郁或失眠）和富马酸喹硫平（一种非典型的抗精神病药，也用于治疗抑郁），让他在睡前服用，以帮助他入睡。在打电话到我们中心寻求帮助时，乔纳森说他仍然难以入睡，在出院后还是会整天担忧自己的睡眠问题。

诊断性评估

基于DSM-5的焦虑障碍访谈手册被用于进行半结构化临床诊断访谈。每项诊断都有一个临床严重程度评分，评分范围是从0分（无症状）到8分（极度严重症状），而临床阈值是临床严重程度评分至少为4分（绝对令人不安/失功能）。

在诊断性评估期间，乔纳森报告了与失眠障碍诊断一致的症状。他回忆，在出现睡眠问题之前，他因为家猫的一再干扰而连续两个晚上几乎没有睡觉，猫的夜间活动可能是一个诱发因素。乔纳森说，即使他在晚上把猫锁到地下室，也会感到睡眠困难，因为他担心自己能否睡着，以及如果睡眠不足会对他的心境、工作和家庭生活造成什么影响。失眠持续了数周。据报告，在此期间，他在大多数晚上的睡眠时间都不到2小时。随后，乔纳森开始在睡眠时间经历惊恐发作，诱因是躺在床上并醒着。

他还报告经历了抑郁心境，最明显的是有过自杀的消极想法（例如，"我受不了了，我可能下个月就死了"），这导致了之前提到的住院。他说，他在住院的4天里都能睡着，但出院时他对于能否在家睡着感到非常焦虑。乔纳森报告，回家之后，这种焦虑有所减轻，但他注意到自己仍然整天都有对睡眠能力的闯入性担忧（例如，"我又会有一个糟糕的睡眠，我会感到抑郁，然后就会像滚雪球一样失去控制"）。他表示目前大约每晚睡4小时，需要大约2小时才能入睡。

乔纳森还持续出现了明显的抑郁和疲劳症状，尤其是在早上。他报告，抑郁在他开始发生失眠时最严重。他列举的症状包括抑郁心境、对日常活动缺乏兴趣、食欲下降、坐立不安、疲惫以及自杀意念。乔纳森表示，自从住院，他的睡眠有了适度改善，这些症状出现得不那么频繁了，然而抑郁的症状仍然干扰他集中精力工作的能力。他报告，让他感到特别痛苦的是，自己对于和女儿的互动缺乏兴趣。乔纳森否认他在此之前有过抑郁发作。

最后，乔纳森报告了社交焦虑障碍的症状。他表示，在做报告时、向他人介绍自己时、参加聚会之前、与他眼中的权威人士交谈时以及发起和维持对话时，他都会感到焦虑。他表示，目前最困扰他的是每周工作例会前的预期焦虑。他报告自己应对社交焦虑的主要方法是回避会引发社交焦虑的情境（例如，屏蔽电话以及不参加会议和聚会）。乔纳森表示，他的社交焦虑并没有给他带来太多痛苦，因为他从初中开始就有这种感觉了。

根据评估后的诊断反馈，乔纳森符合失眠障碍伴非睡眠障碍的精神共病的标准（为 5 分）。间歇性的标注表明，他的失眠症状持续了至少 1 个月，但不超过 3 个月。他也符合重性抑郁障碍，部分缓解伴焦虑痛苦的标准（临床严重程度评分为 5 分）。此外，乔纳森还符合社交焦虑障碍的标准（临床严重程度评分为 4 分），尽管他表示对于将社交问题作为治疗重点不感兴趣。

使用统一方案进行治疗

考虑到治疗费用，乔纳森的主要治疗目标是尽快解决失眠问题，所以他的治疗师为他选择了牛津大学出版社"有效的疗法（Treatments That Work）"系列中的《克服失眠》（Overcoming Insomnia；Edinger & Carney，2008）这一方案。然而在第一次治疗会谈中，乔纳森显然不愿意参与针对失眠的治疗部分，因为他对每晚能否获得"足够"的睡眠感到焦虑。例如，他表示不想记录睡眠日志，也不愿意避免在床上待太久。他说，记录睡眠日志会让他发现自己实际上睡得比他想象的还要少，这会让他感到更痛苦，这种痛苦会进一步影响他的睡眠能力。

此外，尽管乔纳森能够理解刺激控制（一种减少躺在床上与情绪痛苦之间关联，并增强床与睡眠之间关联的行为策略）的基本原理，但他不愿意等到感觉困了才上床睡觉，也不愿意在 20 分钟都没睡着后就离开床。他坚定地认为限制在床上的时间会阻碍他获得更多入睡机会。

由于乔纳森没有准备好使用《克服失眠》中的策略，所以他的治疗师决定使用统一方案，希望能更好地理解他对情绪体验的消极反应，并且试图减少这种体验之间的功能性关系，从而提高他对治疗的参与度。当患者有多个诊断，或者患者对统一方案感到满意且不愿意学习新的治疗方案时，治疗师也可以考虑使用统一方案而不是针对失眠障碍的治疗方案。

理解情绪

首次会谈的后半段是帮助乔纳森更好地理解自己的情绪体验。治疗师请乔纳森描述前一晚躺在床上试图入睡时的经历，然后使用情绪的三成分模型来说明如何将情绪体验分解为想法、身体感觉和行为（图 10.1）。将情绪的三成分模型应用到他在就寝前体验到的焦虑中，能够帮助乔纳森开始从更客观的角度看待他的情绪体验，即使这些体验让他感到难以承受和无法控制。

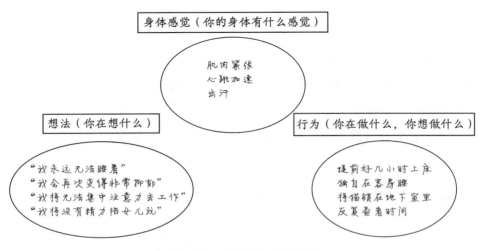

图 10.1　情绪的三成分模型

接下来，治疗师与乔纳森一起讨论了他的想法、身体感觉和行为之间的相互作用，以展示情绪体验的一个成分如何放大了另一个成分。例如，乔纳森报告，当他躺在床上时，他的想法通常集中在晚上会睡得如何以及休息不好对第二天的影响上。随着时间的推移，他躺在床上持续担心，并开始出现焦虑和过度唤起的身体症状。乔纳森随后将这些身体症状解释为他无法入睡的迹象，这导致他对自己还能睡多久以及相关后果更加焦虑了，并且有了更多的自主唤起。

由于乔纳森认为睡眠不足的结果是灾难性的，所以他采取了一系列情绪驱动行为，比如在正常就寝时间的前几小时就躺下，以防止失眠。当治疗师询问这些行为是否有效时，乔纳森的回答是肯定的（例如，"这些天就是因为早早地上床了，所以我才能睡一会儿！"）。然后治疗师请乔纳森详细说明比预期会困倦的时间提前好几小时上床是如何对他的睡眠有帮助的。乔纳森解释，早早地上床会让他觉得自己更能控制局面，这反过来也减轻了他当时的焦虑。

通过使用苏格拉底式提问，乔纳森最终同意，尽管这些情绪驱动行为在短期内帮助他控制了焦虑，但长期的影响是强化了他对睡眠的消极信念——尤其是睡眠非常难以琢磨，如果前一天晚上没有得到足够的睡眠，他无论是在单位还是在家都感觉状态不佳。治疗师接着谈到了乔纳森拒绝监测自己的睡眠或限制自己待在床上的时间为何是他的情绪驱动行为，以及这些行为虽然能帮助他应对与失眠相关的急性焦虑，但它们也会阻止他了解到焦虑可以随着时间的推移而减轻，并且妨碍他积累足够的睡眠驱动力。尽管乔纳森仍然不愿意改变自己的睡眠习惯，但他同意在每天晚上完成一份"情绪的三成分模型"工作表作为家庭作业。

正念情绪觉察

在接下来的两次会谈中，我们介绍并练习了对情绪体验进行客观的、聚焦当下的、不加评判的觉察，尤其是他对于自己每晚能否入睡、能睡多少时间以及第二天的相关损害的焦虑。乔纳森在就寝时所体验的思绪纷乱导致了他的焦虑，而这些想法通常与过去的经历（例如，反刍住院治疗经历）或对未来的担忧（例如，担心第二天在工作中的表现）有关。所以对他来说，学会把自己锚定在当下特别重要。

在会谈内的练习中，治疗师指导乔纳森允许自己在情绪发生时充分地体验它们，聚焦在当下，并注意到想法、身体感觉和行为的发生。治疗师还建议他让自己的情绪来去自如，不评判它们是好是坏，也不试图将它们推开。需要强调的是，正念情绪觉察练习并不是一种放松练习，它最初可能会让人感到痛苦，特别是在体验消极情绪时，但随着时间的推移和不断练习，它会使情绪更快地过去。乔纳森同意每天独自练习两次，其中一次是在睡觉前进行的，并用"正念情绪觉察"工作表记录了他的体验。

当乔纳森在接下来的 1 周再次进行会谈时，他报告，情绪觉察练习令他感到非常不舒服。他发现自己难以在睡前观察自己的想法和身体感觉，往往一尝试就不由自主地陷入压力和焦虑之中，并且会不由自主地把这些消极情绪解释为预示他无法入睡的迹象，这些都会引发他对于能否安然度过明天的担忧。咨询师鼓励乔纳森采取一种更客观的态度来看待自己的焦虑（例如，"我对睡眠是否充足感到焦虑是有道理的，因为当我必须在工作中做报告时，充足的休息是有帮助的"），而不是任由焦虑引发对未来的担忧（例如，"我的抑郁会变得更严重，最终会回到医院"）。他还努力让自己的焦虑与当下进行联系（例如，"我正在担心明天在缺乏睡眠的情况下做工作汇报，但此时此刻我正躺在床上"）。对乔纳森来说，当注意到想法让他脱离了此时此刻时，对他特别有帮助的做法是将这些想法标记为"过去"或"现在"，并将注意力集中在自己的呼吸上，以让自己与当下建立联系。

治疗师还使用"情绪反射弧"工作表进行了回顾，乔纳森对于等到困了才上床睡觉或是在 20 ~ 30 分钟内无法入睡就起床的阻抗，导致他清醒地在床上躺了很长时间。随着时间的推移，这样的行为削弱了床作为睡眠线索的作用，强化了床和痛苦情绪之间的联系。这种联系所带来的结果是，床本身就成了对睡眠焦虑想法的诱因或自动触发点，从而引起高度唤起的身体感觉，并导致想要控制焦虑的尝试。但不幸的是，这只会加剧失眠。

认知灵活化

第四次和第五次会谈用来发展更多的认知灵活性。治疗师介绍了消极的自动思维和情绪之间的相互关系，讨论了乔纳森对情境的解释如何影响他的情绪反应（反之亦然）。例如，乔纳森倾向于将躺在床上时体会到的任何身体感觉都解释为对睡眠的威胁，这导致了担忧和焦虑的痛苦。当他躺在床上翻来覆去直到凌晨时，他的自动思维集中在第二天的表现会有多糟糕以及表现不好的代价（例如，被解雇或妻子离开他）上。在治疗师的帮助下，乔纳森学会了对消极自动思维有更多的觉察，并用更客观的解释代替它们。例如，"我今晚睡不着了"的自动思维会被"我现在醒着，但我不确定我是否会整晚都醒着"代替。

如前所述，关于睡眠的功能失调信念（例如，"我知道一夜没睡好会影响我第二天的日常活动""我担心慢性失眠会给身体健康带来严重后果"）是失眠患者的重要治疗目标。因此，治疗师探索了乔纳森关于睡眠的具体信念。

> 治疗师：听起来，你认为自己的工作表现直接取决于前一晚的睡眠质量。
>
> 乔纳森：是的，那是因为确实如此——我如果晚上只睡了几小时，第二天就无法集中精力工作。在一整天的大部分时间里，我都只能盯着计算机屏幕，简直一团糟。
>
> 治疗师：你的老板跟你谈过这件事吗？
>
> 乔纳森：什么意思？
>
> 治疗师：你的老板有没有说过你没有按时完成任务或者效率低下？
>
> 乔纳森：呃，实际上我没有错过任何工作交付日。我想我还是把事情

都做完了。(暂停)好吧,也许我有点小题大做了,但我知道失眠绝对是导致抑郁的原因。所以,即使我在工作上做得不错,我仍然害怕会因为睡不着而再次抑郁。

治疗师:在双胞胎出生后的那阵子呢?你能睡多少时间?

乔纳森:(笑)完全不够!在最初的几个月里,我和妻子都觉得自己在梦游。

治疗师:在那几个月,你的心情怎么样?

乔纳森:我太高兴了,我一直都想当爸爸。

治疗师:听起来,那时候即使你每晚只睡几小时也不抑郁。实际上,你那时候真的很开心。

乔纳森:我想你是对的,我以前从没想过这个问题。

乔纳森发现,提醒自己,有时即使睡得好,在工作上的表现也不好或仍觉得情绪低落,会特别有帮助,这使得他对睡眠的预测变得更灵活。当治疗进行到这个阶段时,乔纳森已经对自己的情绪体验有了更多觉察,并且能够使用锚定当下和认知灵活化技术更有效地管理睡前的焦虑。然而,他仍要花 1 小时才能入睡,而且他报告,每晚只能睡大约 5 小时。

应对情绪性行为和情绪暴露

第六次和第七次会谈的重点是识别情绪回避策略,并用其他行动代替这些策略。乔纳森的一些情绪驱动行为包括查阅有关失眠的长期影响的文章,每晚吃一片安眠药,在前一晚没睡好时重新安排工作会议,开车去上班而不骑自行车以节省体力,以及躺在床上担心睡眠不好的结果。另外,乔纳森还会和妻子分开睡,晚上把猫锁在地下室,以及早早上床从而给自己充足的时间入睡。

到治疗的这个阶段,乔纳森意识到这些行为都是回避的表现形式。尽管他报告这些行为往往会在短期内缓解他的焦虑,但他也认为这些行为可能会长期维持他的症状。然而，他仍然非常担心改变自己的睡眠习惯，因为他害怕自己会回到住院前的严重失眠状态。

治疗师帮助乔纳森建立了一个情绪暴露等级（图 10.2），为他提供了不使用回避模式以充分体验情绪的机会。这个等级上的一些项目涉及减少回避行为，与此同时，其他项目涉及使用体育锻炼来帮助他在焦虑的身体症状和预期结果（失眠）之间建立一套新的无恐惧的联系。乔纳森和治疗师讨论了他将如何在暴露治疗期间实施迄今为止学到的技术（例如，认知灵活化和正念情绪觉察）。例如，当他对改变自己的睡眠习惯感到非常焦虑时，他会练习将自己锚定在此时此刻，并且更加灵活地预测可能的结果。

不回避	犹豫不决但 很少回避	有时回避	经常回避	总是回避
0		**5**		**10**
没有痛苦	轻微痛苦	明显痛苦	强烈痛苦	极度痛苦

等级	描述	回避程度	痛苦程度
1 **最严重**	不服用安眠药	8	9
2	夜里允许猫在房子里转悠	8	7
3	凌晨 1 点再上床	7	7
4	在就寝前 30 分钟做开合跳	6	7
5	在 30 分钟里未睡着就离开床	6	6
6	记录睡眠日志以监测睡眠	5	4
7	周末在早上 8 点起床	5	4
8	与妻子一起睡在卧室	4	3

图 10.2 失眠障碍患者的情绪暴露等级示例

乔纳森同意将回到妻子的床上而不睡在客房作为第一个暴露练习。他还同意记录睡眠日志，以确定他应该待在床上的总时长。治疗进行至此，乔纳森已经明白了做这些暴露的基本原理，再加上他在统一方案的其他治疗模块上取得的成功，这些都有助于增加他对将暴露作为一种关键的治疗机制的认同。尽管他非常担心面对之前回避的这些情境，但他能够看到这样做符合统一方案更大的治疗模型。

当他在下周回到诊所时，他发现自己平均每晚睡了 6.5 小时。我们在他的平均睡眠时间上增加了 30 分钟来确定他应该待在床上的总时长。换句话说，通过将他在床上的时间限制在 7 小时，乔纳森可以给自己足够的时间入睡，然后达到大约 6.5 小时的睡眠时间。此前，乔纳森在晚上 11 点左右上床睡觉，第二天早上 8 点起床工作。在计算了他应该在床上待的总时长后，乔纳森同意将在凌晨 1 点上床睡觉作为一项情绪暴露练习。

从失眠的认知行为疗法的角度看，这种练习是一种行为策略，旨在减少躺在床上的清醒时间，从而增强床与睡眠的联系。在统一方案的框架内，这个练习的目标是让乔纳森在不使用任何情绪驱动行为的前提下，将自己暴露在一个引发焦虑的情境中。通过限制总的在床上的时间，乔纳森能够了解到焦虑会自行减少，不需要他努力摆脱。他还有机会检验他所担心的后果（例如，如果不给自己"足够的时间"，他将无法入睡）是否真实。

预防复发

出于经济方面的考虑，乔纳森表示他想在 8 次会谈后终止治疗。在最后一次会谈中，治疗师和乔纳森讨论了在治疗中取得的进展，包括对自己的情绪体验有更多觉察，以及了解到他对情绪的反应方式如何影响体验的强度。关于长期目标，乔纳森表示，他想恢复"正常""不要想太多关于睡觉的事"。治疗师强调了继续进行暴露等级上的项目的重要性（例如，如果在 30 分钟内无法入睡就下床，减少对安眠药的依赖）。尽管乔纳森对自己能够继续取得进步充满信心，但治疗师也告诉他，如果他发现很难独立完成暴露等级，可以安排几次强化会谈。

结　　论

　　无论失眠是单独出现的还是与其他疾病一起出现的，它都与许多不良的健康结果有关，因此，它是治疗的一个重要目标。不幸的是，当睡眠问题与焦虑或抑郁共病时，它常常被忽视而没有成为一个明确的治疗目标；因为人们普遍认为，一旦其他症状得到成功的治疗，睡眠问题就会缓解。然而，正如前面所讨论的，研究表明，在抑郁和焦虑缓解后，睡眠问题依然持续存在。

　　在使用认知行为疗法处理其他障碍之后，睡眠症状仍然持续存在的一个原因是，认知重评技术似乎并没有被用于调整有关睡眠的功能失调信念。例如，卡尼等人（Carney，Harris，Friedman，& Segal ，2011 ）发现，接受认知行为疗法干预的抑郁患者的总体消极信念有显著减少，但非适应性睡眠信念没有变化。

　　尽管有必要对统一方案治疗睡眠失调的效果进行更系统的评估，但现有的关于失眠和其他情绪障碍之间共同机制的实证证据为跨诊断治疗方法的临床应用提供了强有力的理论支持。统一方案的一个好处是，与睡眠相关的消极自动思维和情绪驱动行为可以无缝地融入对共病情绪障碍的个体的治疗过程。或者，当失眠是患者的主要担忧时，统一方案可用于解决失眠问题，正如乔纳森的个案所示。

第十一章
非自杀性和自杀性自伤意念与 行为的统一方案应用

凯特·H. 本特利、香农·索尔－扎瓦拉、
克莱尔·凯西洛－罗宾斯和斯蒂芬妮·文托

非自杀性和自杀性自伤意念与 行为的定义和流行病学

自我伤害（self-injury，后文简称为自伤）可以定义为任何直接地、有意地伤害自己的行为（Nock，2010）。非自杀性和自杀性自伤行为同在自伤的"大伞"下，两者存在着显著的区别。非自杀性自伤（nonsuicidal self-injury，NSSI）指的是不带有死亡意图的自伤行为，包括了实施自伤的意念及事实上发生自伤经历（Norck，Cha，& Dour，2011；Nock & Favazza，2009）。自杀性自伤则预设这一行为至少有一定程度的死亡意图，该术语也可以泛指一系列意念和行为（例如，自杀意念、自杀计划、自杀尝试和完成自杀；Nock，2010）。

非自杀性和自杀性自伤意念与行为是常见的。例如，最近一项关于非自杀性自伤流行病学的元分析显示，青少年的终生自伤率为 17.2%，年轻成人为 13.4%，成人则为 5.5%（Swannell，Martin，Page，Hasking，& St.

John，2014）。而自杀性自伤的数据显示，美国每年有 4 万人自杀身亡，全球则超过 100 万人因自杀离世（Centers for Disease Control and Prevention，2011；World Health Organization，2012）。除了以自杀告终外，3% 的人实施过非致命性自杀行为，而 9% 的人在一生中出现过严重的自杀意念（Borges et al.，2010；Nock et al.，2008）。综合来看，非自杀性和自杀性自伤都是重大且普遍存在的公共健康问题，亟待关注。

迄今为止，一些针对自伤性意念和行为的心理治疗方法已经被开发并得到了验证。辩证行为治疗（dialectical behavioral therapy，DBT；Linehan，1993）是一种多层面的、旨在应对非自杀性和自杀性自伤行为的认知行为治疗方法。总体而言，大量的证据表明，辩证行为治疗能够有效地减少边缘型人格障碍患者的自杀行为；而对非自杀性自伤的疗效则比较复杂（Lynch，Trost，Salsman，& Linehan，2007；Turner，Austin & Chapman，2014）。

在针对非自杀性自伤的治疗方法中，作为常规治疗（treatment as usual，TAU）辅助治疗手段的情绪调节团体治疗（emotion regulation group therapy；Graz & Gunderson，2006），以及手册辅助的认知行为治疗（manual-assisted cognitive therapy，MACT；Evans et al.，1999），都被证明可以比对照组（只使用常规治疗）更有效地减少患有边缘型人格障碍的女性受试者的非自杀性自伤行为（Turner et al.，2014）。在针对自杀意念及行为的治疗方法中，近期的研究试验了有时间限制的认知行为疗法（time-limited CBT interventions；例如，Brown et al.，2005；Rudd et al.，2015 ），发现了可喜的结果。而问题解决的干预（problem-solving interventions）则呈现出不一致的结果（Ward-Ciesielski & Linehan，2014）。尽管近年的非自杀性和自杀性自伤治疗方法取得了令人振奋的新进展，但很遗憾，这些行为的发生率并没有降低。因此，我们仍然需要发掘最有效，同时也是最高效、最能广泛传播的方法，来应对各类自伤患者的这些困扰。

情绪障碍框架下的非自杀性和
自杀性自伤意念与行为

有文献指出，非自杀性和自杀性自伤意念与行为在功能上与定义情绪障碍的心理病理核心过程是相似的。正如本书一直以来所介绍的，索尔－扎瓦拉和巴洛（Sauer-Zavala & Barlow，2014）把情绪障碍定义为一种心理病理状态，其特征是频繁体验强烈的消极情绪（例如，恐惧、焦虑或悲伤），伴随强烈的厌恶反应和回避上述情绪体验的尝试。神经质，或者说体验强烈的消极情绪的特质倾向，伴随情绪体验的不可控性，被视为情绪障碍的发生与发展的基础（Barlow，Sauer-Zavala，Carl，Bullis，& Ellard，2014）。

首先，有大量证据支持非自杀性自伤与管理情绪障碍消极情绪体验的回避性应对策略之间存在功能上的重叠。尽管学者们解释非自杀性自伤成因的理论有许多，但普遍的共识是这些行为通常是用来减少或回避厌恶的情绪或认知状态的（Chapman，Gratz，& Brown，2006；Klonsky，2007；Nock & Prinstein，2004；Selby，Anestis，& Joiner，2008）。非自杀性自伤基于逃避的功能类似于患有其他情绪障碍个体所使用的回避策略（例如，回避、压抑或思维反刍）。比如，一位患社交焦虑障碍的个体可能会在聚会中体验到高水平的焦虑，并选择提前离场以缓解这种令人厌恶的情绪状态。而另一个人可能会选择割伤自己，以调节与即将发生的"高风险"事件（例如，一项重要的工作或学业方面的任务，或者人际交往）相关的痛苦。这两个个案中的提前离场和割伤自己都是非适应性地回避情绪痛苦的应对形式，尽管这些策略可以在短期内减少消极情感，但随着时间的推移，它们很可能增强并维持这样的情绪体验（例如，Crowell，Derbridge，& Beauchaine，2013；Sauer-Zavala，Bentley，& Wilner，2015；Weiss，

Sullivan，& Tull，2015）。

　　解读自杀性自伤的理论有很多，包括自杀人际－心理理论（Joiner，2005）、绝望理论（Beck，1986；Abramson et al.，2000）、逃避自我理论（Baumeister，1990）、心理痛苦理论（Shneidman，1993），以及情绪失调模型（Linehan，1993）。尽管内容各有不同，但这些理论都有一个共同点——阐述了情绪痛苦在自杀性自伤中起的作用（Selby，Joiner，& Ribeiro，2014；Ribeiro，Bodell，Hames，Hagan，& Joiner，2013）。

　　情绪痛苦还在情绪障碍的发生发展中起核心作用，因为情绪障碍患者的症状往往是通过使用回避策略来减少或者抑制强烈的、不想要的情绪，从而使之得以维持。在情绪障碍的框架下，自杀意念和行为可以被概念化为情绪回避的极端形式，伴随相似的长期和短期结果。完成自杀也许是从情绪痛苦中逃避的最终方式；幻想自杀、制订自杀计划或者实施非致命性的自杀行为也可以暂时缓解或减少某种消极情绪状态，但不太可能维持长期的情绪解脱，甚至可能会形成长期更严重的消极情感。

　　考虑到上述功能的相似性，难怪有越来越多的研究支持神经质与非自杀性和自杀性自伤的关系。首先，横断面研究的结果表明，在从临床（例如，门诊或住院患者；Claes，Vandereycken，& Vertommen，2004；Claes et al.，2010）到非临床（例如，本科生、医学生；Allroggen et al.，2014；Brown，2009；Maclaren & Best，2010；Mullins-Sweatt，Lengel，& Grant，2013）的群体中，神经质能区分个体是否会进行非自杀性自伤行为。

　　也有证据表明，神经质可以前瞻性地预测自杀意念（例如，Handley et al.，2012）、自杀尝试（例如，Holma et al.，2014；Wedig et al.，2012）以及完成自杀（例如，Fang，Heisel，Duberstein，& Zhang，2012；Tanji et al.，2014）。总之，实证研究支持了强烈的消极情绪在非自杀性和自杀性自伤中起的作用。此外，自我伤害的想法和行为可被看作对消极情感（无论是对非自杀性自伤紧急的、暂时的消极唤起，还是对自杀意念和行为的普遍的、稳定的消极情绪）的非适应性反应。接下来，我们会探讨在情绪障碍跨诊断治疗的背景下，将自杀性和非自杀性自伤概念化为应对强烈情绪的回避策略的临床意义。

统一方案技巧对非自杀性和自杀性自伤意念与行为的应用

统一方案是一种聚焦于情绪的认知行为干预方式，旨在解决一系列情绪障碍——频繁与非自杀性自伤和自杀同时出现的状况（例如，Bentley，Cassiello-Robbins，Vittorio，Sauer-Zavala，& Barlow，2014；Borges et al.，2010；Kanwar et al.，2013；Selby et al.，2012）。考虑到情绪障碍的核心过程与自伤行为之间的功能相似性，统一方案自然可能适用于自伤个体，并为临床工作者提供一个直接针对自伤意念和行为的灵活框架，处理同时出现的情绪障碍的症状。

统一方案旨在帮助个体以更接纳的态度应对不适的情绪，同时识别和改变应对强烈情绪体验的非适应性反应，进而打破非适应性情绪反应的循环。对那些借助自伤来缓解或回避不希望出现的情绪的人来说，在统一方案中更有效地管理消极情绪的策略不仅可以减少他们对自伤的依赖，还可以应对持续进行自伤的核心因素和相关症状（例如，频繁／紧急的消极情绪或强烈情绪不可忍受的认知）。

值得注意的是，尽管非自杀性和自杀性自伤之间有重要区别（Nock，2010），但统一方案对二者的处理方式相似。这显现了用统一方案治疗自伤意念和行为的另一个潜在优势，毕竟实施非自杀性自伤意念的个体也容易出现自杀意念和行为（反之亦然；例如，Muehlenkamp，2014）。因此，在后续的讨论中，我们会借助自伤这个汇总性的术语，指代统一方案模块所处理的非自杀性和自杀性自伤意念及行为。然而，当非自杀性和自杀性自伤之间的区别对于表述某个概念特别重要时，我们会明确地对它们加以区分。

在后续的篇幅中，我们将重点介绍统一方案中特别适用于自伤的模块。首先，在模块1中，统一方案聚焦于患者行为改变的动机，及其对成功实施改变的能力的信念。对自伤的个体而言，在决策权衡练习中，承认自伤的强化功能是有用的，因为它在立即减缓痛苦方面非常有效。改变，包含了抵抗自伤行为，可能会带来关键的挑战（例如，潜在的不足）。顺着这个思路，识别改变的利弊，为我们提供了一个机会去探讨在减少自伤的治疗中的矛盾心态。特别是对有自杀倾向的个体而言，决策权衡可以扩展到明确地探讨存活与终结生命的利弊（例如，活着的理由）。

模块2包括了对情绪的功能本质的心理教育，患者将学习如何把情绪体验拆分为想法、身体感觉和行为。这个模块让我们有机会讨论维持自伤的诱因和强化因素（例如，近期和远期的刺激源、从不希望出现的情绪中得到短期舒缓），这些因素不仅可能导致患者持续使用这些行为，还使消极情绪得以维持。患者也可以开始探索，导致自伤的情绪可能是在向他们传达重要的信息。例如，在和有自杀倾向的个体进行工作时，结束自己生命的想法可以被理解为个体对难以承受的孤独感的反应，这也许提示了个体寻求更积极关系的需要。这次讨论的目标是让来访者开始将自己的情绪，哪怕是痛苦的情绪，视为具有适应性或功能性的，因此不一定需要采取非适应性的行为去避免产生情绪或逃避情绪。

接下来，模块3（统一方案的第一个核心模块）旨在帮助个体通过简明的情绪觉察和情绪诱发练习的结合，习得更为正念（例如，不加评判和聚焦当下）的情绪觉察。对自伤的患者而言，学会将注意力转移到当下的情绪体验本身上（而不是对过去事件的反刍或担心未来的后果）是极其有益的。具体而言，随着正念觉察的精进，患者将更好地接纳情绪体验并更有效地与情绪体验共处，进而减少借助自伤意念和行为缓解痛苦情绪策略的需要。

模块4聚焦于引发情绪的情境（以及情绪本身）中的认知灵活化。对于自伤的个体，非适应性的想法会对情绪反应（实施非自杀性自伤、自杀行为，或两者均有）产生强烈的影响。比如对于一个灾难化地解读人际冲突的个体而言（例如，"他们再也不爱我了"），这些认知可能会引发或者加剧消极情绪的循环，最终形成自伤的冲动。模块 4 鼓励患者考虑其他更为灵活的、现实的对高强度情绪的解读——不是用来取代其消极的自动思维，而是允许这些不同的解读同时存在（例如，"一场争吵并不意味着他们要离开我"）。与自伤有关的认知也可以被直接处理（例如，患者被要求重新评估诸如"割伤自己是唯一能让我更好受的事情"或者"没有我，他人会更好"的想法）。

　　模块 5 的重点是识别和改变两种有问题的情绪性行为——情绪回避和情绪驱动行为。这一模块与自伤个体密切相关，虽然非自杀性和自杀性自伤被明确地归类为可以提供短期缓解的行为反应；但随着时间的推移，个体起初试图回避或减少的情绪频率和强度升高了。在形成个体化的替代行为（例如，给爱人打电话、高强度运动或自我安抚活动）后，统一方案会要求来访者开始形成更具适应性的应对反应。当然，对于依靠自伤来改变情绪反应模式的个体来说，这可能是非常具有挑战性的；因此，咨询师和患者必须合作式地共同设定小而现实的步骤，以塑造新的反应。

　　模块 6 和模块 7 为来访者提供机会，去练习使用此前所习得的统一方案的内感性暴露、情境暴露和想象暴露的技术组合，来应对强烈的情绪体验。在治疗师的帮助下，患者在可控的环境中从低强度的、更易于管理的练习开始，学习使用有效的策略来应对强烈的情绪（例如，锚定当下、认知灵活化），而不再借助自伤或其他非适应的回避形式来回避或控制自己的情绪体验。随着暴露任务逐渐变得更有挑战性和更不可控，这种新习得的应对方式将转化为患者在真实世界中的情绪体验。例如，一个有自杀行为史的个体可能会从一次会谈内暴露开始，他会生动地想象自杀冲动过程中的想法、身体感觉和行为。随后，患者将会想象使用替代性的、适应性的反应（例如，以一种不加评判的方式关注某个自杀意念；或者采取替代行为，比如商讨一个安全计划）。而另一个个体可能先与其治疗师进行角色扮演，重现此前与爱人在情感上的互动导致了自伤的经历；这个练习可以作为一个垫脚石，采取更有帮助的反应，为后续与同一个人进行现实暴露做准备。通过逐级情绪暴露，即练习应对强烈情绪的适应性技术，这些个体在不诉诸自伤意念或行为的情况下，耐受消极情绪的程度有望得到提升。

使用统一方案来治疗自伤需要关注的因素

很重要的一点是，以传统方式实施的统一方案可能对所有自伤个体而言并不是一个适合独立完成的干预。首先，统一方案最初是一种有时间限定的门诊治疗，每周一次，每次 50 ~ 60 分钟。这一级别的健康服务并不建议应用于医学意义上的危重症、出现严重损伤的非自杀性自伤患者，或是被确认为可能会出现立即性自杀行为的高风险患者，因为这些个体可能需要更密切的治疗（例如，住院治疗、日间住院治疗以及更密集的心理治疗或监测）以确保生命安全。然而，对于不太严重的自伤（例如，浅表性的非自杀性自伤，或是近期没有自杀尝试的被动或主动的自杀意念），或是对被认为有低至中风险的立即性自杀行为的门诊患者而言，统一方案可作为一项适合的独立干预。正如本章第二个个案所讨论的那样，统一方案或其部分要素也可以作为临床医生在社区或急诊住院环境中提供常规看护的辅助干预（以个人或团体的形式，见本书第十五章）。

此外，对于那些因发育障碍而出现刻板的高频率自伤的患者（如孤独症患者敲打头部），统一方案可能不是一种合适的治疗方法。最后，当个体实施非自杀性自伤的功能并不是为了调节情绪时（例如，加强社交；Nock & Prinstein，2004），考虑其他的策略（例如，加强人际交往技能）可能是必要的。

个案展示一：非自杀性自伤

一项近期的研究验证了模块 3（正念情绪觉察练习）和模块 4（认知

灵活化）对非自杀性自伤的疗效（Bentley，Nock，Sauer-Zavala，Gorman，& Barlow，in press）。尽管统一方案所有的核心模块都聚焦在应对强烈情绪的适应性和不回避策略上，但我们选择了这两个模块，因为文献记载了自伤人群在正念情绪觉察和认知灵活化上存在显著的能力匮乏（例如，Heath，Carsley，De Riggi，Mills，& Mettler，2016；Voon，Hasking，& Martin，2014）。此外，正念和认知重构过程已经被纳入现有的多成分非自杀性自伤治疗方案（例如，辩证行为治疗、手册辅助的认知行为治疗），但我们对于单独使用每种治疗策略时的疗效的认识尚浅。

在基线阶段后，患者被随机分配到上述两种模块中的任意一种参加持续 4 周的门诊个体治疗；根据患者的非自杀性自伤在这 4 次治疗中的改善程度，他们要么立即进入一个持续 4 周的随访阶段，要么在接受另一模块的 4 次咨询后再进入随访阶段。在初始访谈阶段，自伤是通过由临床工作者评分的自伤意念及行为访谈（Self-Injurious Thoughts and Behaviors Interview，SITBI；Nock，Holmberg，Photos，& Michel，2007）进行评估的。精神科诊断则使用基于 DSM-5 的焦虑障碍访谈手册和 DSM-IV 轴 II 障碍的临床结构式访谈（SCID-II；First，Gibbon，Spitzer，Williams，& Benjamin，1997）进行评估。研究全程使用生态瞬时评估，每天在智能手机上监测非自杀性自伤意念和行为。南安普敦正念问卷和情绪调节问卷 – 认知重评分量表（Gross & John，2003）也被用于追踪每周的治疗技术水平。接下来介绍一个个案，该患者被随机分配到模块 3 的治疗中。患者的可识别细节信息已被修改，以保护其隐私。

E. K. 是一名 22 岁的单身亚裔女性，目前是一名全日制大学（大四）的学生。她是学校田径队的队长，希望在毕业后读认知科学的硕士项目。在初始访谈中，她自述，首次非自杀性自伤发生在 16 岁，最后一次则发生在接受治疗的 3 周前。E. K. 坦言，在过去的一年里，她每周会产生一次非自杀性自伤的意念（冲动），总共实施了 6 次非自杀性自伤行为。她报告自己总是用剃须刀片割伤或划伤大腿内侧或前臂。从功能的角度看，她提到实施非自杀性自伤通常是为了"逃避消极情绪"（例如，突然的焦虑、强烈的悲伤）；或是在情绪难以承受的时候，"想要控制（她的）情绪"。她还提到自己会在情绪麻木或空虚时，偶尔实施非自杀性自伤，以"感受些东西"。E. K. 提及了非自杀性自伤伴随的强烈痛苦，包括自己实施这一行为的强烈内疚和羞耻。根据初始会谈中的信息，E. K. 还符合 DSM-5 中持续性抑郁障碍、广泛性焦虑障碍和社交焦虑障碍的诊断标准。她否认了自杀意念或意图。值得注意的是，E. K. 并不符合边缘型人格障碍的诊断标准，因为她只出现了边缘型人格障碍临床水平上的两个症状：极力避免被遗弃和非自杀性自伤行为。

在研究的 4 周基线阶段中，E. K. 表示，她每周都有 1～4 次非自杀性自伤意念，共一次割伤的行为（见图 11.1）。在干预阶段，每次开始个

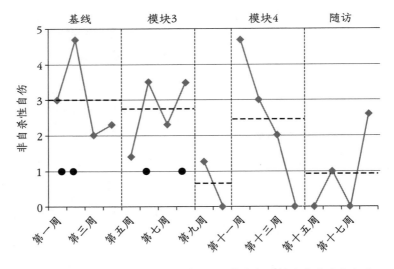

图 11.1 生态瞬时评估所测量的 E. K. 的非自杀性自伤意念和行为

注：圆形指的是自伤行为的数量。菱形（以及连接的实线）指的是每周自伤意念的数量。水平的虚线指的是每周自伤意念的平均数量，反映这一阶段的功能。模块 3 为正念情绪觉察。模块 4 为认知灵活化。值得注意的是，在第九周和第十周，E. K. 因为放假回家而没有进行治疗。

来源：Bentley, K. H., Nock, M. K., Sauer-Zavala, S., Gorman, B. S., & Barlow, D. H. (in press). A functional analysis of two transdiagnostic, emotion-focused interventions on nonsuicidal self-injury. *Journal of Consulting and Clinical Psychology.*

体治疗时，她都会用图的形式回顾自上次治疗以来发生的任何非自杀性自伤意念和行为。除了在回顾中讨论刺激源外，我们还探讨了其非自杀性自伤的短期和长期结果。例如，在首次治疗中回顾她的第一次割伤行为时，E. K. 描述她体会到了从消极情绪中短暂解脱，但第二天感觉"这么做是多么愚蠢和软弱"。她也很快留意到自己的一个模式：想去实施非自杀性自伤的意念，比真正的非自杀性自伤行为出现得更频繁。

在后续的讨论中，E. K. 发现自己出现了非自杀性自伤意念，往往是在她面临比自身需求"更重要"，但会引发焦虑的任务时（例如，完成一项限时的学业任务）。不过，通过把注意力集中在手头上的任务，她开始留意到自己的自杀性自伤的冲动大多消失了。

通过回顾自伤意念和行为而收集到这些观察，她顺利地过渡到对正念情绪觉察（模块3）的介绍中，这是统一方案的第一个技术。在前两次治疗以及相应的作业中，E. K. 起初在保持非评判地看待自身情绪上（例如，"我对自身的焦虑情绪感到焦虑"）非常挣扎，尤其是在尝试聚焦当下的情绪觉察练习前，她就已经感受到了强烈的消极情绪。然而，随着持续的练习，E. K. 反馈她越来越能够以客观的角度看待自己的想法、身体感觉和行为，特别是在留意带有评判性的想法以及与他人对比方面。

在第二次咨询中，E. K. 考虑将这项技术应用在能引发非自杀性自伤冲动的情境中，她推测这会有效地帮助她在面对非自杀性自伤的外部和内部刺激源时，尝试"退后一步"，并客观地观察自身情绪（特别是，担心申请研究生院会增加焦虑，或是回想既往的人际冲突会导致低落的心境愈发严重）。

沿着治疗思路，第三次和第四次治疗致力于从更正式的正念情绪觉察练习，过渡到在自然发生的情绪性情境中进行锚定当下的练习。E. K. 表示，这一技术通常能帮助她留意到自己何时陷入了过去或未来，或者是加以评判，抑或两者都有，这囊括了许多引发情绪的情境（例如，在比赛前或在社交场合中）。她提出，锚定当下能帮助她"任情绪离开"，并在这些更普遍的情境中，做出更具适应性的反应。然而，她发现这一技术在少数紧急的消极情绪状态下帮助不大，这种紧急的消极情绪状态会引发强烈的非自杀性自伤冲动。这一观察如下述对话所示。

E. K.：（在叙述完与她室友的冲突后）我从那时就开始感到非常沮丧，因为我觉得我无法让它消失。

治疗师：让什么消失？

E. K.：嗯。（停顿）我觉得是，想着我什么都做不好。还有我当时的感受——我很难过，很绝望。彻底的绝望。

治疗师：好的。那么是这些想法和感受让你想要割伤自己的吗？

E. K.：是啊，肯定是的。我就是再也不能那样应对我的感受了……我尝试过了，你知道的，锚定当下。就像我们一直在练习的那样。但我觉得，实在是太难了。

治疗师：你能不能告诉我，具体是什么让你觉得很难的？

E. K.：唉，基本上是，我在那个时刻感觉特别糟糕，我只能专注于一切有多么糟糕……好比关注自己的想法、身体感觉和行为，会让所有这些感受更强烈。

治疗师：我想我明白了。听起来，到了那个时候，你的情绪已经非常强烈了。就像我们之前谈过的，当你感到无法耐受自身的情绪时，自伤是你觉得唯一能好受一些的方法。

E. K.：就是这样。

治疗师：这说得通。一旦你的情绪到达了那个"崩溃点"，锚定当下似乎就不会真的起作用了（甚至会让你的情绪变得更加强烈）。但想一下，在一整个晚上，使用这个技术有没有在某些时刻更能帮到你？

E. K.：（停顿）我想，像是早些时候。就是和我室友之间的那件事，我本可以试着把注意力集中在我的感受上，以及在我面前所发生的事情上……而不是假装我没事，实际上却很难过。（治疗师点头。）而且，可能在我们谈话的几小时后，我是说，我不是在她离开的当下割伤自己的。她走了以后，我真的非常难受，孤身一人，流着眼泪，你知道的，回到自己的房间。

治疗师：好的，我能明白。所以，也许在未来的情境中，尝试更早地对你的情绪练习正念觉察，比如在你刚开始感到自己变得情绪化了，并且情绪还不是特别强烈的时候，这将对你最有帮助，也最重要。

E. K.：（点头）是啊。这更像是一种防止我的情绪升级到崩溃点的方法。

与本次讨论一致的是，E. K. 发现持续地观察和接纳正在发生的情绪，而不是压抑消极的想法和情绪（尤其是在社交场合中），能帮助她预防消极情感升级到一个引发自伤冲动的点。比如，她在模块 3 的最后一次治疗中提到，"对总体情绪的觉察真的能够帮到我。你知道吗？我今天本来很伤心。但无论我经历了什么，我已经能接纳这就是今天所发生的事情了，一切都会好起来的。"除了以这一技术应对消极情绪，E. K. 还注意到，正念情绪觉察能帮助她有意识地关注生活中的积极情绪，比如得到教授的称赞。

因为 E. K. 在模块 3 中并没有出现非自杀性自伤冲动和行为频率的变化（见图 11.1），我们在她过完 2 周的假期回来后，继续实施了模块 4（认知灵活化）。也许是因为 4 周的训练提升了情绪觉察，E. K. 快速地表现出了对于自动思维与情绪之间的对应关系的深刻理解。借助箭头向下练习，E. K. 识别了自己的核心信念——"我是一个失败者"以及"我是没有价值的"，并很快地理解了这些潜在的想法如何在更为模糊或者琐碎的人际情境中，驱动着消极的、自动的、表层的想法（例如，"实验室里的每一个人都对我不好""我的朋友不希望我待在他们身边"）。她还提到，这种认知过程是如何引发非适应性反应的（例如，易激惹、粗心地完成任务或退缩）。此外，E. K. 能较好地掌握思维陷阱的概念，并能留意到自己在何时陷入了高估危险性（例如，"他不尊重我的研究"）或灾难化结果（例如，"我不重要"），这些思维陷阱使得 E. K. 在面对刺激源的时候，比如感觉到被一个朋友忽视，常常有割伤自己的冲动。

在第七次和第八次治疗中，我们聚焦于对 E. K. 的消极自动思维进行重新评估，旨在对可能引发非自杀性自伤的情境形成更灵活和可替代的解读。例如，对于在忘记给朋友带咖啡后出现的自动思维——"我是一个糟糕的人"，E. K. 使用挑战式提问来引发替代想法，例如"人人都有忘事的时候"。我们又继续促进了更强的认知灵活化，特别是与非自杀性自伤相关的消极认知；例如，E. K. 在一次家庭作业中记录了一个自动思维，"割伤是唯一能让我好受些的方法"，这引发了强烈的割伤自己的冲动。此时，治疗师与 E. K. 一起挑战了这个想法，帮助她在未来的情境中形成更具适应性的行为反应，以应对引发非自杀性自伤冲动的刺激源。

治疗师：那晚发生了什么事，让你想要割伤自己？

E. K.：唉，我有一个报告必须完成，我在图书馆待到了午夜……真的很难受。我本来已经非常抑郁了，这让我更难以集中注意力，但我必须完成这个报告。

治疗师：听起来那是压力非常大的一晚。

E. K.：是啊。（停顿）但好在我的一个朋友陪我留下来了。她本打算回家，但后来又说"我要再陪你一会儿"。她能看出来我有些不对劲。但我在想，"唉，我有点希望你能直接离开，这样我割伤自己就容易得多，然后我就不会感到难过了。"

治疗师：是的。

E. K.：但我知道这是不理智的，所以我对她说你可以留下。然后，在某个时间点，有人给我发短信，田径队的人发现我训练迟

　　　到了……我就失控了。我开始号啕大哭。

治疗师：然后发生了什么？

　E. K.：唉，她就看着我，然后问我"你还好吗？"。然后我就立刻说
　　　"我会好起来的"，但我不觉得我会（好起来）。然后，过了
　　　几分钟，我真的好起来了。我感觉好多了。我觉得就像是一
　　　种不一样的宣泄……（声音低下来）

治疗师：哭，是不同于割伤的另一种宣泄方式？

　E. K.：对，没错。哭的时候，尤其是在别人面前哭，我会觉得自己
　　　很脆弱。令我很惊讶的是，我是能够接受在朋友面前哭的。
　　　（停顿）认识到这一点让我很高兴——我可以在她面前流泪和
　　　变得脆弱。

治疗师：是这样的。有意思的是，你说哭是另一种宣泄——在她面前
　　　释放你的情绪。听起来好像是，在她离开前，你在考虑割伤
　　　自己，你留意到了一个自动思维——"如果她离开，我割伤
　　　自己就会容易得多，然后我就不会感到难过了"。

　E. K.：是的——那时候我就觉得"割伤自己是此时唯一能让我感到
　　　好受些的应对方法"。

治疗师：但她留下来了……

　E. K.：她留下来了，而且在这之后，我感觉好受多了。我还是会因
　　　为必须完成这些事而感到悲伤、疲惫和沮丧，但已经好受些
　　　了……我觉得我一直不太喜欢这种小互动，就像这次和这位
　　　非常亲密的朋友的经历。这次真的非常震撼。

治疗师：非常震撼。（停顿）当你再次想到割伤自己是感到好受些的唯
　　　一选择时，你会如何借助这次有震撼的经历来帮助你更灵活
　　　地思考呢？

　E. K.：嗯，我认为割伤自己要有一些条件，其中之一是我在物理条
　　　件上必须待在合适的地方——通常是在家里，我独自一人待

　　着。同样地，像我当时那么脆弱时，我必须和我信任的人待在同一个地方。（停顿）我认为，就像我会有目的地寻找一个地方来割伤自己一样，我需要寻找一个地方来哭泣或做其他事情。

治疗师：听起来，你从这次经历中得到了一次很好的、有帮助的宣泄。所以，你觉得有没有其他方式也能让你达成一样的宣泄呢？即便你需要有意地采取行动？

E. K.：肯定有。即便是在那些时刻，也可以问问自己，"真的吗？割伤自己真的是唯一能帮到我的方法吗？"我知道答案是否定的。

　　在这次交流之后的两次治疗中，E. K. 表达了自己有信心找到更灵活、更平衡的想法，以帮助自己在未来出现割伤冲动时，做出更具适应性的反应（例如，情绪表达或是与某位亲密的朋友联系）。有趣的是，E. K. 还发现了她在前 4 次治疗中应对自身情绪所习得的正念策略，促进了随后对认知灵活化的学习。

　　在治疗结束阶段，E. K. 表示自己"不再害怕抑郁了"，因为她能够更好地留意并接纳"我现在感到抑郁"或是"我明天可能会难过"之类的想法，而不会出现以前导致绝望情绪和想法的、继发性、评判性反应，以及旨在控制自身情绪进行非自杀性自伤的冲动。在最后一次治疗中，E. K. 观察到，"当我意识到抑郁或焦虑都会过去时，我会好受些……它在本质上是一种替代想法，取代的是'哦，我的天啊，这种感觉会永远持续下去'"。她还把非评判的、聚焦当下的情绪觉察与认知灵活化归为一个由两部分组成的过程，即"第一步先去注意到'我今天感觉很抑郁'，然后留意思维陷阱并适应（认知灵活化）"。总而言之，E. K. 看起来已经从认知灵活化模块之前的正念情绪觉察中受益，这与完整的统一方案治疗模式相一致。

　　总体而言，E. K. 的治疗数据与她口头报告的进展评估是一致的。在自伤方面，她在研究过程的后 10 周均未实施非自杀性自伤（见图 11.1）。此外，当我们在研究监测治疗结束的 4 个月后进行回访时，她否认治疗结束后实施过任何非自杀性自伤行为。尽管在认知灵活化治疗阶段，她的非自杀性自伤意念显著减少（根据她的表述，冲动的强度也是如此），E. K. 在最后 2 周的随访中感受到了非自杀性自伤冲动的增加，她将这一点归因为几个特定的压力源，包括她与室友发生了一次重大冲突。

尽管这些情境引发了"在一段时间内最强烈的伤害（自己）的冲动"，但值得注意的是，她并未因这一冲动而采取对应的行为。根据南安普敦正念问卷的每周测量结果，E. K. 对痛苦情绪采取非评判、聚焦当下技术的能力也在整个治疗过程中稳步提升，在进行认知灵活化治疗阶段达到最高水平。这表明，正念情绪觉察在提升了她随后的认知灵活化体验的同时（正如 E. K. 在治疗中描述的那样），认知灵活化还可能提升了她采取一种更为正念的方法应对其情绪的能力。然而，在治疗过程中，每周用情绪调节问卷 – 认知重评分量表测量的认知灵活化水平基本保持不变。考虑到她在治疗中对这项技术持续的积极反馈，这一评估工具可能没有反映出她在日常生活中使用认知灵活化的程度。

个案展示二：自杀意念和行为

作为初步可行性和可接受性试验（N = 10）的一部分，统一方案在近期进行了改进，以便在住院环境（特别是危机干预病房）中向最近体验过强烈自杀意念或有自杀尝试的个体提供统一方案治疗，然后将改进版统一方案（加上该病房的所有常规服务）与常规治疗进行比较。如果患者目前正在经受严重的躁狂或精神病性症状，或者他们正处于某种成瘾物质的戒毒阶段，那么他们将被排除在本研究外。

最初的治疗方案浓缩为在 4 天内完成的 5 次个体治疗，每次 1 小时。第一次治疗包括对治疗的介绍、谈论情绪的功能性本质，以及动机强化（决策权衡），具体内容来自模块 1 和模块 2。第二次治疗选择了模块 2 和模块 3 的部分内容：将某一情绪拆分成三个成分，情绪的诱因和后果，以及锚定当下。第三次治疗聚焦于认知灵活化（模块 4）。第四次治疗介绍情绪性行为（模块 5）。第五次治疗（以及在某些情况下，第四次治疗的一部分）包括情绪暴露（模块 7），在某个强烈的情绪背景下提供练习该技术的机会，并为后续的练习制订计划（模块 8，预防复发）。患者也会领取到一本改进版统一方案自助手册。基于目前研究证据的提示，自杀预防方案必须明确针对自杀才能起效（例如，Tarrier，Taylor，& Gooding，2008），治疗方案的每种技术都将直接应对自杀意念和行为，以及导致自杀事件的相关的情绪体验（例如，抑郁、焦虑和愤怒）。

在这项研究中，患者在治疗前、治疗后以及出院后的 1 个月和 6 个月会接受评估。在治疗前、随访 1 个月和随访 6 个月的评估中，治疗师将会使用改进版自伤意念及行为访谈（Nock et al.，2007）来记录自杀意念和行为的发生。在每一个时间节点都会使用以下自我报告量表进行测量：贝克自杀意念量表（Beck Scale for Suicide Ideation，BSI；Beck & Steer，1991）、贝克绝望量表（Beck Hopelessness Scale，BHS；Beck & Steer，1988）、贝克抑郁量表（Beck Depression Inventory，BDI；Beck，Steer，& Brown，1996）以及贝克焦虑量表（Beck Anxiety Inventory，BAI；Beck & Steer，1993）。自我报告的工作和社会适应量表（Work and Social Adjustment Scale，WSAS；Marks，Connolly，& Hallam，1973）得分是功能损害的预测指标，要在除了治疗后以外的所有时间节点进行测量。接受统一方案治疗的患者还需要完成两份问卷，以评估治疗后对技术的理解和满意度。

接下来要介绍的个案展示一位存在长期自杀意念和自杀行为的患者使用改进版统一方案的过程。患者可识别的细节信息已被修改，以保护其隐私。

　　H. T. 是一名 49 岁的单身非裔美国男性。他目前无业，有两个孩子，住在他叔叔的公寓里。H. T. 自述有长期使用成瘾物质（酒精、可卡因和鸦片）和抑郁的经历，并曾多次入狱。他最初在急诊室里提到，在最近一次抑郁复发后，他在醉酒时体验到了强烈的自杀意念并"听到了声音"。（成瘾物质导致的幻觉既没有反映在这名患者的诊断中，也没有在本次统一方案治疗中得到干预，因为这种症状很少发生，且对他来说也不是特别痛苦。）

　　当他被判定为不存在即时（自杀）风险后，H. T. 被送进了非封闭式紧急危机病房，以稳定其病情并重启药物治疗。在治疗前的会谈中，他描述了过去和当前的自杀意念（包括在 1 周前，他想跳到火车前面或者跳下桥）；耗费 15 天制订的自杀计划；以及既往的 4 次自杀尝试，抱着一丝死去的希望有意地过量服药——最近一次自杀尝试大概发生在入院的 1 周前。尽管研究过程没有进行正式的评估诊断，但该病房的临床医生诊断 H. T. 患有物质使用障碍和抑郁障碍。他的自我报告问卷数据见表 11.1；在治疗前，H. T. 报告了明显的自杀意念、轻度无望感、严重的抑郁和焦虑症状，以及在各种生活领域的中度功能受损水平。

表 11.1　H. T. 在治疗前与治疗后的结果得分

评估量表	治疗前	治疗后	1 个月后随访
BSI	21	5	7
BHS	7	5	2
BDI	39	11	23
BAI	40	15	30
WSAS	18	—	14

注：BSI = 贝克自杀意念量表；BHS = 贝克绝望量表；BDI = 贝克抑郁量表；BAI = 贝克焦虑量表；WSAS = 工作和社会适应量表。BSI 的前 19 个条目的结果相加为得分，取值范围是 0—38 分。工作和社会适应量表（功能受损的一个预测指标）在治疗后没有施测，因为整个统一方案干预是在 H. T. 住在危机病房期间进行的。对于所有评估指标而言，得分越高，反映其严重程度或受损程度越高。

在首次治疗中，我们介绍了统一方案的治疗原理。H. T. 很轻松地识别了每一种情绪（恐惧、愤怒和悲伤等）的功能。他对于"情绪就像是汽车闪光灯"的总结，为指导我们的生活提供了重要信息。接下来，在讨论他的自杀意念的潜在功能时，H. T. 提及自杀意念可能在提醒自己，他的生活需要做出改变了。在接下来的对话中，治疗师和 H. T. 探讨了自杀意念和行为可能是他应对生活困境的一种方式，特别是他对物质使用的内疚感；而统一方案的治疗聚焦于以一种新的、更有助益的方式来应对。

治疗师：自杀的念头对你有什么作用？它们可能起什么作用？

H. T.：自杀的念头（停顿）会让你知道，你有一些压抑在心底的情绪需要发泄出来。

治疗师：请跟我具体分享一下。

H. T.：我会觉得，你体验的每一种情绪（抑郁、想要自杀等）都像是你家里的垃圾——一旦装满了，就必须把它倒掉。如果你在垃圾日那天不把它丢掉，它就会留在这儿，发出异味，给环境造成困扰。生活和情绪也是如此——你必须发泄，疏通想法，谈论它，然后把它从脑海中清理出去。

治疗师：这是一个很好的例子，把如何理解情绪说明白了。

H. T.：你知道吗？你刚才问我的这件事，实在是太疯狂了。我刚刚就坐在这里想着我想要自杀。这太疯狂了……想要去终结自己的生命。这太令人难过了。现在我在发泄，这看起来很疯狂，但是当你陷入自己的情绪时，任何事都变得令人难以承受，会让你忍不住（想到自杀）。

治疗师：这是一个很好的观点。你体验到了很多情绪，遇到了很多问题；若你不去处理，它们就像垃圾桶里的垃圾一样越积越多，自杀的念头会作为最后的手段出现。你会想"我连看都不敢看那堆垃圾，我还能做什么呢？我可以自杀"。

H. T.：对——自杀意味着我再也不用担心这些了。

治疗师：这就像大脑给你提供了一个解决问题的方法。在这次治疗
中，我们将讨论以其他更健康的方式应对强烈的情绪，这样
它们就不会像现在这样堆积起来了。

这次讨论随后过渡到了强化 H. T. 的治疗动机上，具体是权衡"结束生命 / 不寻求治疗"与"活下去 / 在治疗中学习新的应对策略"之间的利弊。我们进行了决策权衡练习，首先讨论了活下去 / 参与治疗的好处，H. T. 提及"有更多的时间陪伴孩子"以及"不通过使用某种物质来处理情绪"。至于活下去 / 参与治疗的坏处，我们讨论到，选择活着以及学习新技术（而不是，比如使用物质或尝试自杀）可能会让人在短期内感受到更多不舒服的情绪。在被要求去权衡这些好处和坏处的时候，H. T. 表示惊讶："我不敢相信我因为时而感到痛苦，就放弃了这么多好处。"

在第二次治疗中，H. T. 通过检验近期的一个情绪诱发情境，迅速掌握了想法、身体感觉和行为之间的关系。具体来说，他讨论了一个让自己想起监狱时光的提示物所引发的情绪反应，这是他常见的刺激源。H. T. 描述了自己对被关押期间失去的时光的想法（例如，"我真的错过了"），引发了孤独的情绪、渴望回到原来社区的冲动以及最终的物质使用。我们明确地梳理了他由于这些悲伤和孤独情绪而做出的行为反应的后果。H. T. 表示，"走到角落里使用成瘾物质"能立即舒缓他的消极情绪（这就是他一直这样做的原因，即行为通过负强化得以维持），但随着时间的推移，他的情绪会变得更加糟糕。

我们将这一讨论扩展到考虑自杀的短期和长期结果上，H. T. 能够识别一个相似的从短暂的情绪中获得立即解脱的模式，这伴随失去他认为活下去的一切好处的长期结果。在本次治疗的第二部分，我们致力于聚焦当下的情绪觉察，我们讨论了情绪体验是如何受到对过去或未来担忧的影响和强化的，H. T. 学会了把注意力带到当下的具体步骤上，包括：（1）锚定呼

吸；（2）将注意力转移到发生在他面前的事物上；（3）提醒自己，过去的已经过去，明天是新的一天，未来尚未发生。这一技术也被用于在刺激性情境中检验情绪的三成分模型，而当 H. T. 觉察到自己在回避过去错过的东西时，治疗师鼓励他锚定当下。

第三次治疗介绍了自动思维，强调了个体的想法与情绪之间的交互关系。H. T. 展示出自己对这些概念的深入理解；比如，他解释道："当你感觉自己像废物时，你就描绘了一幅消极的图景。"此时，治疗师与 H. T. 合作，共同讨论了一个近期的事例，当时他脑中的消极自动思维引发了强烈的自杀意念和行为。

治疗师：那些容易感受到抑郁或焦虑等强烈情绪或是想要终结自己生命的人，往往会陷入消极的认知模式——持续地采取消极的方式解释情境。你和我将学习一种技术，来产生更灵活而不仅仅是消极的想法，从而找到理解情境的其他方式。首先，我想让你回顾你最近感受到强烈情绪的时刻——尤其是悲伤或焦虑？

H. T.：我来这儿的前一天。

治疗师：好的。发生了什么？那是一个什么样的情境？

H. T.：我漫无目的地活着。我并没有完成我该做的事情……自暴自弃。

治疗师：所以那个情境是你来医院的几天前发生的。你还记得你在哪里吗？让我们试着回忆更多的细节。

H. T.：我在城里走来走去，哭着，很糟糕，很抑郁。比如，想着走到公交车前面，跳到铁轨上。这实在太难过了，因为总有人对我说让我振作起来的话……我坐在这里，情绪低落。我想拿起电话打给某人，但我该打给谁呢？……我有很多糟糕的心事。老实说，我从来没有和任何人说过这件事……这实在是太痛苦了。

治疗师：这真的是非常痛苦。所以，你说到在来医院的前几天，你在城里走来走去，感到非常抑郁。那时你脑海里浮现的消极想法是什么？

H. T.：我想要终结我的生命。

治疗师：为什么呢？

H. T.：就是因为，仿佛我的计算机坏了一样，仿佛我的大脑被黑客入侵了。我没法纠正自己的想法，停不下来。

治疗师：你当时想着"我想要终结我的生命，因为……"？

H. T.："因为我无法集中注意力，或者把注意力转移回来……我就是做不到。"（停顿）这好难——我感觉我没有办法把自己投入对的情境，或者和对的人在一起。我从没有得到我真正需要的帮助。

治疗师：所以，"我想要终结我的生命，因为我不能集中注意力，或者把注意力转移回来"，以及"我没有把自己放到对的情境里"？

H. T.：完全正确。我没有把自己放在最好的情境中——我一直把自己放在对自己有害的情境里。

治疗师：（在工作表里写下自己的想法）在想"我没把自己放到好的情境"的时候，你还会想到别的事情吗？

H. T.：是……我想我已经跟你说过，我最大的恐惧是流落街头，无家可归。那太孤独了。

治疗师：这是你上周担心的事情吗？

H. T.：是的。

治疗师：那么另一个想法是"我会无家可归"，是吗？

H. T.：是啊——我感觉我就是这样。

治疗师：很好。（在工作表里写下自己的想法）这些自动思维，都是可以让我们进行深入讨论的绝佳例子。

在这次对话后，我们继续强调这些消极的自动思维在引发自杀冲动和行为中起的作用［在这一情况下，制订了一个走到火车前面（自杀）的计划］，并讨论了挑战"消极认知和攻击（自己）"模式的重要性。然后，我们练习了使用相关的问题去生成更平衡、更灵活的解释。例如，在讨论如果他确实有一段时间无家可归，那么他能否应对时，H. T. 开始辨识自己可以采取的能够改善自身情况的具体措施，比如去收容所。随后，他能够想到有关他在未来情境中的应对能力的其他可能性，这些情境在过去曾经引发绝望和／或自杀的意念及感受。

在第四次治疗中，我们聚焦于 H. T. 的情绪性行为，把重点放在过去的自杀经历中用来回避或逃避痛苦情绪的行为反应上。首先，他辨识了成瘾物质的使用、回避社交、"把情绪封存在心底"以及猛烈地抨击都是相关的情绪性行为。从统一方案的角度看，我们明确地将制订自杀计划定义为一种情绪驱动的反应，可能会暂时缓解他的情绪痛苦，但这并不是长期有效的管理强烈情绪的解决方案。H. T. 欣然认可这些反应的短期和长期结果；例如，尽管依照他自杀的冲动行事将会"终结所有情绪"，并提供即刻的缓解，但他解释这将是"有害的……并且会造成很多问题"，包括从长远来看，会错过陪伴孩子的时光。

接下来，我们讨论了替代行为在打破消极情绪和自杀意念与行为的循环中起的作用，随后形成了具体的行动方案以应对他的情绪性行为。在这个练习中，H. T. 把下述行为作为自己想自杀时的替代行为：打电话给不使用成瘾物质的人（例如，朋友、姐姐、匿名戒酒者协会的搭档）、打篮球、看电视、借助呼吸聚焦当下，以及照顾宠物。他还提到，如果他在以后产生了自杀的念头，查阅这份清单应该会有帮助，并把"回顾笔记"也添加进替代行为清单。

在讨论了"边做边学"的重要性，即在体验强烈情绪时练习他迄今为止所学的技术后，我们在最后两次治疗中各做了一次情绪暴露。因为 H. T. 一直提到，吸毒常常导致或者加剧他的自杀意念，所以第一次暴露内容是在网上查看能引发他的物质使用冲动的图片（例如，可卡因、街角的图片）。在这个练习中，治疗师要求他想象实施有效的替代行为（例如，给他在匿名戒酒者协会的搭档打电话），以及练习在自动思维出现时挑战它们（"我总是在栽跟头"）并聚焦当下，而不是专注于他过去的失败经历。

第二次治疗中的暴露是一次想象暴露，治疗师在练习中要求 H. T. 陈述自己对无家可归的核心恐惧，如果这个恐惧成真，就会引发自杀的冲动。这项特殊练习的目的是，让 H. T. 在不分散自己的注意力或者不推开不舒服情绪的情况下，体验强烈的消极情绪；并在体验这种高强度情绪的同时，练习使用新的、更具适应性的技术来应对强烈的情绪。随即，这种暴露将促进有效的情绪调节策略的使用，并增强他耐受消极情感的能力。

一旦 H. T. 生动地想象自己无家可归时的生活状态（包括具体的想法、身体感觉和行为冲动），他就开始想象与吸毒相反的替代行为，并采取具体步骤（例如，去医院，给女儿打电话）以应对自杀，并对这种看起来无望的情境生成更灵活的替代想法。在这个练习中，他还训练自己借助呼吸来锚定当下，而不是"担心明天会发生什么"。暴露结束后，当被问及学到了什么时，H. T. 表示"我比自己预想的坚强得多"，并详细解释道："我也能够（与成瘾物质）拉开距离，因为我真的能只关注自己和我无家可归的情境……这一切可能都是好事——让我变得更强大。"

总体而言，这项练习似乎提高了 H. T. 对于使用治疗技术的信心，并提升了应对他所恐惧的结果的能力。考虑到这个练习是在改进版治疗方案的第五次（最后一次）治疗中完成的，我们并不知道他是否把想象的情绪暴露作为家庭作业进行持续练习（正如他的治疗师所建议的）。

最后一次治疗的第二部分包括为未来的技术练习制订计划，在这个计划中，坚持进行规律的门诊治疗并遵医嘱这个行为，被定义为一种取代 H. T. 先前行为模式的替代行为。值得注意的是，他一直不配合完成治疗间的家庭作业，他把这一点归因于睡眠不好，以及在病房里会分心。尽管如此，他对统一方案中概念的理解力较强，技术习得的评分为80%。H. T. 将本次治疗评价为"非常可接受"，并形容自己"非常满意"。当被问及他学到的最有帮助的东西时，他写道："生活就是处理你的情绪。"这句话与统一方案的整体框架相一致。总之，上述数据表明，对H. T. 而言，改进版统一方案是一种可行和可接受的辅助治疗方案。

治疗结束后，H. T. 的自杀意念、抑郁和焦虑情绪呈现出临床意义上的显著下降，这些测量数据中的每一项均在最小或轻度的范围内（见表11.1）。他的绝望感也略有下降，从治疗前的轻度绝望下降到正常范围。值得一提的是，他在贝克绝望量表中对评估生存／死亡理由的特定项目的反应，从治疗前"我死亡的理由超过我生存的理由"，在治疗后变为"我生存的理由超过我死亡的理由"——这与他在治疗过程中练习决策权衡的反应一致。

需要注意的是，在本研究中，改进版统一方案是患者在危机病房住院时仅用4天就完成的，治疗师在最后一次治疗结束后并没有评估患者的功能改善情况。在随访数据上，尽管治疗师在两个时间节点多次尝试联系H. T. ，但他出院后一直没有完成临床工作者访谈。因此，目前尚不清楚他是否有自杀尝试，是否需要在治疗后再度入院。不过，H. T. 在第一个月寄回了随访的自我报告问卷（见表11.1）。

这些数据表明，H. T. 在自杀意念和绝望感方面，在很大程度维持了其治疗获益。尽管该患者此时报告了中等程度的抑郁和严重程度的焦虑症状，但其评分没有回升到治疗前的水平。H. T. 的数据也提示了总体功能受损评分的下降；然而，因为他一直没有完成临床工作者访谈，目前缺乏有关功能改善的具体例子（例如，保持戒瘾、找到工作和建立更好的人际关系）。很遗憾，在6个月的随访中，我们并没有收到H. T. 的自我报告数据；因此，尚不清楚他是否持续从统一方案治疗中获益。

结 论

　　本章的目标是阐明统一方案在自伤个体中的应用。由于自伤意念和行为与情绪障碍中特征性的回避以及非适应性的过程存在功能上的重叠，所以从理论上讲，统一方案（或者其部分元素）可能是一种处理非自杀性和自杀性自伤的有前景的方案。具体而言，个体常常通过实施非自杀性或自杀性的自伤意念和行为，来缓解或回避不想要的、强烈的情绪体验。虽然这些反应可能会在短期内暂时缓解消极情绪，但长期来看，非自杀性和自杀性自伤更大概率地维持甚至加剧了消极情感。因为非自杀性和自杀性自伤常常与一种或多种情绪障碍共病，所以统一方案可以通过一种有效且高效的治疗框架干预这些非适应性的想法与行为，同时处理共病的情绪障碍的症状。

　　统一方案在本章介绍的两个临床个案中都得到了认可（是可接受的、可行的），并呈现出临床意义上的自伤意念和行为的减少。然而，对于统一方案在治疗自伤的疗效方面的研究还处于初级阶段，因此，持续开展这一领域的研究仍是当务之急。

　　进一步来说，未来的研究需要确定哪些自伤的个体最有可能从统一方案的治疗中获益。如前所述，在传统上开展的统一方案相对短程（16 ～ 20 次门诊治疗，每周 1 次），对于有即刻生命危险或者医疗意义上的严重自伤行为风险的高风险患者来说，这并不是一种适合的独立治疗方法，这些患者可能需要更多的密切监护（例如，住院治疗、专项疗养），以确保其安全。然而，将传统的统一方案应用于日常提供个体心理治疗、技术学习团体和药物管理相结合的住院场景，也需要进一步的实证支撑。

　　在社区内为自伤患者提供常规医疗（如支持性治疗、药物治疗）的基础上，统一方案可以作为一种辅助性的、基于个人或团体的干预措施，发挥良好的作用。此外，呈现出更少的急性自伤意念及行为或两者皆有的个体，也许适合作为统一方案的门诊独立治疗的来访者。总之，我们希望本章能够鼓励与自伤个体工作的临床工作者（或者是专注于其他症状或诊断，又在治疗过程中观察到存在自伤冲动或行为的工作者）考虑如何使用统一方案的原则来处理自伤。

第十二章
边缘型人格障碍的统一方案应用

香农·索尔－扎瓦拉、凯特·H. 本特利和朱莉安娜·G. 威尔纳

边缘型人格障碍是一种情绪障碍

边缘型人格障碍是一种严重的精神疾病，其特征是心理社会功能的多领域受损（American Psychological Association，2013）；具体包括情绪困扰（心境不稳定、强烈的愤怒）、人际关系问题（极力避免被遗弃、不稳定的人际关系）、行为失调（慢性的自杀倾向、非自杀性自伤、其他冲动行为）、身份紊乱（不稳定的自我感觉、慢性的空虚感），以及认知异常（短暂的分离症状或偏执症状）。边缘型人格障碍相对普遍，近期的研究表明，这一疾病在美国的发病率可能在 0.5% ~ 5.9%（Crawford et al.，2005；Grant et al.，2008；Lenzenweger & Pastore，2007；Samuels et al.，2002；Swartz，Blazer，George，& Winfield，1990）。这一群体也占据了寻求治疗的个体的很大比例，至少占到了门诊治疗样本的 10% 和住院治疗样本的 20%（American Psychological Association，2013）。然而，尽管边缘型人格障碍患者非常积极地寻求治疗，但他们通常被描述为难以合作的，有证据显示他们的脱落率高，并且往往对治疗有阻抗（Cambanis，2012）。

研究证据提示，在边缘型人格障碍中出现治疗阻抗（难以治疗）可能

是该疾病常见的复杂共病的结果。边缘型人格障碍的特点是与其他精神障碍的共病率极高（Zanarini et al.，1998；Zimmerman & Mattia，1999）；比如，格兰特及其同事（Grant et al.，2008）发现，在终生患边缘型人格障碍的个体中，有 75% 的人会达到终生心境障碍的诊断标准，有 74.2% 的人会达到终生焦虑障碍的诊断标准。

现已确定，共病边缘型人格障碍会加剧其他障碍（例如，心境障碍、焦虑障碍）的严重程度并使治疗反应不佳（Sadock & Sadock，2000）。具体来说，现已证实共病边缘型人格障碍会使惊恐障碍（Weiler et al.，1988；Ozkan & Altindag，2005）、创伤后应激障碍（Van Dijke et al.，2012；Vignarajah & links，2009）、强迫症（McKay，Kulchycky，& Danyko，2000）以及抑郁障碍（Joyce et al.，2003）的严重程度加剧，明显导致了治疗效果的下降（Ozkan & Altindag，2005）。

最近对边缘型人格障碍、焦虑和心境障碍之间的高共病率做出的明确解释（Brown & Barlow，2009；Sauer-Zavala & Barlow，2014）可能为同时解决边缘型人格障碍和共病情况的高效干预措施的发展提供了参考。一些作者提出，由广泛性神经质综合征（general neurotic syndrome）来解释这里描述的共病模式也许最为合理（Andrews，1990，1996；Tryer，1989），这些障碍之间的症状异质性（例如，个体间在人际冲突、惊恐发作和快感缺乏之间的显著差异）可以被视为这种更广泛的综合征表现中的细微变化形式（Barlow，Sauer-Zavala，Carl，Bullis，& Ellard，2014）。

乍一看，边缘型人格障碍的症状似乎不像焦虑障碍和心境障碍；然而，大量文献（相关的综述见 Sauer-Zavala & Barlow，2014）支持这样一个观点，即这些症状产生于类似的潜在易感性，并且具有类似的功能。具体来说，边缘型人格障碍的患者和焦虑障碍或抑郁障碍的患者一样，存在高神经质水平（频繁地体验消极情绪），并倾向于消极地评价自身的情绪体验。由于这些对情绪的消极反应，他们更容易采取回避的应对策略来管理情绪体验，而这些策略又矛盾性地增加了消极情绪的频率和强度。

事实上，许多边缘型人格障碍的临床表现可以由这些情绪因素来解释（Linehan，1993）。例如，边缘型人格障碍特征性的冲动行为，比如自伤、物质滥用和暴食，通常被理解为逃避强烈消极情感的非适应性行为尝试（Chapman，Gratz，& Brown，2006）。这些边缘型人格障碍的特征性行为的作用类似于焦虑障碍患者从社交场合中离开或服用苯二氮䓬类药物，尽管后果更为严重。最后，新的证据表明，边缘型人格障碍似乎像焦虑障碍、心境障碍一样具有明显的基因中介作用下的潜在差异（Eaton et al.，2011；James & Taylor，2008），具体的代表是潜在的神经质因素。情绪障碍这个术语，已经被用来对表现出这些功能和遗传相似性的心理病理进行分类（Barlow，1991；Barlow et al.，2011；Brown & Barlow，2009）。

现有的边缘型人格障碍治疗方案

在过去的 20 年里涌现出了许多种治疗方案，以处理严重的、危及生命的边缘型人格障碍特征性的失调。辩证行为治疗（Linehan，1993）已经累积了相当多的实证证据支持；另外，移情焦点治疗（Clarkin et al.，2001）、基于心智化的治疗（Bateman & Fonagy，2004）、图式聚焦疗法（Young，Klosko，& Weishaar，2003）以及综合精神医学管理（general psychiatric management，GPM；McMain et al.，2009）似乎也很有前景（有关综述请参见 Neacsiu & Linehan，2014）。上述方法都是密集的、长期的（通常至少持续 1 年），并侧重于针对威胁生命和干扰治疗的行为，这些行为往往是这种复杂疾病的特征。

然而，边缘型人格障碍是一种异质性障碍，其诊断标准可以相互组合形成超过 300 种独特的症状表现（Ellis，Abroms，& Abroms，2009）；此外，大多数罹患这一疾病的个体从未尝试自杀或需要住院治疗（Zanarini，

Frankenberg，Hennen，& Silk，2004）。目前，还没有明确针对这些症状表现的更为稳定的边缘型人格障碍的治疗方案，换言之，这些人就是不存在即刻自杀风险的患者。症状表现更轻微的边缘型人格障碍患者可能为我们提供了一个独特的机会，去探索这一疾病背后核心的机制缺陷，因为他们不太可能表现出威胁生命的行为，因此不需要像治疗更严重的个案那样将治疗的中心转移到人身安全上。

此外，与标准形式的统一方案相似，有时间限制、每周 1 次的门诊干预也许足以满足这一群体的需要。当然，需要注意的是，从概念上看，统一方案所涉及的机制也与自杀意念和行为相关（详见第十一章）；经过调整的统一方案适用于安全的住院环境当中的患者，或者可以被视为对更高强度门诊看护进行的辅助性的、聚焦于机制的干预。

统一方案对边缘型人格障碍相关问题的应用

干预方案研发的进展表明，针对各类障碍常见过程（如前所述）的跨诊断治疗方法，可能为主要疾病和伴发疾病提供有用且高效的治疗方案。情绪障碍跨诊断治疗的统一方案（Barlow，Sauer-Zavala et al.，in press）是近期开发的一种认知行为干预方法，旨在应对潜在的情绪障碍易感性。目前已有强有力的数据证实，这一方案在焦虑和单相心境障碍谱系范围中的应用是有效的（Barlow et al.，in press；Ellard，Fairholme，Boisseau，Farchione，& Barlow，2010；Farchione et al.，2012）。考虑到这些相同的共性似乎也存在于边缘型人格障碍中，显然，统一方案作为一种应对神经质的情绪聚焦疗法可以解决由相同潜在易感性导致的边缘型人格障碍于症状层面的特征性问题。

正如此前所述，情绪障碍的发生大致是由于强烈的情绪伴随对这些体验消极的反应引发了非适应性的回避性应对，反而加剧了症状。因此，统一方案的核心目标是在情绪出现时，为患者提供有效地管理和调节情绪的技术，培养他们对情绪体验更为接纳的态度。统一方案的治疗目标与莱恩汉（Linehan）的辩证行为治疗中第二阶段的主要治疗目标相一致，即患者不再实施自伤及其他危险行为。这种治疗目标的重叠支持了这样一种观点，即对于症状表现较稳定的边缘型人格障碍来说，统一方案可能是更合适的治疗方案，并且可能是在应对边缘型人格障碍患者群体中核心的维持性机制的更有效的方法。

统一方案由八个治疗模块组成，每周进行一次治疗，旨在处理对情绪的非适应性消极反应及随后的回避性应对。其他文献已经对每一模块进行了详细描述（Allen，McHugh，& Barlow，2008；Payne，Ellard，Farchione，Fairholme，& Barlow，2014）；不过，每个模块中与边缘型人格障碍症状特别相关的方面将在下文着重阐明。治疗将从一个导入性模块（模块 1）开始，这一模块强调了增强动机的重要性，以确保来访者持续参与治疗（Miller & Rollnick，2012）。这是通过两个指导性练习来实现的，在这个练习中，患者将权衡做出改变与维持不变的利弊，并且明确了具体的治疗目标。

模块 2 让人们在功能性和适应性本质上对一系列情绪（愤怒、焦虑、悲伤、快乐）产生了更为深入的认识，这些情绪被拆分成三个成分——想法、身体感觉和行为，这将使情绪更易于管理，并为我们提供干预的要点。治疗师要在会谈中与患者讨论这三个成分之间的相互作用，特别要指出在回避的行为努力之后，如何因情绪唤起的减少而产生负强化。这一模块可能对边缘型人格障碍患者尤为有用，因为这些个体很可能将自身的情绪视为有问题的、引发批评的事件，而不是正常的、具适应性的经历。莱恩汉敏锐地观察到，边缘型人格障碍患者习惯于让他人贬低、轻视和批评他们的情绪表达（Linehan，1993），已有证据表明，这会导致对情绪的高度焦虑（Sauer & Baer，2009）。此外，边缘型人格障碍患者存在趋向回避的行为，并从这些行为可作为短期解决方案的认识中获益，但这更可能导致他们在未来的情绪性情境中体验到更多的不适。

模块 3 引入了正念情绪觉察的概念，并告知患者的目标是保持聚焦当下和非评判的注意。鉴于边缘型人格障碍患者特别容易出现正念方面的缺陷，所以这已被证明是边缘型人格障碍症状的重要差异（Wupperman，Neumann，& Axelrod，2008；Wupperman，Neumann，Whitman，& Axelrod，2009），正念训练也许能提供一个应对这一缺陷的有用工具。模块 4 介绍了一个技术，以直接应对情绪体验所引发的想法。虽然这个模块囊括了识别认知偏差和进行认知重构的技术，但重点主要是学习认知灵活化；因此，患者在引导下将形成对情境的其他可能的解释，从而不再执着于最初的自动评价。

这种认知疗法特别适合边缘型人格障碍患者，他们常因歪曲或误解情境而被重要他人指责，可能对治疗师所指出的"非理性"想法反应不佳（Linehan，1993）。尽管边缘型人格障碍的患者不愿意用传统的认知疗法解决这些问题，但他们的认知歪曲是很常见的，尤其是关于自我的核心信念，认为自己很脆弱、很坏或很不可爱（Beck & Freeman，1990；Klosko & Young，2004）。统一方案包括了解决核心信念问题的方法，协助患者识别与自我相关的错误评价，并揭示它们如何在某些情境下引发了情绪反应。

接下来，模块 5 介绍了应对情绪性行为（可能维持或加剧情绪障碍症状的回避和逃避行为）的技术。本模块涉及识别和预防任何具有减少或降低情绪体验功能的行为。回避和逃避行为在边缘型人格障碍中很常见，DSM-5（American Psychological Association，2013）列出的边缘型人格障碍的诊断标准包括了为减少消极情绪而反复发生的自杀行为/自伤以及自我损伤的冲动（Bentley，Nock，& Barlow，2014）。此外，边缘型人格障碍在人际方面的诊断标准（极力避免被遗弃，在极端理想化和极端贬低之间交替）也可能以相同的方式起作用。因此，统一方案作为一种针对情绪障碍的治疗，可能为治疗边缘型人格障碍的上述行为表现提供一个有效的框架。

最后，模块 6 和模块 7 鼓励患者参与情绪暴露练习，借助消退反应，为患者提供一个机会去发展出与强烈情绪体验的新联结。首先，模块 6 让患者参与引发焦虑的躯体症状练习，来应对其内感敏感性。例如，患者可能会通过一根细吸管呼吸，以引发呼吸急促的症状；或者坐在椅子上旋转，以引发头晕的症状。模块 7 包括进入特定情境或参与某些活动，以引发强烈情绪。此前所学的统一方案技术（例如，在进入情境前对此做出替代评价，耐受在暴露过程中可能出现的想法、身体感觉和行为冲动，做出与回避的冲动相反的行为）为患者提供了一个框架，有助于他们在暴露练习中对情绪形成新的认识。

统一方案的暴露练习是逐步进行的，首先是与治疗师合作搭建一个可管理、可控的练习环境。这可能对边缘型人格障碍患者而言特别有用，他们可能很难在过往混乱嘈杂的生活中找到一个合适的、低唤起水平的练习环境。例如，一位治疗师可能会鼓励患者在她的办公室独自练习 5 分钟暴露。最后，模块 8 与大多数认知行为治疗方案一致，允许患者与治疗师回顾治疗过程的进展，并讨论预防复发的方法。

个 案 展 示

本研究团队已经在 5 例边缘型人格障碍共病焦虑障碍和心境障碍的患者中使用了统一方案。患者接受 16 ~ 20 次统一方案的治疗，每周 1 次。首次的评估诊断使用的是人格障碍诊断访谈——第四版（Diagnostic Interview for Personality Disorders—4th edition，DIPD-IV；Zanarini et al.，1987）中的边缘型人格障碍模块，以及基于 DSM-IV 的焦虑障碍访谈手册。这两种心理病理测评工具都是由临床工作者实施测评的。在治疗前和治疗后，治疗师通过效度验证良好且被广泛使用的自我报告量表——扎纳里尼边缘型人格障碍评估量表（Zanarini Rating Scale for Borderline Personality

Disorder，ZAN-BPD；Zanarini，2003）以及抑郁焦虑压力量表，评估边缘型人格障碍、焦虑和抑郁症状的严重程度。此外，团队采用情绪调节困难量表来评估患者在治疗前和治疗后对情绪调节技术的学习情况。关于本研究的具体阐述，详见参考文献（Sauer-Zavala，Bentley，& Wilner，2015）。鉴于边缘型人格障碍的症状表现的异质性，我们选择了两个个案来清晰地阐述统一方案的技术是如何被应用于这个群体的；具体的个案内容详见下文。患者的可识别细节信息已被修改，以保护其隐私。

个案展示一：I. R.

I. R. 是一名 35 岁的已婚欧裔女性，首次来到焦虑及相关障碍治疗中心进行心理治疗。她当前是自由职业者，据悉在治疗过程中，她搬到了波士顿地区逐步开拓自己的事业。I. R. 表示，她是在丈夫的建议下寻求心理治疗的，丈夫认为她的心境波动干扰了他们的婚姻，并通过咨询她的初级保健医生找到了我们中心。在首次电话会谈中，I. R. 描述她的情绪能从"0"直线飙升到"10"，不存在中间的任何数值。她说，自己强烈的情绪影响了她与丈夫、其他家庭成员以及客户的关系，她借助退缩（例如，睡觉）回避冲突。I. R. 提到，她的首要治疗目标是发展出更好的策略来调整她的情绪体验，以便更好地与人交往。

初步评估诊断的结果显示，I. R. 满足边缘型人格障碍和社交焦虑障碍的诊断标准。她达到了边缘型人格障碍在情绪问题上特征性的临床诊断水平，包括不恰当的强烈愤怒和情感不稳定性。她提到自己很容易生气，尤其是在一些不太要紧的人际关系情境上（例如，朋友迟到或者没有立即回复她的电话时，客户投诉时，母亲过于频繁地打电话时），并报告她往往通过向丈夫发泄来应对。I. R. 提到了另一个愤怒来源是丈夫对她的发泄表达不满，那时她会对丈夫大喊大叫，有时候还会扔手机等物品。

她表示自己的心境在一天中会变化好几次，母亲和丈夫常常说她喜怒无常。I. R. 也符合边缘型人格障碍在临床水平上的人际关系困难（例如，极力避免被遗弃，不稳定的人际关系），并提到了在和以前那群朋友、母亲以及上文描述的丈夫的相处中，呈现出不稳定的、紧张的人际关系模式。她也提及她在俱乐部中本来有几位关系非常亲密的朋友，但她们都因为她与另一位女士发生争吵和肢体冲突而结束了与她的往来。

I. R. 当前会和一小群朋友发消息，当她没有及时收到回复时，就会开始担心这段关系的状态，这导致她更加频繁地发消息。她还提到，当丈夫对她的行为表示失望时，她会央求丈夫不要离开她。在边缘型人格障碍的身份紊乱特征上，I. R. 符合显著临床水平的慢性空虚和不稳定的自我意识。此外，她指出其他人评价她看起来很悲伤，但她很难分辨自己的空虚感。I. R. 进一步表示，除了自己的职业身份，她不知道自己在真正意义上是一个什么样的人，她认为生活中的其他人也只用工作职位来看待她。

最后，I. R. 表示自己长期以来经常有自杀的念头，尤其是为了减轻亲朋好友的负担；但她否认实施过自杀行为或非自杀性自伤，也没有任何形式的冲动行为的既往史。她还提到了认知困难的阈下水平症状，即在应对压力时短暂的分离症状。比如，I. R. 提到自己在体验强烈的情绪后会感到"麻木和恍惚"。

至于社交焦虑障碍的诊断，I. R. 表示自己在参加聚会、与不熟悉的人交谈、在公共场合吃饭、坚定自信以及发起或维持对话等方面，都呈现出明显的焦虑。她自述这给她的事业发展带来了很多阻碍，因为她难以参加社交活动。此外，I. R. 提到她的丈夫非常喜欢社交，而她很难陪同丈夫及其朋友一起吃饭或参加其他活动。最后，我们在会谈中发现，I. R. 也存在符合亚临床水平的抑郁症状。她提到，在评估的前 2 周的大部分时间里，她体验到了抑郁心境，并缺乏对日常活动的兴趣；然而，她否认了DSM-IV 中的抑郁障碍标准的其他症状。I. R. 初始的自我报告评估分数显示，她在边缘型人格障碍和抑郁症状上的得分高，焦虑程度中等，在情绪调节缺陷上的得分也很高（见表 12.1）。

表 12.1　治疗前和治疗后的结果得分

量表	个案一（I.R.）广泛性焦虑障碍		个案二（R.B.）重性抑郁障碍		个案三 社交焦虑障碍		个案四 社交焦虑障碍		个案五 社交焦虑障碍	
	治疗前	治疗后	治疗前	治疗后	治疗前	治疗后	治疗前	治疗后	治疗前	治疗后
ZAN-BPD	22	16	16	8	18	2	7	3	17	17
DASS-D	23	3*	32	21	22	0	9	8	19	22
DASS-A	13	3*	21	17	12	4	5	1	15	20
DERS	136	116	98	92	106	54	121	65	99	95

注：ZAN-BPD = 扎纳里尼边缘型人格障碍评估量表（自我报告版）；DASS-D = 抑郁焦虑压力量表 – 抑郁分量表；DASS-A = 抑郁焦虑压力量表 – 焦虑分量表；DERS = 情绪调节困难量表（分数越高，就提示越困难）。

* 患者没有完成问卷的背面部分，因此第十二周的数据被做了替换调整。

在借助决策权衡练习（辨识改变的利弊）评估 I. R. 的改变动机后，她在确定具体目标上遇到了困难，她不知道如何将自身的动机转化为行动（模块 1）。为了帮助她，前三次治疗都在努力地澄清她的困难，随后确定了解决这些困难的目标。例如，我们回顾了 I. R. 与丈夫的关系，因为正是这方面的冲突促使她寻求治疗的。我们探讨了一个模式，具体呈现 I. R. 在与客户、母亲发生冲突后，如何向丈夫发泄，而不是直接处理冲突。这反过来又会引发她与丈夫的冲突，据她表述，这比最开始的冲突更令她痛苦。为 I. R. 具体阐明问题的模式有助于引导目标设定的重点，她表示自己想要习得一种技术，在与丈夫共处的时候能摆脱工作的压力，以减少争执。

为了达成从引发强烈情绪的情境（例如，工作、她的母亲）中解脱的目标，I. R. 完成了有明确步骤的家庭作业，但她又开始担心这些努力会导致所有消极情绪都消失，从而阻碍她表达并尊重自身的感受。这也使得我们过渡到了下一个治疗主题——情绪的功能和性质（模块 2，2 次治疗）。

当把近期的某次情绪体验拆分开（想法、身体感觉和行为）时，I. R. 注意到她倾向于认定朋友的行为是在轻视自己（想法），但压抑了对这一情境的不满（行为）。比如，一位朋友在与她约好共进午餐时迟到了 20 分钟，I. R. 并没有表达对此的不满或要求朋友做出改变。从短期来看，克制自己的情绪也许能避免与朋友的争执；但从长远来看，这似乎会使她感到无助，并在此后向丈夫发泄，更使得朋友一再迟到。

通过这次讨论，I. R. 清晰地认识到，对那个冒犯自己的人表达当下的情绪（并随之认可这些情绪）也许能帮助她实现在和丈夫共处时摆脱压力源的目标。下述对话详细介绍了形成这一认识的过程。

> **I. R.：** 我知道这导致了我和丈夫的冲突，我得停止这种模式，但我觉得如果我不发泄，我就只能压抑自己的情绪。
>
> **治疗师：** 所以，听起来你的情绪在告诉你一些重要的事情——你的朋友不重视你的时间，你真的很难不为此做点什么。

I. R.：嗯，我觉得如果我不发泄，就像是在告诉自己我不应该为此难过。

治疗师：我想知道，是否有另一种方式可以让你觉得你仍然在认真地对待自己的情绪？

I. R.：（停顿）我猜，我本应该直接（和朋友）谈谈。

治疗师：对你来说，那样做让你有什么感觉？

I. R.：真的很难——我很怕让她难受。

治疗师：所以从短期来看，与朋友直接沟通她迟到的话题可能会引发你的焦虑。那么从长期来看，这样做有哪些好处吗？

I. R.：也许从下一次开始，她就不再迟到了。而且在此之后，我也不觉得需要去和丈夫抱怨了。

此外，I. R. 还发现，正念情绪觉察中的锚定当下的技术（模块3，2次治疗）对于帮她放下对工作的担忧，尤其是对客户将会在网上给出差评的担忧，是很有效的，这也利于她更好地与丈夫共处。她还提到自己很享受正式的冥想练习，她称这是一个可以和她的情绪相伴而坐的一个"安全地带"。

在治疗中途，I. R. 提到她怀孕了，但不确定是否要留下这个孩子；这个议题成了一个治疗重点，我们使用了统一方案的技术来应对。I. R. 在做出这一决定的不确定性上展现出了极大的痛苦。我们回到了决策权衡练习（模块2），以检验继续和终止妊娠的利弊。虽然最有利的决定尚未明晰，但这个练习使 I. R. 确定了这两个决定的最坏情境（例如，我的丈夫会在孩子出生后离开我；但如果我终止妊娠，我会变得抑郁），并使用了认知灵活化技术（模块4）来处理这些情境下的担忧。这项技术增强了她应对这些低概率结局的信心，减轻了她的焦虑。

I. R. 最终决定终止妊娠。在随后的一次治疗中，她提到失去这个孩子让她感受到了强烈的悲伤。我们回到对这种情绪的功能性质的讨论上（模块 2），并厘清了花时间处理自己的情绪与实施可能会引发长期问题的行为之间的区别。由此，I. R. 受到鼓励去实施与其情绪驱动行为相反的行为，即结束工作并睡觉（模块 5）。她完成了下列应对情绪驱动行为的家庭作业：自我照料（洗澡、进食）、规律地锻炼、完成拖延的工作以及避免午睡。在下一次治疗中，她报告持续的悲伤情绪已经减轻了。虽然我们完成了内感性症状诱发测试（模块 6），但 I. R. 否认所引发的感觉让她感到不适；事实上，她形容这些练习是"有趣的"。这与她此前的自我报告一致，即身体感觉在她的情绪体验中并不是特别突出的组成部分。

治疗的最后阶段侧重于运用 I. R. 迄今在情绪暴露练习中（模块 7）学习到的技术。暴露任务是为 I. R. 量身定制的，包括引发焦虑的社交场合（与丈夫一起参加社交活动和聚会），以及可能会失去个人和工作关系的情境（与客户、母亲和丈夫确定界限在哪里）。她在与工作情境相关的暴露中表现得最为轻松，并呈现了较强的耐受客户的不确定性及消极反馈的能力。她对丈夫也展示出了类似的坚定自信，她以合适的方式勇敢地面对丈夫，也能够看到表达自己的观点并不一定会引发争执。事实上，这反而能够在长期改善他们的关系。她还参加了几次职业社交活动，并对自己在这些活动中寒暄、闲聊的能力感到惊讶。

在治疗结束时，I. R. 指出，她在挑战自己的消极想法上有了明显的进步，并能够在情绪驱动的非适应性行为冲动下做出不一致的行为。她提到，正如她所设定的治疗目标，她现在与丈夫的关系有所改善；然而，I. R. 的丈夫对结束治疗感到深深的担忧，她本人也提出了继续接受治疗的意愿。I. R. 的自我报告数据与她口头评估的治疗获益是一致的。她的症状有所减轻，情绪调节能力有所增强（见表 12.1）。

个案展示二：R. B.

R. B. 是一名 26 岁的已婚欧裔女性，她由其支持性咨询师转介，前来接受认知行为疗法的治疗。她目前是一名兼职客户服务代表，正在攻读医疗保健管理的副学士学位。R. B. 提出她寻求治疗的目的是，应对自己在丈夫（无不忠史）与其他女性待在一起时所产生的嫉妒情绪；她进一步说，在这些情境中，她开始产生不安全感，这可能会导致惊恐发作。R. B. 指出，对婚姻忠诚的焦虑导致了她现在的婚姻和以前亲密关系的紧张。此外，她还与家人保持着距离，因为她害怕丈夫会被她的妹妹、嫂子和母亲吸引。

　　R. B. 在治疗的开始阶段完成了深入的诊断访谈。根据评估结果，R. B. 符合边缘型人格障碍和重性抑郁障碍的诊断标准。在边缘型人格障碍的诊断上，R. B. 呈现了边缘型人格障碍在临床水平上的情绪症状：不恰当的强烈愤怒和情感不稳定。她提到，她最容易在丈夫看着其他女性或与她们交谈的时出现愤怒情绪，她难以克制自己不去指责丈夫的问题行为，并迫使她们立即离开这个场景。此外，她还提到，自己在一天中的心境会因为一些小的刺激源而数次从中性转变为恐慌，这些刺激源包括与丈夫的问题、让她感到自我贬低的杂志，以及工作和学习压力。

　　R. B. 也呈现出边缘型人格障碍在临床水平上的人际关系困难。如前所述，她提道："（她的丈夫）只要看着另一个女人，（她）就觉得丈夫会对她不忠，然后离开（她）。"她说，他们通常会避免一同出现在公共场合，以减少与其他女性的接触。R. B. 还报告，在以前的亲密关系中就出现过不稳定的、紧张的关系模式。她提到，在当下与丈夫的关系里，他们频繁吵架，她经常威胁要结束这段婚姻。R. B. 也呈现出显著的临床水平的慢性空虚，尤其是她坚定地认为自己永远也找不到真爱。

　　最后，R. B. 报告了有临床显著意义的自杀意念和自杀姿态的证据，她同时提到了自杀意念（例如，如果我不在世，我和丈夫都会舒服些），以及在他们争吵的情况下时常威胁她丈夫的行为（在她没有自杀行为意图的时候）。然而，她否认自己有过自杀尝试、非自杀性自伤史或是其他类型的冲动行为。此外，她否认存在认知困难的症状，比如应对压力时的分离症状或短暂的偏执观念。

在重性抑郁障碍的诊断上，R. B. 提到在评估的前 2 周的绝大多数时间里，她体验到了抑郁心境，对日常活动缺乏兴趣。她还符合体重减轻、睡眠困扰、无价值感、注意力集中困难以及如前所述的自杀意念方面的症状。R. B. 的首次自我报告评估分数提示其边缘型人格障碍、抑郁和焦虑症状水平高，情绪调节缺陷程度严重（详见表 12.1）。

在我们的第一次治疗中，R. B. 表示自己的治疗目标是减少在婚姻中的不安全感和嫉妒情绪。治疗师鼓励她借助具体的、可被观察的行为来描述自己的目标（比如，和丈夫一起出现在公共场合以及减少寻求安慰的次数），并为实现这些目标找到更小的中间步骤（模块 1）。同时，在讨论了通过治疗而改变的利弊后，R. B. 指出，与丈夫建立更为信任的关系，可能比警惕不忠所提供的微弱保护更重要。

R. B. 在我们的第二次治疗中表现出了高水平的痛苦。她提到自己的母亲（目前与他们两口子住在一起）刚刚在今天早些时候为她的妹妹雇了一个新保姆。R. B. 说在会谈前已经多次和丈夫发短信（"别和她互动"），并开始找公寓，准备搬出去。她在这一情境下的痛苦为治疗提供了一个有效的机会去探索她情绪反应的三个成分，以及它们是如何影响其情绪强度的（模块 2）。特别是这个练习帮助 R. B. 找出了行为（例如，通过短信监控他的行为、阻止他与女性互动）与她坚守的消极想法（例如，"丈夫会和别的女生调情，不尊重我"）之间的关系。

R. B. 还提到自己与愤怒和焦虑情绪相关的身体感觉，例如手抖和心跳加速，也会增加她对消极想法的相信程度以及实施焦虑行为的紧迫程度。这些发现成了我们的治疗重点，即试图提升她对于诱发情绪相关刺激的正念觉察能力（模块 3）。在治疗中，我们会特别鼓励 R. B. 留意她关于丈夫忠诚度的灾难化预测，把它们标记为想法，并允许它们存在，而不把它们当作事实来应对。我们还谈论了想法的性质，以及她产生这些想法的原因：她父亲不忠的历史可以使 R. B. 对自身的焦虑减少评判。此外，她发现，锚定当下是一种有效的策略，通过指明这些恐惧的结果还没有发生来应对她对学业（例如，"我会考不过"）和工作（例如，"我永远都不可能完成所有工作"）的消极预测。

R. B. 能快速整合在认知灵活化（模块4）上的使用，以应对在学业或工作上的担忧；但她在挑战对于丈夫忠诚度的预测时，展现出了较大的困难。多次治疗探讨了 R. B. 的核心信念，即警惕丈夫不忠的重要性。她提到，自己担心丈夫会有不纯洁的想法（例如，认为另一个女人很有吸引力），随后对丈夫的行为监控反映她更害怕被"当作傻瓜戏弄"——或者更糟，她就是傻瓜。此外，R. B. 说到她坚信如果丈夫真的对她不忠，她就再也无法相信任何人了，也就不会有新的亲密关系了，这持续促使她对看似轻微的刺激（例如，丈夫和其他女人出现在同一家商店）做出强烈的反应。

作为与之有关的尝试，我们实施了一项行为实验，要求 R. B. 客观地评估她在会谈期间遇到的男性的吸引力，以确定这一行为是否会导致性相关的想法或出轨。我们进一步探讨了 R. B. 的行为对其情绪体验的影响，并让她做出与其行为冲动不一致的行为。比如，R. B. 不再去商店里监视丈夫的行为，而是挑战自己完成她的日常事务。最后，通过在治疗中使用内感性暴露（比如，过度换气、用细吸管呼吸和绷紧肌肉）来提高 R. B. 对强烈情绪中的身体感觉的耐受度，并提高她进行客观觉察的能力，从而帮助她发现自己在感受到身体相关线索的情况下，更容易相信自动思维是真的。

遗憾的是，在第十二次治疗后，R. B. 与丈夫搬到了更远的地方，无法赶来完成最后4次治疗。因此，尽管我们建立了一个情绪暴露等级（包括和丈夫一起完成日常事务、在丈夫面前看女性杂志、和丈夫一起去海滩，以及认可自己的工作安排），但我们并没有在治疗中完成任何暴露（模块7）。

在治疗结束时，R. B. 提到自己对强烈情绪的耐受度和应对能力有所提升，与父亲的争执有所减少，与学业和事业成功有关的焦虑也相应地减少。

此外，R. B. 与丈夫在周末一同出行的次数变多了，她能够在完成日常事务时不过度关注丈夫的行为，尽管她提到这些仍然会引发焦虑情绪。R. B. 的自我报告量表数据与她对治疗效果的口头评估一致。她的症状有所缓解，情绪调节能力也增强了（详见表 12.1）。最后，R. B. 表达自己想要自行完成所有暴露任务，以便在与丈夫外出时更加自在。

实 证 支 持

如前所述，迄今为止，我们团队已经治疗了五名边缘型人格障碍患者。治疗效果数据见表 12.1。总体而言，统一方案的治疗效果良好。在五例治疗中有四例，包括本章介绍的两例，在边缘型人格障碍、抑郁和焦虑症状上的得分均出现下降（见表 12.1）。从治疗前到治疗后，边缘型人格障碍的症状以及情绪调节能力的变化均呈现较大的效应量［effect size, ES；ES_{sg} 是标准化平均增益（standardized mean gain）］（相对应的数据分别是：ES_{sg} = 1.06，95% 置信区间为 0.01 ~ 2.11；ES_{sg} = 1.29，95% 置信区间为 0.01 ~ 2.59）；而焦虑和抑郁症状的改变呈现出中等程度的效应量（相对应的数据分别是：ES_{sg} = 0.51，95% 置信区间为 –0.18 ~ 1.19；ES_{sg} = 0.70，95% 置信区间为 –0.69 ~ 2.08）。

焦虑和抑郁症状改变的效应量的置信区间涵盖 0，提示这可能不是一个可信的效应。这也许是因为样本量小，表明未来有必要在更大的、有对照的样本中进行研究。总而言之，这项初步研究的结果提示，增强边缘型人格障碍患者在未出现回避反应的情况下观察自己情绪的能力（通过正念练习和认知重构来达成），能让他们朝着治疗初期设定的目标前进（例如，与重要他人建立更好的关系，迈向与学业和社交相关的目标）。

结　　论

　　本章的目标是展示临床个案来呈现统一方案如何应用在共病边缘型人格障碍和抑郁及焦虑障碍的患者的身上。边缘型人格障碍和其他情绪障碍的共同特征是体验到强烈情绪的倾向，伴随对这些情绪体验的厌恶。因此，情绪障碍（包括边缘型人格障碍）患者往往会采取一些非适应性策略来逃避或避免体验强烈的情绪。

　　统一方案是专门针对这些情绪的消极反应而研发的，这些情绪反而会导致症状增加。治疗方案鼓励患者耐受情绪，而不是一味地把情绪推开，并教授他们一些技术（例如，正念练习、认知重构以及采取与情绪驱动行为相反的行为），以促成适应性反应。由于边缘型人格障碍与其他情绪障碍之间存在功能上的相似性，所以从理论上而言，统一方案对于边缘型人格障碍中症状表现相对稳定的人群来说是适宜的治疗方案，同时它也可以解决共病的情绪障碍（例如，抑郁障碍和焦虑障碍）。总体来说，接受统一方案治疗的患者的边缘型人格障碍症状以及抑郁和焦虑症状明显减轻（Sauer-Zavala，Bentley，& Wilner，2016）。

　　值得注意的是，在接受统一方案治疗的大多数个案中（包括本文的这两个具体个案），均出现了不可预料的重大生活压力事件（例如，意外搬家、意外怀孕及后续的终止妊娠和失业）。这些类型的压力源与莱恩汉描述的边缘型人格障碍患者频繁经历的生活混乱（Linehan，1993）相一致。尽管在学习了统一方案技术的背景下，这些压力源已经在很大程度上得到了处理，但它们的存在会迫使治疗重点从技术学习转移到危机管理。这可能限制了治疗能够取得的效果，特别是在当前的试验研究中，所有模块是需要在 16 ~ 20 次治疗中完成的。

　　此外，值得注意的是，在本研究中有一位患者（本章未描述）并没有体验到症状改善。虽然与其他 4 名患者相比，该患者似乎较少参与治疗的活动，但他缺乏改善的具体原因尚不明确。其中一种可能性是，他并没有完成治疗的内在动力，他是应大学的要求而前来接受治疗的。另一种可能的解释是，鉴于他的自伤史和当前的自伤行为，他在本质上比其他患者更严重，且每周一次的门诊治疗对该患者来说可能不是恰当的治疗频率。后续的研究需要明确哪些边缘型人格障碍患者能够从统一方案治疗中获益。如前所述，我们的预期是，边缘型人格障碍症状不太严重且风险较低的患者可能是这种相对短程的认知行为治疗方案的理想候选人。

　　总体而言，统一方案作为一种跨诊断的、聚焦于情绪的认知行为疗法，似乎是一种有前景的边缘型人格障碍的治疗方案。本章展示的个案结果显示，统一方案对这一人群来说是一个可行、可接受的方案。然而，我们尚且需要后续的对照试验研究来正式地评估统一方案在应对边缘型人格障碍的症状上的短期和长期疗效，以及评估在这一难治性人群的治疗中特定的调节变量和中介变量（例如，严重程度）。如果能证实统一方案是有效的，这将为边缘型人格障碍症状不太严重（例如，对生活影响较小）的个体提供一种简化而经济的治疗方案。

第十三章
慢性疼痛的统一方案应用

劳拉·A. 佩恩

慢 性 疼 痛

　　慢性疼痛通常被定义为持续 3 个月或更长时间的疼痛，但没有明确的组织损伤（International Association for the Study of Pain，2012）。慢性疼痛是一个不可忽视且花费昂贵的公共卫生问题，在美国，影响了约 1 亿成人，并导致了每年高达 6350 亿美元的医疗费用和生产损失（Institute of Medicine Committee on Advancing Pain Research，2011）。慢性疼痛的短期影响包含耽误工作、减少社交活动和运动，以及家庭压力和关系紧张。然而，慢性疼痛的长期影响可能更大，导致许多人无法得到适当的治疗，从而造成持续的功能障碍和残疾。

　　疼痛的生物心理社会模型认为，慢性疼痛代表生物、心理和社会因素复杂的相互作用（Gatchel，Peng，Peters，Fuchs，& Turk，2007）。疼痛本身是一个多维的结构，包括感觉（如强度和持续时间）和情感（情绪）两个方面。对疼痛情感维度的认识将注意力集中在心境状态影响疼痛体验的方式上，过去几十年的研究已经开始为疼痛和情绪的共同机制概念提供支持（Asmundson & Katz，2009；Ribeiro，Kennedy，Smith，Stohler，

& Zubieta，2005）。简而言之，支持疼痛和情绪障碍关系的证据包括在慢性疼痛人群中的高心理相容性（Riegel et al.，2014；Tegethoff，Belardi，Stalujanis，& Meinlschmidt，2015；van Hecke，Torrance，& Smith，2013）；疼痛和焦虑／抑郁的共同神经生物学逻辑基础和遗传多态性（Narasimhan & Campbell，2010；Ribeiro et al.，2005；Strigo，Simmons，Matthews，Craig，& Paulus，2008）；与慢性疼痛有关的情绪失调的证据（Cioffi & Holloway，1993；Lumley，Beyer，& Radcliffe，2008；Mattila et al.，2008；Sullivan，Rouse，Bishop，& Johnston，1997；Tuzer et al，2010；van Middendorp et al.，2008）；以及认知行为疗法的策略对管理慢性疼痛的功效（例如，Williams，Eccleston，& Morley，2012）。

神经质和疼痛

神经质，或称"消极情感"，是一种高级人格特质，可能是精神和身体疾病发展和恶化的共同易感因素之一。神经质通常被定义为具有消极或不稳定情绪性人格特质，包括焦虑、抑郁、易怒和敌意（Costa & McCrae，1992；John & Gross，2004）。几十年的研究已经将神经质与精神障碍风险的增加和共病的可能性增强联系起来了（Lahey，2009）。然而，神经质也与身体状况有关。较高的神经质水平可以预测 25 年后出现身体损伤（包括疼痛）的可能性（Charles，Gatz，Kato，& Pedersen，2008）。神经质与足踝疼痛（Shivarathre，Howard，Krishna，Cowan，& Platt，2014）、分娩疼痛（Yadollahi et al.，2014）、持续性腰痛患者对疼痛的不快回忆（Lefebvre & Keefe，2013）以及内脏疼痛时的大脑活动（Coen et al.，2011）有关。神经质的水平能针对性地预测青少年的疼痛（Wilner，Vranceanu，& Blashill，2014）。此外，高水平的神经质与慢性前列腺炎／慢性盆腔疼痛综合征患者较差的治疗效果有关（Koh et al.，2014）。神经质对疼痛灾难化和疼痛焦虑（两种认知－情感结构，参与到慢性疼痛状况的进展中）都有独立的预测作用，超出了抑郁和自我报告的疼痛严重程度的影响（Kadimpati，Zale，Hooten，Ditre，& Warner，2015）。综上所述，这些数据强调了神经质在心理和疼痛状况发展中的潜在关键作用。

基于上述研究，直接聚焦于神经质／消极情感的心理治疗可能是一种解决身体疼痛和相关情绪症状的更全面有效的方法。统一方案特别关注消极的自动思维，消除情绪回避策略，并纠正情绪性行为。这些技术同时适用于情绪和躯体障碍。本章介绍了"莉萨"的个案，并描述了统一方案是如何干预她当前的特定困扰的。

个 案 呈 现

莉萨是一位 25 岁的单身欧裔女性，因"全身"疼痛而来到当地的综合性多学科疼痛治疗中心接受治疗。她描述了持续的全身疼痛，并伴随疲劳感。她注意到，即使是做轻微的体能运动（快走和站立超过 5 ~ 10 分钟），她的颈部、背部和肩部的疼痛也会加重。莉萨将这种持续的疼痛描述为钝痛和"酸痛"，偶尔会有尖锐的刺痛或烧灼感。她报告，这种疼痛始于几年前，当时她正在读大四。据她所述，在一个周末，经过漫长的学习后，她感到非常疲劳和"疼痛"，在接下来的周一早上难以起床。此后，这种疼痛就一直存在。

莉萨看了很多次的初级保健医生、神经科医生和骨科医生，并进行了大量的临床检查和测试，都没有发现任何异常。由于莉萨移动、行走和长时间坐着的能力受到严重影响，她无法完成自己的学业，最终在完成毕业要求之前就退学了。在过去的几年里，她的身体状况变得更加糟糕，由于疼痛和疲劳，她回避了大部分体育活动。她还说，自己的社交生活也减少了，因为她经常取消计划，要么是因为疼痛，要么是因为她担心疼痛会变得"无法忍受"而无法顺利回家。因此，莉萨很少与朋友待在一起，大部分时间都是在家里与父母和妹妹待在一起。

莉萨还描述了她从儿童期就开始的焦虑史。她报告，她经常担心在学校的表现，担心家庭成员（尤其是父母）的健康以及她与朋友的关系。莉萨在学校的表现一直很好，她说她在整个高中和大学期间都是一个"全 A 学生"。然而，她经常会熬夜完成作业和准备考试。她将自己的担心和焦虑描述为"无法控制的"，并报告了伴随的身体症状：疲劳、不安、易怒、肌肉紧张和睡眠困难。莉萨自称是一个"完美主义者"，并指出她通常会非常努力地鞭策自己达到设定的期望。

综合评估

疼痛科医生查阅了莉萨的病史和她过去所有相关的实验室和影像学报告。根据这些记录，以及对多个广泛的肌肉压痛点的生理评估，莉萨被诊断为纤维肌痛。根据她表现出的持续的、无法控制的担忧和焦虑，她还被诊断为广泛性焦虑障碍。医生推荐莉萨接受心理治疗，以帮助她控制疼痛和焦虑的症状，并改善她的整体功能水平。

测验

作为评估的一部分，莉萨完成了一些旨在评估各方面功能的自我报告量表，包括整体疼痛水平、焦虑、抑郁、积极和消极情感，以及疼痛焦虑。她在治疗前和治疗结束后都立即进行了测量。接下来将详细介绍每项量表。

数字评分表（Numeric Rating Scale，NRS）。莉萨需要用从 0（无）到 100（最差或最有可能）的数字评分表评价她最近 1 周的总体疼痛值。这个量表反映了她的整体疼痛程度，与身体的疼痛部位无关。数字评分表已经被证明是一种可靠和有效的评估成人疼痛水平的方法（Bijur，Latimer，&

Gallagher，2003；Hollen et al.，2005；Jensen，Karoly，& Braver，1986；Williamson & Hoggart，2005 ）。

简短症状量表——18 项目版（Brief Symptom Inventory——18-Item Version，BSI-18；Derogatis，2001 ）。简短症状量表——18 项目版可测量在过去 1 周内的各种症状带来的痛苦程度。简短症状量表——18 项目版的两个分量表，即焦虑分量表和抑郁分量表，被用来评估莉萨的焦虑和抑郁水平。

积极消极情感量表（Positive and Negative Affect Scale，PANAS ）。积极消极情感量表是一个由 20 个项目组成的量表，评估积极情感（如感兴趣、热情、受鼓舞等）和消极情感（如不安、内疚、害怕等）的维度。每种情绪都以 5 分制评分，表明被试在过去 1 周内经历过那种感觉的程度。

疼痛焦虑症状量表——20 项目版（Pain Anxiety Symptom Scale——20-Item Version，PASS-20；McCracken & Dhingra，2002 ）。疼痛焦虑症状量表——20 项目版被用来评估莉萨对疼痛的恐惧和与疼痛有关的焦虑症状。它包括总分以及 4 个由 5 个项目组成的分量表（认知、逃避 / 回避、恐惧和生理性焦虑分量表）。

治疗方法

鉴于莉萨的慢性身体疼痛及她共病的焦虑症状，我们确定她将最大限度地从统一方案的跨诊断方法中获益，因为统一方案可以解决与疼痛有关的功能障碍以及情绪上的功能障碍。跨诊断方法代表了一种更有效也可能更高效的、改善重叠的情绪障碍症状（共病）的方式（McManus，Shafran，& Cooper，2010；Wilamowska et al.，2010 ）。慢性疼痛天然地适合这种跨诊断范式，因为许多患者都有多种慢性疼痛的主诉（Johannes，Le，Zhou，Johnston，& Dworkin，2010；Yunus，2012 ），以及明显的焦虑和抑郁症状（Asmundson & Katz，2009；Riegel et al.，2014；Tegethoff et al.，2015；van Hecke et al.，2013 ）。

这里介绍的治疗方法通过强调对情绪和身体不适的情绪反应，描述了统一方案如何应用于身体疼痛——统一方案通常会在内感性暴露和惊恐发作的背景下处理这一问题。鉴于疼痛是一个非常复杂的现象，涉及各种情绪、神经生物学和感觉通路，因此，我们增加了一个专门针对疼痛的心理教育部分，以更好地在跨诊断框架下对疼痛的表现进行概念化。

模块 1：设定目标和维持动机

在医疗和心理评估后，莉萨与治疗师进行了第一次治疗会谈。在这次治疗中，她了解到治疗的性质和完成家庭作业的重要性。莉萨对治疗减少她的疼痛和相关痛苦的效果表示担忧；并指出，当她没有看到立即好转时，会很难坚持其他规定的治疗（物理治疗和针刺疗法）。因此，第一个模块的重点是将莉萨与她最重要的症状联系起来，然后确定治疗目标（以及治疗的潜在阻碍），这一点特别重要。治疗师没有试图"说服"莉萨相信治疗会有帮助，而是鼓励莉萨把每项新技术都看作改善功能的一个潜在步骤。她的担忧被认为是合理的，治疗师还花时间探讨了莉萨对自己无法改善的一些担心。除了通过"与阻抗共舞"这一应对阻抗的方式来培养治疗动机外，治疗师还鼓励莉萨公开讨论她的担忧，这也加强了她与治疗师之间的关系。

"治疗目标"工作表被布置为莉萨的家庭作业。在随后的 1 周里，她确定了"没有疼痛感"这一目标。在治疗过程中，莉萨和治疗师一起努力确定了使目标更加具体的特定活动，如遛狗、参与锻炼计划以及在当地的艺术学校上课。然后，他们明确了莉萨可以采取的一系列步骤来帮助她实现目标，包括参加治疗会谈（她已经迈出了这一步），查看艺术学校的课程安排，每周至少走出家门一次，每周在街区散步两次，以及每天遛狗。莉萨和治疗师还讨论了实现完全没有痛感的目标的实际可能性，因为疼痛（1）是适应性功能的必要条件，（2）是每个人在不同时期都有的经历。莉萨能够考虑到这一点，并将她的目标调整为让她的疼痛变得更容易控制。

关于其他的目标，莉萨的治疗师询问她是否想尽力减少焦虑的症状。

莉萨承认她确实想减少焦虑，不过她认为焦虑是她身体疼痛的一个产物。当被问及如何使减少焦虑的目标变得更加具体时，莉萨努力思考如果她不那么焦虑了，会有什么具体的行为变化。她的治疗师问她，焦虑是不是她获得大学学位或与朋友相处的阻碍。莉萨犹豫地同意这是一个阻碍，尽管她仍然把疼痛和对于出现疼痛症状的焦虑作为参与这些活动的主要阻碍。然而，莉萨和治疗师能够确定她需要采取其他步骤来解决焦虑问题，包括练习对焦虑的觉察，改变完美主义行为（包括反复检查作业），以及不因焦虑和担心而逃避社交场合。

随后，莉萨和治疗师完成了"决策权衡"工作表，特别关注了保持不变的好处和改变的坏处，因为这些可能会成为治疗的最大阻碍。莉萨最初对治疗可能存在阻碍的概念感到困惑，但经过思考，她承认回到学校并取得学位的想法引发了她很大的焦虑。她还说，和父母住在一起让她感到非常轻松，因为她的大部分饮食是由母亲准备的，而且不必关心财务问题（例如，支付账单、制定预算等）。从父母家搬出来，她就需要承担更多的责任，这也引起了她的焦虑。这些阻碍以及改变的好处和保持不变的坏处，都被记录在工作表上。

模块 2：理解情绪

这个心理教育模块对莉萨来说特别有意义，因为她在认识自己的情绪方面有困难，包括可能导致疼痛的低水平压力和焦虑。这个模块首先介绍了情绪的性质和功能，并描述了疼痛是如何融入这个概念的。具体来说，疼痛被描述为一种信号，表明有害的刺激可能造成或导致组织损伤。神经将有关刺激的信息发送到大脑，在那里，这些信息与许多因素一起被加工和评估，包括对疼痛的期望、心境和焦虑、以前的疼痛经历以及对疼痛的神经生物学敏感性。这种加工结果是对疼痛的反应——无论是迅速远离刺激，大喊大叫，还是置之不理。然而，当疼痛变成慢性的（持续 3 个月或更长时间）并带来了功能障碍时，尽管没有有害的刺激或持续的组织损伤，但大脑可能仍然在发出疼痛的信号。这就是为什么局部干预（如手术）可能对慢性疼痛没有帮助，而心理治疗等疗法可以帮助大脑"关闭"疼痛信号系统。就像焦虑、恐惧、悲伤或愤怒一样，治疗的目的是使疼痛信号系统恢复到正常水平，而不是完全消除它。

莉萨认为，这些信息很有帮助，但仍担心她的疼痛是由生理上的损伤引起的。根据动机增强策略，治疗师采用了"与阻抗共舞"的技术，并没有对莉萨的这种信念提出质疑。相反，治疗师只要求莉萨考虑到其他因素可能导致了她的疼痛体验，并且考虑到处理其他因素可能对减少疼痛有用。

接下来，通过回顾与情绪和疼痛反应有关的想法、身体感觉和行为，治疗师介绍了情绪／疼痛的三成分模型。然后讨论了与负强化概念有关的疼痛循环。对莉萨来说，身体感觉（身体疼痛）、想法（例如，"如果我和朋友出去，我的疼痛就会加重，变得无法控制"）和情绪性行为（待在家里）之间的关系被明确指出，重点是这种循环如何导致更频繁和更强烈的身体疼痛。此外，她对身体疼痛的情绪反应（焦虑）被讨论为导致疼痛循环的额外因素。

这些概念扩展到情绪和疼痛的诱因、反应和结果上。然而，莉萨很难确定她身体疼痛的明确前因或"刺激源"。她承认，在偶尔疼痛发作的日子里，她可能有更多的压力，但这并不是一个常见现象。同样，治疗师并没有在这个问题上"卡住"，而是要求莉萨继续尽可能地监测她的经历，即使她无法确定疼痛的具体诱因。

同样，莉萨在识别焦虑和担忧的刺激源方面也有困难，尽管治疗师采用了类似的方法让她监测这些体验，而无论她能否识别刺激源。治疗师鼓励她考虑其他可能与疼痛有关的因素，包括她的激素水平在月经周期中的变化，在一天中的变化，或与她的睡眠模式有关的差异。如果可以确定疼痛和／或焦虑的触发因素，这对莉萨来说可能是有用的信息，这样她的症状就可以有一定程度的可预测性。

通过填写"情绪反射弧"工作表，莉萨可以清楚地看到她通常会因疼痛和焦虑而回避活动或社交。她指出，当感到疼痛或焦虑时，她会从事分散注意力的活动（看电视、睡觉）或避免离开家。这些反应被认为是"习得的"，这是莉萨第一次意识到她对不适（无论是身体上的不适，还是情绪上的不适）的反应习惯是如何影响自己的整体功能的。莉萨发现，这种习得反应的概念对更清楚地评估她生活中的回避模式和随后的损害特别有用。

模块 3：正念情绪觉察

鉴于莉萨很难识别有关其焦虑的更微妙的线索，发展情绪觉察技术似乎与莉萨目前的问题特别相关。在这个模块中，她得到了关于原发情绪和继发反应的心理教育，以及这些情绪与疼痛、焦虑的关系。当将该技术用于身体疼痛时，莉萨的治疗师将原发情绪一词改为原发体验，以捕捉引发一连串疼痛和焦虑的最初感觉。对莉萨来说，她能够识别出体验到脖子上的尖锐刺痛（原发体验）几乎立即引发了焦虑和无望感（继发反应）。莉萨被鼓励去观察她对疼痛的评判正在形成一个循环，即越来越关注她的身体和身体机能，从而导致焦虑加剧。

本模块技术的第一个练习涉及正念情绪觉察，以呼吸为锚定点，增加对身体和情绪感受的觉察。与其他方法不同，但与以情绪为基础的方法相一致，统一方案不强调把呼吸作为放松的方式，因为这可能会引发意料之外的效果，造成焦虑／压力水平的增加，因为其中隐含的目标可能是抑制任何"不放松"的体验。这个练习的意义在于呼吸只是作为一种提高觉察的工具。治疗师指导莉萨使用其他正念练习，以帮助她把注意力和意识带到当下，而不是陷入对自我体验的批判中。

莉萨还被要求进行一些情绪和疼痛诱发练习，其目的是增加对疼痛的情绪反应的觉察。她练习慢慢地伸展四肢，直到开始感觉到身体的疼痛感，对她的感觉和情绪反应保持一段时间的注意，然后将身体恢复到休息状态。随着她继续重复这个练习，她越来越意识到，即使是身体上的细微感觉也会引发焦虑，因此她能够更好地理解身体上的疼痛感觉和焦虑之间的联系。

莉萨还带来了她上大学时的一首流行歌曲的录音。她发现，这首歌本身能引发快乐和幸福的感觉（原发体验），尽管与这首歌有关的记忆很快导致了悲伤和遗憾的感觉（继发反应）。所以莉萨的主要体验（在这种情况下是一种情绪）是快乐，因为她回忆起了自己生活中的这种经历。然而，她的继发反应是悲伤，因为她随后迅速想到了目前的经历，凸显了她生活中的缺失。她对主要体验的评价引起了悲伤的继发反应。

模块 4：认知灵活化

模块 4 讨论了莉萨的疼痛和情绪体验的认知部分。首先，莉萨的想法被描述为"消极的自动想法"，治疗师请她思考自己的想法是如何受制于个人经验和情绪反应的。这个概念是通过展示一张模棱两可图来说明的，莉萨需要明确说出关于图中发生的事情的自动消极想法，以及几种替代解释。莉萨看到了《自助手册》中的模棱两可图，即一个人躺在床上，其他人站在门外。她一下子泪流满面，报告她的消极自动想法是，这个人是一个濒临死亡的年轻人，躺在医院的床上。她指出自己首先关注的是床和床垫的形状，并认为这是一张医院的床，而那个人脸上的茫然表情和紧闭的眼睛表明，他正在等待死亡降临或病得很重。然后治疗师询问了其他可能的解释（即使她不一定相信这些新的解释）。莉萨认为这个人可能躺在床上休息或打盹；她还提出这个人可能摔倒在床上。然后，她和治疗师讨论了每一种解释的功能，即她通过聚焦于什么信息而产生了这种评价。

莉萨的治疗师还注意到，在这次治疗中，莉萨表示她感到特别悲伤和无望，这可能对她的评价产生了影响。对她来说，情绪体验影响后续评价的想法是一个非常深刻的概念。她能够将自己的悲伤、焦虑和沮丧的情绪与她如何看待日常的经历联系起来，这导致了一种持续、无望的循环。莉萨第一次意识到她的想法只是对一种情境的多种解读中的一种，这种认识使她以一种新的方式参与到治疗过程中。

在下一次治疗中，莉萨的治疗师回顾了应对消极自动想法的具体技巧，包括识别"思维陷阱"（容易陷入消极或无益的思维方式，如"灾难化结果"或"高估危险性"）和认知重评策略（利用过去经验的证据考虑自动评价是否可能发生或是否准确，以及她能否应对消极结果）。自上一次治疗以来，莉萨已经看到了她的想法如何被歪曲，以及如何经常导致社会退缩和自我封闭的行为。治疗师通过收集基于莉萨具体经验的证据，引导她开始在日常生活中挑战这些消极自动想法（尽管她仍然有持续的疼痛，但她的疼痛从来没有在发作后保持在最高水平），并帮助她思考自己应对疼痛带来的消极影响的能力（鼓励莉萨考虑如果她真的卧床不起，她将如何过上有意义的生活）。

模块 5：应对情绪性行为

最初，情绪性行为的概念对莉萨来说是难以掌握的。治疗师首先描述了各种可能导致莉萨痛苦和焦虑的情绪回避策略，虽然除了担心和思维反刍之外，莉萨无法清楚地识别任何策略。然而，当治疗师进一步探究时，她发现自己有一系列细微的行为回避策略，包括拖延任务直到她的疼痛减轻，避免任何生理上的唤起（如摄入咖啡因或一口气上七层楼），以及避免观看关于学生上大学的电视节目。然而，莉萨坚持认为，这些策略对管理她的情绪是有用的、有帮助的，因此这不是回避。

再一次，根据"与阻抗共舞"的动机增强策略，莉萨的治疗师鼓励她注意，她是如何经常使用这些以及其他策略来管理她的情绪的，并且只是留意她的反应（没有质疑莉萨所使用的是否为回避策略）。在接下来的治疗中，莉萨表示她觉察到了自己的反应，并且仍然认为拖延对她来说终究是没有问题的，她不介意避免生理唤起或避开某个电视节目。鉴于莉萨对这些行为的坚定看法，治疗师决定进入该模块的下一部分。

然后，莉萨立即联想到了完美主义行为（特别是当她在学校时）和社会退缩的例子，作为与焦虑有关的情绪性行为。尽管退缩通常与抑郁障碍有关，但莉萨认为这种情绪性行为是感到"不堪重负"和焦虑导致的结果。

她还发现自己存在过度警惕的问题，指出她觉得自己经常对可能发生的（生理上或其他方面的）坏事保持"警惕"。莉萨和治疗师讨论了这些情绪性行为，尽管它们带来了瞬间的缓解、准备充分的感觉或控制感，但最终使疼痛和焦虑的循环变得持久了：（1）阻止她了解到自己可以忍受身体感觉或焦虑，两者最终都会自行减弱；（2）在行为上强化与焦虑或疼痛相关的评价（例如，"如果我经历了太多的疼痛，我将无法忍受它"）。

在会谈中，莉萨举了一个最近发生的例子：高中同学邀请她与他们一起出去玩。自从毕业后，她就再也没有见过他们了。她立即担心会有疼痛出现，且无法轻易摆脱疼痛，所以她拒绝了邀请，选择躺在家里。拒绝邀请这种情绪性行为支持并强化了她对疼痛和焦虑的非适应性评价。她不让自己有机会忍受身体上的症状，也不让她看到自己可能比最初预想的更能忍受。莉萨和治疗师讨论了这些情绪性行为是如何通过不断强化对疼痛和焦虑的非适应性评价而使她陷入困境的。

在讨论应对情绪性行为时，莉萨泪流满面，并表示她对在疼痛时被迫外出的情境感到非常焦虑。治疗师提醒她，她永远不会被迫做她不愿意做的任何事情，而且她即将进行的治疗的目的只是为了挑战自己。莉萨表示非常担心自己会在未准备好之前就要报名参加艺术课或大学课程，这将导致她再次严重"崩溃"。莉萨的治疗师利用这个机会进行认知灵活化训练；治疗师承认莉萨的解释是一种可能性，而且这个解释至少在一定程度上基于她当时的感觉（焦虑），然而也许还有其他更有可能发生并且不那么灾难化的结果。

接下来，莉萨的治疗师回顾了她的"治疗目标"工作表和"决策权衡"工作表。莉萨看到，她把上课的挑战列为改变的一个阻碍。莉萨的治疗师提醒她，这是一个可预见的阻碍，是改变过程中自然的一部分。她同意继续进行治疗，并且得知她将在接下来的治疗中反复地、有控制地暴露在不舒服的身体感觉中。

模块 6：理解并直面身体感觉

模块 6 的第一个环节旨在诱发强烈的身体和情绪反应。莉萨之前对这次治疗表达了很大的顾虑，最终提前一天取消了这次会谈。莉萨的治疗师在电话中大量使用了模块 1 中的动机增强策略与她交谈。她认可了莉萨的恐惧和焦虑，并鼓励她尽快来治疗，即使她无法完成原定的暴露。莉萨同意了。他们在第二天重新安排了会谈。

莉萨参与会谈时泪流满面并且显得焦虑不安。她报告，她没有睡好，身体更加疼痛了，并且担心练习会使她对身体感觉"反应过度"。治疗师理解她的反应可能每天都不同，但继续按计划进行治疗仍然很重要。莉萨犹豫了一下，同意尝试"身体感觉诱发表"上的第一个练习，涉及过度通气。在治疗师演示了如何进行过度通气后，莉萨进行了 15 秒的练习，然后就停止了。她给自己对身体感觉的焦虑评分（得分范围是 0—8，0 分表示没有焦虑，8 分表示强烈焦虑）为 8 分，并表示她感到头晕和头重脚轻，而且手臂疼痛。治疗师鼓励她在接下来的时间里安静地休息，观察这些感觉。治疗师还注意到，她在练习过程中没有进行深呼吸，这实际上是细微的行为回避。莉萨表示同意，但她说自己太害怕了，无法按照指示完全诱发这些感觉。

下一个练习是细吸管呼吸，莉萨能够成功地完成 2 分钟的细吸管呼吸。她报告的焦虑程度很低（评分为 2 分），而且没有身体感觉。最后，莉萨被要求原地跑步，尽管这项练习让她感到非常焦虑，但她还是同意了。她在原地跑了 60 秒，并指出她对腿和胳膊的疼痛相当焦虑。然而，她也非常自豪，因为自从她出现身体疼痛以来，她根本就没有尝试过跑步。莉萨惊讶地发现自己能够完成 1 分钟的运动。虽然莉萨很不情愿，但她同意在接下来的 1 周内使用"身体感觉诱发表"来练习过度通气和原地跑步。

模块 7：情绪暴露

在莉萨开始模块 7 的会谈时，莉萨还没有完成模块 6 指定的身体练习。莉萨和治疗师讨论了完成这些任务时的阻碍，这些阻碍有外部的（在某一天没有时间）和内部的（对体验疼痛和常见身体不适的焦虑）。治疗师鼓励莉萨进行正念情绪觉察，并回忆上一次治疗时的焦虑感，以及她能够原地跑步时的自豪感和满意度。治疗师引导她回顾了原地跑步的过程，并请她注意自己当下的想法、身体感觉和行为。

在练习之后，莉萨承认她能够联想到之前关于原地跑步的情绪，尽管她仍然对完成练习后会发生什么有许多消极评价。不过，莉萨在没有提醒的情况下使用了认知灵活化技术，并认为她可能有另一次积极的体验。莉萨和治疗师一致认为，立即再次诱发同样的身体感觉是很有用的。事实证明，总体来说，这对莉萨非常有益，是她愿意参与行为改变过程的重要转折点。

她又在原地跑了整整 1 分钟，没有停下来，她对自己的痛苦感觉的焦虑评分为 4 分。这一次，她能够进行 45 秒的过度通气，并将她对疼痛感觉的焦虑评为 6 分。经过这次练习，她变得自信多了，并同意在家庭作业中再次尝试这两个练习。

莉萨在接下来的 1 周里完成了所有的身体感觉诱发练习，然后回到了治疗中。她说，她能够在练习中引发强烈的身体感觉，但并不感到非常焦虑，因为它们很快就消失了。这使她对自己的身体有了更明显的控制感，因此，她能够强迫自己巩固这种感觉。莉萨感到自信和"强大"，她已经准备尝试更多的练习和情境暴露了。

正如统一方案所描述的，模块 7 涉及专门设计和执行诱发不舒服情绪的情境暴露，从而改变在体验情绪或痛苦时发生的行为（在恐惧或不舒服时的逃避等情绪性行为），减少或消除情绪回避和安全行为。在这个模块中，刺激源可以是从内感性的（如身体疼痛）到情境性的（如现实场景），各不相同；这样治疗师就可以灵活地设计有效的情绪暴露了。

莉萨和治疗师都同意首先关注莉萨由于害怕疼痛而回避的任务和活动。在治疗过程中，莉萨提出了各种运动和社交活动，这些活动都是她有可能进行的。她最近通过脸书网（Facebook）与一位老朋友取得了联系，莉萨同意将第一个情绪暴露练习定为计划与这位朋友喝咖啡。她觉得这将是可控的，因为这个任务的时间是可控的，而且咖啡馆离她家很近。

在接下来的几次治疗中，莉萨进行了一些疼痛和情绪暴露，直接处理了她的回避行为和情绪性行为。在会谈内暴露中，莉萨观看了一集她之前会回避的电视节目，她对醒来时感到全身疼痛的记忆进行了想象暴露（随后，她将这与过度通气练习配对），并给她一直回避交往的朋友发送了几条短信。为了进行会谈外的练习，莉萨开始在她家的周围街区散步，最后参加了一个瑜伽班；她安排了几个与亲密朋友一同参加的活动（包括参加一个聚会）；她还联系了大学，以确定她需要满足哪些要求才能获得学位。她报名参加了当地的一个每周上一次课的艺术班。

在最后一次会谈之前，莉萨还切实地注册了一个线上课程，这是获得学位的要求之一。她多年来一直在回避这项任务，她表示当完成这项任务时，她感觉"如释重负"。

模块 8：回顾成果，展望未来

莉萨的最后一次治疗会谈也是最后一个模块，重点是回顾她取得的进展，以及预测未来会有哪些困难。在这次会谈中，治疗师高度评价了莉萨在治疗过程中取得的进展。尽管莉萨仍然会体验到身体上的疼痛，但她的整体功能获得了改善，关于疼痛的焦虑以及一般性焦虑和担心都有所减少。莉萨和治疗师回顾了她所学到的最重要的技术，特别是情绪觉察练习的意义和效果，即在她不回避诱发焦虑的任务时，关注自己的感受。他们讨论了未来的阻碍（例如，完美主义），因为她计划继续上课以获得学位。她将这种希望事情完美的倾向与"不堪重负"的感觉和焦虑联系起来，这通常会导致她从活动中退缩。莉萨和治疗师确定了几个预示着这种模式可能出现的信号，以及可以用来打破这种循环的技术。总的来说，莉萨对她的治疗结果以及她在疼痛、功能和焦虑方面的获益表示非常满意。

治疗结果

图 13.1 显示了莉萨在治疗前后的测量结果。在治疗开始前，莉萨的自我报告的得分显示，她有相当显著的疼痛、焦虑、消极情感和有关特定疼痛的焦虑。在数字评分表中，她报告她的疼痛程度为 85 分（满分为 100 分）。

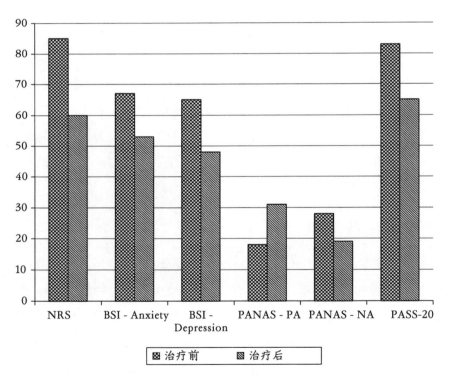

图 13.1 莉萨于治疗前后在相关自我报告量表上的得分

注：NRS = 数字评分表；BSI-Anxiety = 简短症状量表 – 焦虑分量表；BSI-Depression = 简短症状量表 – 抑郁分量表；PANAS-PA = 积极消极情感量表 – 积极情感分量表；PANAS-NA = 积极消极情感量表 – 消极情感分量表；PASS-20 = 疼痛焦虑症状量表——20 项目版。

在简短症状量表——18 项目版中，她的焦虑分量表的原始分数为 13 分（$T = 67$，女性肿瘤常模得分），抑郁分量表的原始分数为 9 分（$T = 65$，女性肿瘤标准分）（Derogatis，2001）。莉萨的焦虑分量表与自我报告的严重焦虑和担忧一致，尽管她的抑郁分量表得分比预期的要高，但她并不承认有抑郁的临床症状。在积极消极情感量表中，莉萨在积极情感分量表上得了 18 分，在消极情感分量表上得了 28 分，这表明她的积极情感水平低，消极情感水平很高。她还在疼痛焦虑症状量表——20 项目版上得到 83 分（满分 100 分），表明她对疼痛的体验和影响有严重的焦虑。

在治疗后，莉萨在许多方面都获得了明显改善。有趣的是，她在自我报告得分中给平均疼痛评分为 60 分，这表明尽管与治疗前相比，她的疼痛程度有所减轻，但她仍然体验着中度以上的疼痛。简短症状量表——18 项目版的焦虑和抑郁分量表得分有了明显的改善（焦虑分量表的原始得分为 4，$T = 53$；抑郁分量表的原始得分为 2，$T = 48$）。她在积极消极情感量表的积极情感分量表上得了 31 分，在消极情感分量表上得了 19 分，这接近于女性的平均标准（Crawford & Henry，2004）。莉萨仍然表现出了明显的疼痛焦虑，治疗后的疼痛焦虑症状量表——20 项目版评分为 65 分，尽管与治疗前相比，这一指标有一些改善。

结　　论

总的来说，莉萨对治疗表现出了很好的反应。在第一次治疗时，由于疼痛和焦虑，她自述在社会、职业和个人功能方面有很大的障碍。她起初很难与治疗原则建立联系，但与阻抗共舞的动机增强策略（不直接挑战莉萨的不情愿）、扩大差异性（通过识别和澄清她的治疗目标，以及潜在的阻碍），以及支持自我效能（让她明确选择自己想在治疗中采取的步骤），对于让她尝试采取各种干预措施非常有益。

在设计和执行暴露的最初过程中，正念情绪觉察冥想被证明是有用的，因为莉萨能够从担忧中脱离，这让她充分地体验到练习所带来的积极情绪。尽管她最初没有发现认知灵活化策略有帮助，但她能够利用这些策略激励自己进行暴露。身体感觉诱发测试和练习使她的治疗方法发生了实质性的变化，因为这些测试和练习让她在治疗中获得了一些信心和动力。

她仍然会有偶尔地回避，并有明显的疼痛；然而，她能够更清楚且迅速地认识到这些模式使得她能够使用一些新技术。虽然她保持着完美主义行为，但她也（1）意识到这些反应是作为一种回避焦虑的方式而产生的；（2）理解这些反应使她更容易回到旧的回避模式。在治疗结束时，莉萨报告，她的功能障碍、焦虑和与疼痛有关的焦虑明显减少，尽管她仍然能感受到身上相对明显的疼痛。

以神经质／消极情感为目标，基于情绪调节的治疗方法代表了一种全新的，也可能更全面的治疗方法，可以改善成年慢性疼痛患者的疼痛、残疾和情绪障碍。本章所描述的治疗方法结合了特定的情绪调节技术，旨在减少莉萨的疼痛的情绪成分，通过心理教育、情绪觉察、认知灵活化、对抗情绪性行为，以及在与疼痛有关的和情绪化的情况下练习她新学到的技术，同时减轻焦虑症状。

虽然统一方案尚未在成年慢性疼痛患者的大样本中进行测试，但一项试验性研究（Allen, Tsao, & Zeltzer, 2009）和个案（Allen, Tsao, Seidman, Ehrenreich-May, & Zeltzer, 2012；Payne, Tsao, & Zeltzer, 2014）的数据表明，统一方案可以共同应对患有慢性疼痛的青少年的疼痛和焦虑／抑郁障碍。这一点加上莉萨的个案，无疑表明跨诊断的治疗方案和技术对于和慢性疼痛及相关疾病做斗争的人群来说是有效的。

可能有几个潜在的机制，使统一方案能够处理广泛的情绪和身体症状。一种可能是，所使用的策略能够针对导致疼痛和情绪功能障碍的共同的、潜在的过程。另一种可能是，教授一套核心技术使患者能够将这些技术单独应用于每种障碍。然而，不管是哪种机制，迄今为止的证据表明，扩大情绪调节技术和认知行为疗法策略的适用范围，对于具有复杂医疗和心理状况的人来说，既可行又有用。未来的研究应该进一步探索跨诊断方法对各种疼痛状况的效用，以及统一方案对于患有各种疼痛、情绪障碍和其他慢性健康状况的成人的适用性。

第十四章

高度复杂性共病个案的统一方案应用

希瑟·默里·拉京和克莱尔·凯西洛－罗宾斯

引　言

情绪类障碍（心境、焦虑、创伤后应激障碍和强迫症等）之间存在广泛的共病情况，这一点已得到证实（例如，Kessler，Chiu，Demler，& Wlater，2005）。在一项研究中，57%的符合焦虑或心境障碍标准的患者至少符合另一种心境或焦虑障碍的标准（Brown，Campbell，Lehman，Grisham，& Mancill，2001）。在另一项研究中，超过90%的创伤后应激障碍患者符合另一诊断标准（Gallagher & Brown，2015）。此外，情绪障碍和非情绪障碍之间也存在高度共病性。例如，在一项针对患有注意缺陷／多动障碍的老年人的研究中，约有50%的被试同时共病焦虑障碍、抑郁障碍或两者皆有（Michielsen et al.，2013）。

共病常常给临床工作带来挑战。共病诊断与症状严重程度有关（Allen et al.，2010）。尽管在接受认知行为疗法治疗的惊恐障碍患者中，共病诊断对6个月随访评估中的惊恐障碍结果并无不利影响（Tsao，Mystkowski，Zucker，& Craske，2002），但这种趋势可能不会长期持续下去。在一项针对惊恐障碍的认知行为治疗的研究中，有共病的患者在治疗后的共病严重程度有所减轻，但在 24 个月时的随访中，共病严重程度有所上升，这表明治疗并没有在长期减少他们的共病情况。在随访期间，有共病的患者也比没有共病的患者更可能寻求额外的治疗。综上所述，这些结果表明，只关注一种疾病（如此个案中的惊恐障碍）的治疗方法可能无法持续减少其他疾病造成的干扰（Brown，Antony，& Barlow，1995）。如果多重诊断对个体的治疗有不利影响，那么一种治疗共病的循证方案可以通过提供治疗多重诊断的有效方法，简洁地解决这些相互矛盾的现象。

传播循证心理治疗方法的努力经常遇到阻力，而在传播努力中最常见的挑战之一就是人们普遍认为这些方案不具备处理上述共病的能力。一个常见的批评是，治疗研究中的样本往往是高度选择性的；这些研究往往排除了具有广泛共病的患者，特别是合并精神病性疾病或有自杀风险的患者（Gunter & Whittal，2010）。

统一方案（Barlow et al.，2018）尤为适合针对这类障碍，因为它是专门为解决社会环境中经常出现的共病现象而设计的。正如第一章所讨论的，统一方案是针对情绪障碍的共同机制（强烈的消极情绪体验、对消极情绪体验的厌恶反应，以及努力压抑或避免消极情绪）而设计的，而不是关注诊断之间的表面差异（Barlow，Bullis，Comer，& Ametaj，2013）。因此，统一方案可能是治疗出现多种共病患者的理想方案。

此外，这种同时处理共病的方式可能会带来更有效的治疗。为了驳斥关于循证方案只对一组选定的患者有用的观点，我们的研究工作试图将患有各种共病的被试纳入其中，以充分检验这种基于机制的治疗方案的疗效（Barlow et al.，in press；Ellard，Fairholme，Boisseau，Farchione，& Barlow，2010；Farchione et al.，2012）。本章将介绍其中一个个案。

个 案 介 绍

乔，22 岁的单身欧裔男性，由精神科医生转介到波士顿大学焦虑及相关障碍治疗中心。他在我们中心完成了使用基于 DSM-5 的焦虑障碍访谈手册的评估诊断，这是一个半结构化的临床访谈，重点是诊断焦虑障碍及伴随的心境状态。根据在评估期间获得的信息，我们对他的主诊断为惊恐障碍，另外我们还做出了场所恐怖症、广泛性焦虑障碍、强迫症、重性抑郁障碍和单发、轻度及其他特定多动障碍等诊断。评估时，乔正在服用治疗剂量的兴奋剂来治疗注意缺陷 / 多动障碍的症状，并服用一种选择性 5- 羟色胺再摄取抑制剂来治疗焦虑和心境症状。

乔的个案概念化

正如第一章和第二章所讨论的，诊断评估提供了有用的分类信息。诊断标签有效地呈现出乔的焦虑和抑郁经历。当使用跨诊断方法对情绪障碍的症状进行概念化时，通过重点关注体验强烈情绪时的相似性，以及识别非适应性反应和控制情绪的努力，统一方案能为更好地理解一系列共病的精神健康障碍的发展和维持提供一个框架。正如关于个案概念化的章节（本书第二章）所概述的，情绪障碍源于厌恶反应和努力改变或控制消极情绪。图 14.1 展示了适用于乔的情绪障碍功能模型。

当使用这个模型对乔进行个案概念化时，我们可以看到，乔显然体验到了频繁而强烈的消极情绪，并且试图通过改变或控制这些消极情绪来应对，因为他认为这些情绪是不可容忍或不可接受的。这些尝试可能使情绪得到短期的缓解，但从长远来看，反而维持了他的症状。此外，乔对自己的情绪的评判和无力控制自己的消极情绪体验反过来加强了这些体验的强

明显的回避	细微的行为回避	认知回避	安全信号	情绪驱动行为
拥挤的地方 开车 理发店 不触碰"被污染"的物品 拒绝朋友的邀请	坐在门口附近 打扫房间 与小狗玩 用肘关节开门 对文件进行多次备份 低调地参加朋友的聚会	计划逃离（聚会） 询问事件或计划的细节 用手机转移注意力 过度担忧 不预先承诺计划 对进展不顺的经历进行思维反刍	与妹妹一起出行 携带药物 携带洗手液	提前离场 自责 洗手

图 14.1　乔的情绪障碍功能模型

度和频率。

乔表现出了许多优点。他非常聪明，对知识充满好奇，有很强的改变动机，愿意尝试治疗建议，而且拥有由家人、朋友和其他服务提供者组成的良好支持系统。然而，在治疗过程中依然出现了一些障碍。首先，乔的症状的严重性和他的回避行为干扰了治疗。在治疗初期，乔常在临近治疗开始的时刻取消治疗，因为他对开车去治疗中心感到非常焦虑。此外，在离开家之前，他需要"感到恰到好处"，这常常导致他要晚 20 ~ 30 分钟才能到达咨询室。乔还表现出了组织和计划方面的困难，这可能是由注意缺陷 / 多动障碍和严重的睡眠不足导致的。这些症状干扰了他的治疗，因为他会忘记预定的会谈，在非规定时间参加会谈，忘记完成家庭作业或把家庭作业带来。

注意缺陷 / 多动障碍是本个案的一项独特的挑战，因为注意缺陷 / 多动障碍在传统上不是一种情绪障碍。然而，注意缺陷 / 多动障碍与乔的情绪障碍症状相互作用，注意缺陷 / 多动障碍的部分表现与上述情绪障碍的模式一致。例如，因为乔有注意缺陷 / 多动障碍的症状，他经常感到沮丧（消极情感），并认为这种情绪是不可容忍的，导致他在没有"好状态"的情况下逃避学校作业（努力压抑或回避），但他随后会因为没有完成作业而感到内疚（努力抑制失败感）。因此，虽然乔可以从传统的注意缺陷／多动障碍治疗中受益（如设定任务优先级、问题解决能力、药物依从性和时间管理），但他对注意缺陷／多动障碍症状的情绪反应符合情绪障碍的模型，在这个跨诊断框架内，这也是合适的治疗目标。

乔的跨诊断治疗

作为一项大型治疗研究的一部分，乔接受了 12 次统一方案治疗，下文描述了统一方案治疗策略在此个案中的应用。为了说明统一方案中所包含的概念，后文附有患者的工作表、治疗师与患者的对话，以及患者完成的练习。

与乔的第一次会谈集中在更好地了解其特定症状体验以及这些症状如何影响其生活上。此外，后文还概述了核心治疗技术，以及这些技术在乔的具体情绪体验中的应用。乔了解了治疗的组成部分和这些组成部分的原理，包括暴露模块。他还了解到，治疗的目的不是为了消除不愉快的情绪，而是为了帮他更好地理解自己的情绪体验，并学会以一种具有功能性和适应性的方式应对这些情绪。练习的重要性被一再强调，以巩固学习效果。乔认同将这些技术应用到其"真实"生活中会扩大治疗的获益。

模块 1：设定目标和维持动机

在第一次会谈后的每次会谈初始，乔都会完成抑郁干扰量表和焦虑干扰量表。在整个治疗过程中，乔在抑郁干扰量表和焦虑干扰量表上的得分可以在图 14.2 中看到。接下来的会谈涵盖了模块 1 的内容，其中包括明确讨论做出改变和保持不变的利弊，以及设定具体的治疗目标，用以针对患者对自己有能力做出改变的信念。乔能够确定影响其动机的外部因素。他指出，当他感到疲倦，难以集中注意力，觉察到焦虑增加，以及当"事情不对"或他觉得没有做好充分的准备时，他的动机明显下降（这导致了拖延或回避）。我们一致认为，跟踪这些已确定的因素以及对治疗动机的潜在影响将是一个好主意。

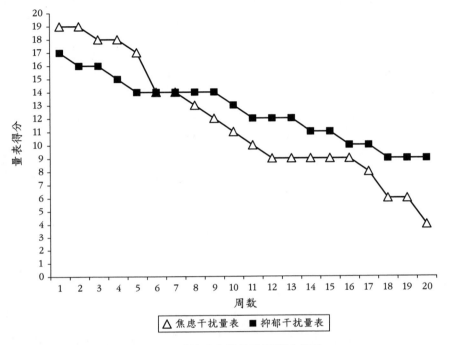

图 14.2　乔的治疗总体进展得分记录

接下来，乔通过填写"决策权衡"工作表探讨了做出改变和保持不变的成本和好处。改变的好处与对心理障碍症状相关情绪体验的反应有关。更具体地说，这些好处包括能够上课、提交作业、与朋友交往而不考虑环境、去拥挤的地方、提高效率（减少检查行为和拖延），以及变得更加独立。

乔很难确定改变的成本，因为他在治疗前主要只考虑到了治疗计划的好处。在治疗师的帮助下，他能够认识到参加治疗和完成家庭作业的时间要求是这类治疗的成本。乔还承认，这种类型的治疗需要先感受到痛苦，才能学习如何更好地应对这种痛苦。乔坚定地认为他愿意并有动力这样做。在练习结束时，乔显然对完成治疗计划充满了动力，因为改变带来的收益超过了代价。

接下来，我们回顾了设定现实的治疗目标的基本原理，以及实现每个目标的具体步骤。在会谈中，乔设定了几个治疗目标，包括：

- 不让对惊恐发作的恐惧阻碍他参与想做的事情（例如，理发、看牙医、参加棒球比赛、参加家庭活动和上课等）；
- 完成一门课；
- 学会放下对细枝末节的担心，不要让担心影响工作效率。

模块 2：理解情绪

模块 2 包括 1 次会谈，重点是心理教育和跟踪情绪体验。乔在这次会谈中迟到了 15 分钟。鉴于乔缺席了上次会谈，又在此次会谈中迟到，治疗师在会谈中用了一些时间与他讨论按时参加会谈的重要性，找出妨碍他按时参加会谈的因素。乔能够认识到，时间管理方面的困难和担心开车时惊恐发作是导致他缺席和迟到的原因。他同意请一名家庭成员开车送他到中心参加治疗。治疗师和他对会谈外的作业进行了回顾，乔完成了心理教育阅读任务，并清楚地掌握了他们讨论过的概念。

该模块的大部分内容集中于讨论情绪体验的功能性质，以及学习监测情绪体验。在讨论情绪的适应性功能时，乔能够认识到，一系列情绪体验有助于提醒他注意重要的内部和外部事件或情况。这些情绪会促使他做出反应，并在此回顾了情绪驱动行为的概念。

然后，治疗师介绍了"情绪反射弧"工作表，强调情绪不是突然出现的，尽管有时感觉是这样的；相反，情绪是由事件、情境或身体感觉触发的，它们被称为诱因。接下来，他们讨论了人们对诱因的反应，以及将它分为三个成分——想法、身体感觉和行为——的模型。最后，他们回顾了典型反应的短期和长期结果，强调了在大多数情况下，通常的反应导致了积极的短期结果（缓解情绪），但矛盾的是，它们也导致了消极的长期结果

（维持恐惧）。乔能够将"情绪反射弧"工作表应用到最近的一次情绪体验中，如下面在治疗师和乔之间的对话所示。

　　乔确定诱因是要去看一场即将到来的波士顿红袜队的比赛。他的父亲为他和他的家人买了票。他提到，因为对在球场上惊恐发作有明显的预期焦虑，所以他没去看这场比赛，票也浪费了。

治疗师：现在你已经确定了诱因，让我们用"情绪反射弧"工作表来看看你的情绪反应。你对去看比赛有什么想法？

　　乔：嗯，我担心这次会发生同样的事情，我不能去看比赛。我真的觉得我应该去，但如果不能控制自己，我就去不了了，而且今天是父亲节。

治疗师：好的。看起来关于预测比赛日会发生什么，你有很多想法。如果你的预测成真，会发生什么呢？

　　乔：我会让我的父亲和我的整个家庭失望。

治疗师：听起来，你的一些想法是，如果你感到太焦虑，以致不能去（看比赛），就会让你的家人感到失望。

　　乔：不止如此，不能去就意味着我真的出了问题，他们会感到内疚。

治疗师：澄清一下，你的预测是你不能去看比赛，你的家人会感到内疚。

　　乔：是的。

治疗师：当你有这种预测的时候，是否注意到了什么身体感觉？

　　乔：我感到焦虑、内疚，也有挫败感。

治疗师：好的，当你注意到这些情绪的时候，你有什么身体感觉？

　　乔：我不知道……我想我觉得很紧张，有点躁动。

治疗师：当你注意到这些想法和身体感觉时，你做了什么事情让自己感到好一点？

乔：通常我会尽量不去想它……

治疗师：啊——听起来像是转移注意力。

乔：是的，虽然当时想那些事情会让我感觉好一点。

治疗师：现在你已经能够确定你对这个诱因的反应了，关于你的负性预测，你感到这些情绪有意义吗？

乔：有。

治疗师：尽管你有这种反应是有道理的，但考虑到你以前去看红袜队比赛的经历，让我们思考一下你对这个诱因的反应的短期和长期结果。

乔：好的。

治疗师：你的预测、身体感觉和行为的短期结果是什么？特别是"我会让家人失望"或"我有问题"的想法、紧张的身体感觉以及你试图分散自己的注意力，可以让自己感觉好一点？

乔：我不确定。

治疗师：让我们思考一下你的行为反应。你认为自己为什么要分散注意力？

乔：我觉得可以从焦虑中得到缓解，尽管实际上并不是这样的。

治疗师：对，所以在短期内，你的这种反应是为了试图获得一些缓解，尽管这种策略对你来说并不那么有效。那么这种反应的长期结果是什么？

乔：我通常会感觉更糟。

将"情绪反射弧"工作表应用于焦虑的体验是一个理想的机会，可以区分想法、身体感觉和行为之间的差异，努力使情绪体验变得不那么令人难以接受。正如这次谈话中所展现的，乔正在将情绪感受与身体感觉相互转换。"情绪反射弧"工作表也是一个很好的工具，可以澄清思想、身体感觉和行为在整个情绪体验中的作用，以及这三个成分之间的相互影响。

如果时间允许，对乔预测的短期和长期结果进行讨论，将有助于说明这些想法被强化的原因。在会谈结束前，双方接着讨论了关于习得经验的持久影响，以说明各种行为是如何长期保持的，尽管它们也带来了大量的干扰和困扰（例如强迫症）。

模块3：正念情绪觉察

在这次治疗中，乔报告，他的焦虑症状略有减少，心境症状略有增加。在会谈开始时，治疗师回顾了乔在会谈期间完成的情绪监测。乔描述了在开始做家庭作业时遇到的困难，显然，做事前必须"感到恰到好处"这一点让他备感困扰，导致他无法完成作业。最终，乔能够将三成分模型应用在这种情绪体验上。他能够确定的想法包括："我感觉还没有准备好去完成任务""我需要在开始工作之前找个合适的地方放东西""在东西放好之前，我无法做任何事情"，以及"在找到适合工作的地方之前，我无法开始工作"。乔还注意到了头疼和呼吸急促的身体感觉。

乔的行为包括花时间清洁和整理他的工作区域（包括重新保存计算机中的文件），并列出了在着手做情绪监测任务前必须完成的事情。他能够认识到，在开始任务前整理工作区域的强迫行为只会导致他更加苦恼，并且给他增加了工作量。他还能够认识到，由于他很容易从清理工作区域的任务中分心，所以这件事占用了相当多的时间。通过与这样的体验保持一定距离，乔注意到"（他）在能够开始工作之前，要（为自己）做一些前期准备工作"。他还指出，服用治疗注意缺陷／多动障碍的药物有助于他专注于工作。我们鼓励乔继续监测其情绪体验，以更好地了解诱发因素和反应。

当被问及红袜队的比赛进行得如何时，乔很淡定地报告"很顺利"。他注意到他在比赛前出现了轻微焦虑。当父亲把去看比赛的详细计划告诉他时，他松了一口气，说："如果不清楚细节，我就不知道如何摆脱困境。"棒球比赛因为一场雨延迟了，乔把他能坚持到比赛结束的一部分原因归因于比赛延迟。乔的归因提供了一个讨论控制点的机会，特别是将成功错误地归因于外部环境（运气、其他人或药物）会如何维持他的焦虑，而不是提供纠正性反馈，即他之所以能够处理这种情况，是因为他本身就具备应对能力。

会谈的剩余时间用来介绍和练习正念情绪觉察。乔认识到，他对自己的主要情绪体验的评判导致了更复杂的次级情绪体验。他讨论了完成家庭作业的例子，指出当他注意到自己分心时，他会评判自己不能保持专注。这种评判使人沮丧，他把这种体验看作有问题的。他指出，一般来说，解释和评判自己强烈的情绪体验——无论是恐慌、担心、厌恶还是羞愧——都意味着他有"问题"。

在会谈中，乔进行了一次情绪觉察练习。在练习过程中，我们鼓励乔对他的体验保持非评判的好奇。乔需要练习留意他的注意力转移到了哪里，有意识地把注意力拉回到他当下的体验上。在情绪觉察练习结束后，我们对这次体验进行了梳理。

模块 4：认知灵活化

乔在下一次会谈时迟到了，他显然对自己的迟到感到焦虑，并深表歉意。他报告，在焦虑干扰量表和抑郁干扰量表上的焦虑和抑郁症状都有所加重。他讨论了最近导致其症状加重的事件，包括回避参加朋友的大型国庆聚会，以及好朋友和当地职业运动员举办的"最后一刻"派对。

在谈论这些经历时，乔能够认识到试图回避自己的情绪困扰（通过不参加聚会）与希望感觉好一些之间的关系，最终他的自我感觉更糟了。他说："我感到有责任参加朋友的聚会，但由于我没有去，所以我知道朋友失望了。"除了对不参加聚会感到难过外，乔还指出，从那时起，他的"潜在焦虑有点加重，（他）很难从这类事情中恢复过来"，这导致了更多的回避行为，而他错过了夏季学期的前几节课。

乔还表示，他对在这些情况下使用以前模块的策略（特别是"情绪反射弧"工作表）感到犹豫，"我不愿去想它，因为这会让我感觉更糟"。通过对乔试图回避焦虑和抑郁的短期和长期结果的讨论，他更愿意在当下接近他的痛苦了，并同意在会谈中与治疗师一起在"情绪反射弧"工作表中完成对一个体验的分析和记录。在完成之后，乔报告感觉好了很多，并同意用它来记录和处理即将到来的情绪体验。

会谈的剩余时间用于讨论模块 4 中的内容。乔在会谈中完成了"认知评价练习 1：创造意义"，以说明人们倾向于依赖对情境的最初解释或评估；不过随着认知灵活化的增强，他或许可以对同一情境做出许多不同的解释。当被问及他对一张模棱两可图（《自助手册》中的图 8.2）做简单解释时，乔回答："有人正在接受一些医疗服务，其他人正在互相安慰。"他指出，有几个因素导致他产生了这一最初的消极自动想法，包括他妹妹痴迷于观看电视剧《实习医生格蕾》（*Grey's Anatomy*），"让我认为这是一个带有悲剧色彩的医学故事"。乔还报告，他在医院看望患者的经历也导致了这种自动评价。

然后乔被要求对这幅画的含义做出其他解释。他想出了几种解释，包括"病床上的人已经死了，走在走廊上互相拥抱的两个人并不认识病房里的人""走廊上的一个人摔倒了，被走廊上的另一个人接住了"，以及"走廊上的人在窃窃私语，谈论床上的人多么懒惰"。咨询师指出，所有这些解释都是消极的，并鼓励乔考虑一些积极的替代解释。乔认识到，病房里的妇女有可能刚刚生完孩子，她的丈夫和母亲正在拥抱。他能够理解不同的评价是如何导致完全不同的情绪体验的。

随后，我们讨论了常见的思维陷阱以及为应对这些思维陷阱而提出的问题。在会谈中，咨询师将认知重评技术应用于乔最近的经历，例如回避与朋友一起参加国庆聚会。乔完成了家庭作业——用于识别和评估自动思维的工作表（"认知灵活化"工作表），并在会谈内进行了回顾。图 14.3 是他最初完成的工作表，以及治疗师在会谈中提供的纠正性反馈（黑字）。在随后的治疗中，他和治疗师对模块 4 的内容进行了回顾和练习。

情境／诱因	自动思维	这是一个思维陷阱吗？是／否	其他解释
想到与朋友一起吃饭就感到焦虑	如果这个治疗方案无效，我一定会陷入瘫痪状态	是	这个治疗方案可能会成功 这个治疗方案已经在起效了，如果我能继续坚持，它将持续帮助我
关于去吃饭的焦虑	如果我与朋友在一起时惊恐发作了，该怎么办？ 如果我和朋友一起去餐厅吃饭，我可能会惊恐发作	是	我在过去就有处理惊恐发作的经验，所以我和朋友在餐厅吃饭时也能应对
回复邮件	因为我还没回复教授，所以我不能回复其他邮件	是	不按顺序回复邮件也是可以的
服药	如果我现在服药，我就不能和朋友一起吃午餐了	是	如果我吃饭的兴致不高也是可以的
回复邮件	如果大家都很友好并且理解我的焦虑，那么我不回复他们的邮件就更不好了 因为大家很友好并理解我的焦虑，所以他们值得从我这里得到更多（回报）	是	大家会理解这些对我来说是具有挑战性的，我会尽力而为

图 14.3 乔最初完成的"认知灵活化"工作表用普通字体书写，治疗师的纠正反馈用黑字书写

模块 5：应对情绪性行为

乔在焦虑干扰量表和抑郁干扰量表上的分数继续升高。此外，他还报告了睡眠困难，给教授和院长发电子邮件的拖延现象增加，在记录和完成课间作业方面的困难，以及在药物治疗方面的困难。

鉴于之前的讨论强调了回避策略的长期结果，乔清楚地了解情绪回避的矛盾影响。对他来说，他的回避策略常常使他对自己的感觉更糟，包括

增加内疚感、挫败感和悲伤感，而且这些策略维持了他的焦虑和信念，即他无法处理自己的诱因和困境。

我们讨论了不同类型的情绪回避，乔能够识别他在各种情绪体验中使用的几种回避策略。关于乔明显的回避、细微的行为回避、认知回避和使用安全信号的例子，见表 14.1。他在识别自己不适应的情绪驱动行为时也很有见地。与此同时，他还为各种常见情绪驱动行为确定了替代行为。在家庭作业中，我们鼓励乔练习与他的典型情绪驱动行为相反的行为。

表 14.1　乔识别并挑战"情绪性行为清单"工作表

明显的回避	细微的行为回避	认知回避	安全信号
拥挤的地方	坐在门口附近	计划逃离（聚会）	与妹妹一起出行
开车	打扫房间	询问事件或计划的细节	携带药物
理发店	与小狗玩	用手机转移注意力	携带洗手液
不触碰"被污染"的物品	用肘关节开门	过度担忧	
拒绝朋友的邀请	对文件进行多次备份	不预先承诺计划	
	低调地参加朋友的聚会	对进展不顺的经历进行思维反刍	

模块 6：理解并直面躯体感觉

下一次会谈的重点是理解身体感觉及它在情绪体验中的作用。乔在焦虑干扰量表上的得分继续升高，尽管他的抑郁干扰量表得分明显下降。会谈的大部分时间集中于讨论内部感觉在情绪体验中的作用。他还完成了症状诱发测试，以确定哪些练习能引起与强烈情绪反应最相似的感觉。

鉴于乔的惊恐发作，他在体验焦虑和恐惧的情绪时，表现出了对自己内部感觉的敏锐觉察。另外，通过以前关于三成分模型的讨论，乔熟悉他对身体感觉的过度警惕和对身体感觉的错误解释（例如，"我要晕倒了"）是如何促成焦虑和惊恐的情绪体验的。为了调节身体感觉，他发展了各种回避行为和情绪驱动行为，包括避免某些情境、躺着以及坐在教室门口附近。

对于乔经常遇到的其他情绪体验，更具挑战性的是识别与情绪相关的身体感觉及其解释或行为反应。通过回顾情绪的三成分模型，身体感觉在情绪体验中的作用变得更加清晰。例如，关于乔的注意缺陷／多动障碍的症状，当他难以集中注意力时，他注意到了沮丧的情绪，这种情绪与前额紧张、战战兢兢等身体感觉有关。他对这种感觉的解释是："在这种状态下，无法完成任何事情"，从而导致他对任务的拖延或完全脱离任务。对于抑郁症状，乔指出他常感到疲惫和沉重，这削弱了他完成必要任务的动力。

乔清楚地了解到，他试图回避或改变自己的身体感觉是如何适得其反的，实际上这还加剧了他的情绪体验，因此他了解到要提高对与强烈情绪体验相关的身体感觉的容忍度。乔被要求在练习过程中接近身体感觉，充分体验身体感觉，并注意任何控制或减少身体感觉的尝试。他否认有任何可能影响他完成症状诱发测试的医疗状况。

乔曾报告在惊恐发作时感到心悸、出汗、颤抖、呼吸短促、胸部不适、胃部不适、人格解体，以及害怕发疯或死亡。这些感受也是症状诱发测试最初的目标。令人惊讶的是，在完成过度通气和细吸管呼吸练习后，乔表示感受到的紧张和痛苦程度与他自然发生的症状的相似程度都很低。当谈及自己的症状时，乔认为，窒息感在惊恐发作时最令人痛苦。

接下来，他尝试了一个诱发这些感觉的练习。他躺在咨询室的地板上，把几本教科书放在自己的胸部。他反馈有以下感觉：胸部受压、呼吸困难、心率加快以及呼吸明显加快。他将这些感觉的强度评为6分（满分为8分），将这些感觉造成的痛苦程度与自然出现的症状相似程度评为8分。为了诱发人格解体的感觉，乔盯着自己的一只手（放在离他的头十几厘米的地方），大约持续2分钟。他认为这种脱离自己的感觉有些强烈，令人痛苦，而且与他的惊恐情绪相似。

乔需要在家庭作业中继续完成症状诱发练习，以确定各种情绪体验中相似的感觉。乔同意尝试摄入更多咖啡因，以诱发与注意缺陷／多动障碍和相关情绪体验有关的感觉。他还同意在手腕上佩戴重物，以引发与抑郁相关的身体感觉（沉重感）。除了完成各种症状诱发测试外，乔还同意反复进行身体感觉诱发练习（如把课本放在胸前，盯着自己的手看），以引起与惊恐发作相似的感觉，并使用"身体感觉诱发练习"工作表记录他的经历。

在回顾耐受身体感觉的练习时，乔指出，当这些身体感觉有计划性地产生时，他对这些感觉的耐受会变得更为舒适。乔举例说自己去一家拥挤的酒吧参加了一位朋友的生日聚会。他说，在去参加聚会之前，他就注意到了与预期焦虑有关的感觉，但是他能够以一种与以前不同的方式耐受这些感觉。他去参加了聚会，并说玩得很开心。他表示，他在这次经历中学到了几件事：

- 他可以耐受焦虑的感觉；
- 预期性焦虑的感觉并不能预测他未来的情绪体验（他在聚会上没有惊恐发作）；
- 他可以同时体验不同的情绪，包括焦虑和愉悦。

模块 7：情绪暴露

接下来的几次治疗的重点是回顾技术的应用和完成情绪暴露。在这段时间里，乔报告焦虑和心境症状得到了极大的缓解，正如焦虑干扰量表和抑郁干扰量表的得分所显示的那样。这种改善可能是由于乔学会了在遇到与惊恐障碍、场所恐惧症、强迫症、广泛性焦虑障碍、重性抑郁障碍和注意缺陷/多动障碍有关的强烈情绪体验时，灵活地应用正念和认知重评策略。

乔对特定情境、图形、活动和感觉会引起强烈的情绪反应表示理解。在开始这部分治疗之前，乔一直在有序地处理各种困难情况（上课、社交活动等），并说自己成功地耐受了强烈的情绪体验，并常常发现所预想的后果并没有发生。

在会谈中，乔建立了一个情绪暴露等级。如图 14.4 所示，这个暴露等级中的情绪体验反映了与乔的惊恐障碍、场所恐怖症、强迫症、广泛性焦虑障碍、重性抑郁障碍以及注意缺陷／多动障碍有关的痛苦，其中一些暴露任务代表了与一种及以上疾病有关的痛苦。当回顾他的暴露等级时，神经质在情绪和情境体验中的作用是深刻的。

不回避	犹豫不决但很少回避	有时回避	经常回避	总是回避
0		5		10
没有痛苦	轻微痛苦	明显痛苦	强烈痛苦	极度痛苦

等级	描述	回避程度	痛苦程度
1 最严重	按时完成作业而不太在意作业质量（如达到完美标准）	7	9
2	和很多人一起参加活动	7	7
3	在 24 小时内回复邮件（不再重写和反复检查）	6	6
4	把任务写在一个文档里（不做备份）	6	6
5	不在意能否集中注意力完成任务	6	6
6	触碰"被污染"的表面而不洗手	5	6
7	与朋友提前做计划	4	4
8			

图 14.4　乔的"情绪暴露等级"工作表

根据乔的情绪暴露等级，治疗师和他选择了几个暴露来完成治疗。以下是他们之间的对话，来自一次识别和完成情绪暴露的会谈。

治疗师：今天，我们要用一点时间完成一项暴露任务。我们已经讨论了诱发你对被污染焦虑的潜在暴露。你觉得今天可以重点进行什么暴露？

乔：如果我的手在骑车时沾到油，这无所谓；但只要我的手是油的，我就不能再碰其他东西了。例如，我在骑车后要洗几次手才能拿手机。

治疗师：好的，那我们练习触摸（一种）油性物质并忍受情绪上的不适，如何？

乔：好的。

治疗师：很好。我中午刚好吃了印度菜。你摸摸鸡肉酱，不去清洗，而是练习对感觉和情绪做出不同的反应，怎么样？

乔：我想我愿意试一试。

治疗师：让你身体的哪个部分接触鸡肉酱会有挑战性？

乔：我的脸和脖子。

治疗师：你想在这次暴露练习中感受多长时间的情绪？

乔：10 分钟？

治疗师：很好，我们已经确定了任务。你现在的预期痛苦是多少分？

乔：5 分，我有一些备用的铅笔，它们是由孔隙没那么多的塑料制成的。

治疗师：哦，你已经在采取安全行为了……让我们关注一下你现在的想法、身体感觉和行为。

乔：我的呼吸加重了，我感到胸口发紧。

治疗师：你有什么想法？

乔：我在想，我可以接触什么，不可以接触什么。

治疗师：好的，真实的想法是什么？

乔：如果我触摸带孔隙的材料，它们就会被污染或弄脏。

治疗师：会毁了它们吗？

乔：不，不是毁了。只是难以清洗……特别是有渗透性的材料。等我再次触摸它时，油又会粘到我的手上。

治疗师：所以，油不仅在现在困扰你，还会永远困扰你？

乔：我几乎一直都能感觉到它。

治疗师：澄清一下，我们的想法是，油会扩散，多孔隙的材料会被永久污染，（导致）持续不断地污染和困扰你。

乔：听起来是这样的。

治疗师：好吧，那么行为呢？你是否注意到了任何行为？

乔：我在回避暴露。我注意到我在不断写东西。（乔正在"情绪暴露等级"工作表上记录暴露的情况。）

通过进一步的讨论，乔重新对自动想法进行了评估，最终他想得了一个更有效、更循证的想法，可用于在暴露中提醒自己。重新评估的结果是："即使有些东西被弄脏了，也不是世界末日。"在开始暴露之前，乔被提醒要让自己锚定在当下。他还被鼓励贴近其情绪困扰，而不试图改变或控制它。在开始暴露之前，他将自己的预期痛苦评为7分。在接触过程中，乔将鸡肉酱涂抹在脸上和脖子上，并报告痛苦程度达到了8分。治疗师鼓励乔练习使用应对策略。

乔：这感觉太不对劲了！

治疗师：我敢打赌，这对你来说是一种全新的、非同凡响的体验。你的应对策略是什么？

乔：嗯，我注意到我很快就要擤鼻涕了，而且想用手摸鼻子。

治疗师：听起来你已经在为未来做准备了。练习让自己回到当下。感谢你的思维试图为未来做准备。

乔练习运用正念技术，与情绪困扰待几分钟。

治疗师：你现在的苦恼有多少分？

乔：我已经开始适应了。大约是6分。

治疗师鼓励乔继续接近他的情绪体验，不要试图控制或改变它。10 分钟后，乔用纸巾（但不是水或肥皂）擦去了鸡肉酱的残留物。治疗师和乔同意在治疗结束后用水和肥皂清洗。他们一起回顾了情绪暴露的情况。

> 治疗师：你从这个暴露任务中学到了什么？
>
> 乔：我能够抵制洗手的冲动。我学会了让自己沉浸在不舒服中，几乎是拥抱痛苦的感觉。而且我能够适应这种痛苦。
>
> 治疗师：在暴露期间有什么不好的事情发生吗？
>
> 乔：没有，只是觉得很恶心。

在完成暴露后，乔确定以增加感受污染和恶心的时间为目标。他同意在感觉到手上有油时只用水清洗，继续以渐进的方式接触恶心的东西，并在完成暴露时填写"情绪暴露练习记录"工作表，把这些作为家庭作业。

在其余的治疗时间中，治疗师对乔完成暴露的练习进行了回顾。之后他也在会谈中完成了针对一系列情绪体验的其他情绪暴露。请看图 14.5，这是在会谈中完成的额外暴露。

模块 8：回顾成果，展望未来

如前所述，由于乔是一项大型治疗研究的参与者，因此需要定期参加诊断评估。在治疗后的评估中，乔的惊恐障碍、场所恐怖症、广泛性焦虑障碍和重性抑郁障碍的症状都有明显减少。乔不再报告任何抑郁症状。他仍报告有临床水平的惊恐和担忧症状，尽管这些症状没有基线评估时那么强烈和具有干扰性。强迫症和注意缺陷／多动障碍的症状继续存在，与基线评估时报告的临床水平相同。在第十二次治疗中，基于 DSM-5 的焦虑障碍访谈手册的临床严重程度评分与乔在焦虑干扰量表和抑郁干扰量表上自我报告的焦虑和抑郁症状一致。乔的焦虑干扰量表得分是 10 分，表明他偶尔会焦虑，强度适中，偶尔会回避，有轻度干扰。他在抑郁干扰量表上的暴露任务：在5分钟内起草回复教授的邮件，即使这封邮件的措辞并不完美，甚至包含错误。

暴露前的准备

压力（0—8分）：6分

在任务开始前，你所注意到的想法、身体感觉和行为：

"我的邮件写得一塌糊涂"

"我的教授一定会认为我能力很差"

焦虑行为，包括重新打开文档给邮件拟草稿的冲动

重评自己在任务中出现的自动评价：

回复邮件，即使不完美，也比没有回复好

完成暴露后

在进行任务时，你所注意到的想法、身体感觉和行为：

"这不够好"

反复确认"你觉得如何"

完成任务所花时间（分钟）：5

在完成任务期间感受到的最大压力值（0—8分）：7分

完成任务时感受到的最大压力值（0—8分）：4分

任何阻止你体验情绪的尝试（分心、安全信号等）

向治疗师寻求安慰

你从这个暴露任务中收获了什么？你所担心的事情发生了吗？如果发生了，你会如何处理呢？

当我焦虑时我也可以发邮件

当这份邮件不够"完美"时，也可以发出去

当我发送完邮件后确实感觉不错

发送一封邮件确实花不了多少时间

图 14.5 情绪暴露练习记录

得分是 0 分，表明他在过去 1 周没有经历任何抑郁症状。

在最后一次治疗中，我们回顾了乔取得的进展。他对在 12 次治疗中取得的治疗效果感到满意，特别是在惊恐和抑郁症状方面。他对于"应对"惊恐的信心有了明显的提升。随后，他回顾了在治疗计划中学到的应对情

绪的技巧。

由于乔始终存在达到临床严重程度的惊恐障碍、广泛性焦虑障碍、强迫症和注意缺陷／多动障碍，所以最后一次治疗的大部分时间集中在如何继续应用针对这些症状的策略上，重点是如何现实地、切实地将这些策略纳入他的生活。例如，为了增加乔练习聚焦当下的觉察的可能性，他承诺在日常工作（例如，与狗玩耍、淋雨或吃饭）中练习正念的策略。他相信这种系统的日常练习会在他体验更强烈的情绪时促进对正念的使用。同样地，乔承诺每天对一种情绪体验进行认知灵活化的练习。

在整个治疗过程中，乔提高了对自己逃避情绪体验的倾向和情绪驱动行为的认识。一旦他能够觉察到这些行为倾向，就会确定一个目标，即通过接近害怕的情境或采取相反的行为来做出不同的反应。乔指出，他以前会为回避找借口；以后即使在不太理想的情况下，他也会练习靠近令他想回避的情境。最后，他同意，实施定期和系统的情绪暴露对达成治疗目标是必要的。针对焦虑、恐慌、沮丧、内疚、羞耻和孤独，他制订了一系列情绪暴露等级。

我们鼓励乔成为自己的治疗师，尤其是在因强烈的情绪体验而想回避的情况下继续挑战自己。他能够确定长期目标和自己可以采取的步骤，以实现他的目标。

最后，我们讨论了结束治疗的议题。乔透露，由于持续的症状，他对结束治疗感到担忧。尽管他知道自己在研究中只进行了 12 次治疗，但他感觉时间过得很快，自己没有做好 100% 的准备，无法继续运用这些策略。这种感受是正常的。乔认识到自己理解治疗的理念，也多次证明他知道如何在激烈的情绪体验中应用这些策略。我们提醒并鼓励乔保持联系，特别是当他发现自己的症状加重时。

结　论

　　情绪障碍中存在共病是公认的现象，需要一种能够解决共病的整合式治疗方法，以提高治疗的效率和效果。本章提供了一个例子，说明统一方案在一个复杂的多种共病个案中的应用。在这个个案中，统一方案提供了一种有效的治疗方法，与一系列强烈的情绪体验、非适应性的反应以及试图控制或压抑这些情绪体验有关的类似症状进行工作。乔学习将自己锚定在当下，并对自己的情绪体验产生悲悯心，这不仅使体验变得清晰，而且使他有机会选择如何对情绪体验做出最佳反应。

　　例如，乔认识到了普遍存在的消极自动评价在引发和维持他当下的情绪困扰方面起的作用，这使他能够重新评估自己的认知，从而促使他愿意接近以前回避的身体感觉和情境暴露。通过反复、系统地接触一系列情绪体验，乔了解到他可以耐受这些情绪体验，并且进一步意识到所感知到的后果不会发生。这种新的学习体验导致他的意愿和信心有所增强，以接近更具挑战性的情绪暴露。

　　在乔的个案中，12 次统一方案的个体治疗使他的广泛性焦虑障碍、重性抑郁障碍、惊恐障碍和场所恐怖症的临床症状有所减少。重要的是，虽然他的强迫症和注意缺陷／多动障碍的症状没有减少，广泛性焦虑障碍和惊恐发作也依然达到了亚临床水平，但他能够理解他在治疗中学到的技术可以如何应用于这些症状，然后制订一个计划，继续练习这些技术，希望能继续看到改善。

第十五章
团体治疗的统一方案应用

杰奎琳·R. 布利斯、凯特·H. 本特利和凯瑟琳·A. 肯尼迪

引　言

尽管许多循证心理治疗方案都在不断发展，但在一年中只有不到40%的精神疾病患者能接受治疗（Wang，Lane，et al.，2005）。即使是接受治疗的患者，例如，物质使用障碍的患者从发病到开始治疗也需要5～9年，心境障碍的治疗需要6～8年，焦虑障碍的治疗需要9～23年（Wang，Berglund，et al.，2005）。治疗师短缺和受过循证治疗培训的从业人员分布不均匀，都极大地限制了这些治疗方案对公共卫生的影响（McHugh & Barlow，2010；Shapiro，Cavanagh，& Lomas，2003）。

像统一方案这样的跨诊断治疗是一种更有效且更经济的方式，能增加接受过循证治疗培训的治疗师的可获得性，因为临床工作者只需要精通一种方案就可以将循证治疗应用在各种临床表现上。另一种提高资源可用性的方法是以团体形式提供有实证支持的治疗，因为一位执业者可以同时为一组人提供治疗。然而，许多治疗机构没有足够的患者流量来持续运行一个针对特定诊断的治疗团体（例如，为社交焦虑设一个团体，为惊恐障碍另设一个团体）。我们中心虽然位于大都市，但可能仍需要几个月的时间来

积累足够多的特定焦虑障碍患者，以开始一个治疗团体。因此，如果使用跨诊断治疗方法，就更容易组成一个可以接受各种焦虑或抑郁障碍患者的团体，进而大大缩短了等待治疗的时间。

以团体形式进行治疗还有其他优点（Whitfield，2010）。团体治疗让患者通过倾听其他有类似问题的成员的讲述来促进对体验的正常化，这有助于减少与治疗相关的羞耻感。在需要观众的暴露中，例如公开演讲，其他团体成员可以成为天然的观众，而且所提供的反馈通常被认为比治疗师的反馈更不偏不倚或更客观。团体的动力还可以促进参与度，一开始不愿意完成暴露的患者可以通过团体的支持或观看另一个团体成员完成一项有挑战性的暴露来激发动力。对一些人来说，将治疗的理念或技术应用到另一个团体成员的情境中可能会更容易。换句话说，患者可以通过从治疗师的视角处理其他团体成员的问题，来练习成为自己的治疗师。

虽然统一方案有意以个体和团体两种形式进行发展，但迄今的研究几乎完全集中在个体治疗的形式上。最近，我们的研究团队对于以团体形式使用统一方案的有效性进行了一项预试验（关于这项研究的详细描述，见Bullis et al.，2015）。本章将介绍一组近期接受统一方案团体治疗的患者的临床个案总结，讨论在以团体为基础的统一方案的使用过程中遇到的挑战，并为未来以团体形式实施统一方案提供建议。

个 案 呈 现

我们将介绍 6 例不同诊断的患者的个案总结，他们参与了共 12 次的 2 小时会谈，以统一方案团体形式进行治疗。由于我们中心的特点是处理焦虑及相关障碍，所以大多数前来治疗的患者都在与焦虑和抑郁障碍做斗争。因此，我们无法将患有其他情绪障碍的患者包括在内，如边缘型人格障碍或创伤后应激障碍，而这些患者也可能会从统一方案中受益。所有患者都是从我们中心的治疗等候名单中招募的，他们都接受了跨诊断团体治疗（立即开始）或个体治疗（在两三个月内）。

患者签署了书面的知情同意书，同意将问卷数据和个案信息用于临床研究和出版。他们无偿提供了自己的信息，中心也按照规定收取了治疗费用。

评　估

如第二章所讨论的，评估是个案概念化、治疗计划和治疗效果评估的关键组成部分。所有到我们中心寻求治疗的患者都接受了基于 DSM-IV 的焦虑障碍访谈手册的全面诊断评估（尽管有最新版的基于 DSM-5 的焦虑障碍访谈手册，但在此个案呈现中的患者都在它发布之前接受了评估）。每个诊断都有一个临床严重程度评分，从 0 分（无症状）到 8 分（极度严重症状），4 分（非常不安 / 功能受损）为临床阈值。

选择立即接受统一方案治疗的患者完成了几项自我报告问卷，以评估治疗反应。这些量表是分别在治疗前（第一次会谈）、治疗中（第六次会谈）和治疗后（第十二次会谈）完成的。这些量表包括抑郁焦虑压力量表 –21（Depression Anxiety Stress Scale-21，DASS-21；Lovibond & Lovibond，1995），用来评估抑郁、焦虑和压力的症状；积极消极情感量表（Watson，Clark，& Tellegen，1988），用来评估积极和消极情感。多维度经验性回避问卷（Gamez，Chmielewski，Kotov，Ruggero，& Watson，2011）测量了回避消极情绪体验（例如，行为回避、厌恶体验、拖延、分散注意 / 抑制、压抑 / 否认）的倾向。焦虑敏感指数（Peterson & Reiss，1993；Reiss，Peterson，Gursky，& McNally，1986）评估了焦虑的身体感觉引发的恐惧和感知到的危险。

工作和社会适应量表（Marks，Connolly，& Hallam，1973；Mundt，Marks，Shear，& Greist，2002）测量了一系列生活领域的症状导致的功能损害。每周实施的焦虑干扰量表（Norman，Cissell，Means-Christensen，& Stein，2006）和抑郁干扰量表（Bentley，Gallagher，Carl，& Barlow，2014）分别用来了解焦虑和抑郁的症状。

最后，患者在最后一次会谈中完成了一项调查，以获得他们对治疗的反馈，以及对统一方案团体的总体接受度和满意度。

团体成员介绍

汤姆

汤姆是一名 22 岁的单身欧裔男性，正在申请商科研究生课程，因社交焦虑寻求治疗。他报告社交焦虑导致他回避社交和约会。汤姆还报告了一些酒精使用的症状，包括难以控制饮酒以及偶尔酒后开车。基于这些症状，他的主诊断为社交焦虑障碍的广泛型（临床严重程度评分为 5 分）；副诊断为酒精使用（临床严重程度评分为 4 分）。在治疗开始时，汤姆确定他的主要治疗目标是"消除（他的）社交焦虑和消极想法"。

卡伦

卡伦是一名 27 岁的单身欧裔女性，在一家营销公司全职工作。初诊时，卡伦报告经常有极度痛苦的惊恐发作，并对引起恐惧的情境表现出了场所回避。她描述了在一些方面过度的、无法控制的担忧，以及对各种社交场合的明显恐惧和回避。卡伦也报告了明显的抑郁症状，这让她每天都感到"毫无价值和迷茫"。基于这些症状，她的主诊断为惊恐障碍伴场所恐怖症（临床严重程度评分为 5 分），副诊断为广泛性焦虑障碍（临床严重程度评分为 4 分）、社交焦虑障碍的广泛型（临床严重程度评分为 4 分），以及未特定的抑郁障碍（临床严重程度评分为 4 分）。她的治疗目标包括在群体环境中感到自信，不再"觉得自己是他人的负担"，减少"消极谈话"。

金妮弗

金妮弗是一名 57 岁的单身欧裔女性，在一家制药公司全职工作。在初始会谈中，她报告，在进入或身处需要使用卫生间但难以逃离的情境时，她会感到明显焦虑。金妮弗否认自己回避这些情境，但她会限制液体／食物的摄入；在参加这些会议前，她上厕所的次数最多可达到 6 次；并且她会从会议前 1 周就开始感到焦虑和胃痛。因此，金妮弗的主诊断为无惊恐障碍史的场所恐怖症（临床严重程度评分为 5 分）。她的主要治疗目标是"减少或消除在会议中的焦虑"。

埃德

埃德是一位 63 岁的单身欧裔男性，在当地一家博物馆担任领导职务，因"焦虑发作"来到我们中心寻求治疗。他报告经常出现毫无征兆的惊恐发作以及社交焦虑的症状，这些症状对他的工作表现产生了消极影响。此外，埃德还描述了严重的抑郁症状，影响了他的整体生活质量，并存在中等痛苦程度的恐高。基于这些症状，他得到了惊恐障碍伴场所恐怖症（临床严重程度评分为 6 分）的主诊断，以及社交焦虑障碍的广泛型（临床严重程度评分为 5 分）、重性抑郁障碍（临床严重程度评分为 4 分）和特定恐怖症的恐高（临床严重程度评分为 4 分）的副诊断。埃德的主要治疗目标是发展新的友谊和社会支持资源。

亚历克莎

亚历克莎是一名 33 岁的单身欧裔女性，从事酒店管理工作。她因强迫思维和强迫行为影响其工作效率和整体生活质量，而来我们中心寻求帮助。此外，她还报告反复拔头发的行为，这对她造成了中等程度困扰。基于这些症状，亚历克莎得到了强迫症（临床严重程度评分为 5 分）的主诊断，以及拔毛障碍（临床严重程度评分为 4 分）的副诊断。她的主要治疗目标是减少强迫行为，这些行为阻碍了她"充分实现生活潜力"。具体目标包括更活跃的社交生活，花更少的时间在工作上，以及拥有更多的精力。

彼得

彼得是一名 48 岁的已婚欧裔男性，有两个孩子，在初诊时刚经历失业。他报告对抽血、注射和侵入性医疗程序感到非常恐惧，有时也会回避。他还描述了注意力不集中和过度活跃的临床显著症状，以及对一些小事、工作和经济有过度的、干扰性的担忧。基于这些症状，彼得得到了特定恐怖症的血液－注射－损伤型（临床严重程度评分为 5 分）的主诊断，共病注意缺陷／多动障碍（临床严重程度评分为 5 分）和广泛性焦虑障碍（临床严重程度评分为 4 分）。他的主要治疗目标是接受医疗服务，如进行抽血和结肠镜检查。

治 疗 过 程

以往在统一方案研究中使用的治疗会谈的长度和次数（例如，Ellard，

Fairholme，Boisseau，Farchione，& Barlow，2010；Farchione et al.，2012）基于团体设置进行了调整。具体来说，八个统一方案模块不再通过最多18次60分钟的会谈来完成，而是被调整为每周2小时的共12次会谈。在我们中心开展的大多数特定诊断的团体皆采用了12周的疗程，每次会谈时间为2小时，所以我们选择使用相同的结构进行统一方案的治疗。所有会谈都由3名接受过统一方案培训的高年资博士生进行，所有患者都拿到了一本《自助手册》。

除了第一次会谈外，其他会谈结构都是一样的。每次会谈以简要回顾前次会谈的材料开始，然后治疗师和成员一起回顾在已完成的家庭作业中需要特别关注的问题；在这之后是介绍新材料，完成会谈内练习，最后以布置家庭作业结束。

表15.1列出了团体每周讨论的具体主题。我们没有修改《治疗师指南》中提出的治疗内容、学习目标或家庭作业。总的来说，治疗是以和个体治疗一致的方式进行的。不过，以团体形式进行统一方案的治疗需要修改部

表 15.1　统一方案会谈内容大纲

会谈	内容
第一次	心理病理学的统一模型，动机增强策略，设定治疗目标（模块1）
第二次	关于情绪的适应性功能的心理教育，情绪的三成分模型（模块2）
第三次	情绪的自然发生过程和回避的作用，非评判的、聚焦当下的情绪觉察（模块3）
第四次	认知评价，思维陷阱和苏格拉底式提问，箭头向下技术（模块4）
第五次	识别情绪回避策略，用替代行为取代情绪驱动行为的基本原理（模块5）
第六次	关于内感性条件反射的心理教育，症状诱发测试，内感性暴露练习（模块6）
第七至十一次	暴露的基本原理，创建和回顾每个人的情绪暴露等级，情境性、情绪聚焦的暴露（模块7）
第十二次	重温所学技术，强调继续实施暴露，回顾进展和设定未来的目标，预防复发策略（模块8）

分内容的呈现方式或布置作业的方式。我们接下来将讨论这些修改，并提出改良统一方案的团体治疗的具体方法。

心理病理学的统一模型

研究已经证明，患者关于从特定治疗中有多少获益（期望值）以及特定治疗方法对他们来说有多合理（可信度）的最初信念，是对认知行为疗法的治疗反应的重要预测因素（例如，Greenberg，Constantino，& Bruce，2006；Newman & Fisher，2010）。研究还表明，向患者介绍治疗的基本原理（解释治疗如何使症状减轻）可以提高患者对治疗的信任度和预期值（Ahmed & Westra，2009；Arch，Twohig，Deacon，Landy，& Bluett，2015）。大多数患者只熟悉针对特定诊断或一组症状的团体治疗，因此在最初的会谈中用充足的时间介绍跨诊断治疗方法的基本原理是很重要的。

统一方案基于这样一个理念，即我们对情绪的反应（而不是情绪本身）会影响未来情绪和情绪驱动行为的频率和强度。因此，统一方案的主要目标是培养更强的体验情绪的意愿，并以更适应性的方式应对它们。我们会解释治疗的目标不是消除消极情绪，而是获得对情绪体验的更多觉察。通过培养更多的情绪觉察，患者开始理解某些习得行为如何在短期内缓解痛苦，但最终导致了症状的长期持续。

在第一次会谈期间，我们会强调尽管具体的症状或害怕的情境因人而异，但导致这些症状得以维持的过程是相同的。例如，尽管汤姆和埃德很不同——汤姆是一个刚从大学毕业的年轻人，他的社交焦虑阻碍了他在专业和浪漫情境中与同辈交往；而埃德即将退休，最近正在应对失去伴侣的痛苦，并遭受惊恐发作的折磨——但他们都会用酒精缓解焦虑。汤姆害怕如果自己在社交场合表现出焦虑，别人就会对他评头论足，所以他经常在和朋友见面前独自喝酒。埃德担心焦虑本身，因为他害怕与焦虑相关的身体症状（如心跳加快、脸红）会升级为完全的惊恐发作。因此，他几乎每天从午餐时间就开始喝酒，以控制他的焦虑症状。

统一方案是一种聚焦于情绪的干预方法。因此，统一方案模型可以应用于一个人体验强烈情绪的任何情境。这种灵活性不仅有助于强化治疗原理，也为患者提供了一个框架，以讨论与心理病理无关的压力或困难的来源。例如，彼得在治疗期间经历了越来越多的婚姻不和，在回顾作业时，他会频繁地详细描述最近与妻子的争执。这些争执通常围绕着妻子的消费习惯，彼得报告，他会在争执中变得非常激动，最后说的话进一步加剧了他们之间的争吵。虽然这些冲突与他最初寻求治疗的原因完全无关，但在治疗过程中，这些冲突常常是他最关心的问题。

在通常情况下，结构化的团体治疗无法在不明显偏离治疗方案的情况下处理这类人际互动的压力源，并可能因为在一个人的问题上花费太多时间而疏远了其他团体成员。然而，有了统一方案，我们便能够使用"情绪反射弧"工作表促使成员获得这些技术。彼得是一名会计，最近遭到了解雇，并且很难找到另一份工作，这是他和妻子在经济问题上发生冲突的一个诱因——他现在比他有工作有收入时更关心钱。

我们探讨了他的情绪反应的短期和长期结果。虽然指责妻子让他在当时感觉不那么沮丧了，因为那带来了一种有控制感的幻象（例如，他对妻子的愤怒批评会阻止她在未来不必要地消费），但它最终导致两人之间的沟通进一步恶化，并加剧了婚姻的不和。然后，我们邀请其他团体成员帮助彼得列出一份相反的行为清单，他可以利用这些行为代替口头抨击的情绪驱动行为，这些相反的行为包括在街区周围散步，或是隔天再和妻子讨论信用卡账单。

在治疗初期出现的一个挑战是，金妮弗不愿意在其他成员面前具体地讨论她目前的主诉，而是含糊地将她的症状称为在工作会议和旅行中出现的"焦虑"。在第八次会谈期间，团体带领者与金妮弗进行了一次单独的暴露，让她坐在一个不能从里面打开的壁橱里。这是她第一次在其他成员不在场的情况下完成暴露。在这种一对一的背景下，带领者明确询问了她的胃部不适。下面呈现了带领团体的治疗师如何试图利用箭头向下技术让金妮弗说出她害怕的结果。

治疗师：那么，你害怕在这些会议中会发生什么呢？

金妮弗：我不知道，我的胃会不舒服。

治疗师：胃不舒服怎么让你这么害怕？

金妮弗：我不知道，我只是——我不想说。

治疗师：你害怕在开会时放屁吗？

金妮弗：（摇头表示否认。）

治疗师：然后呢？最坏的情况是什么呢？

金妮弗：我只是——我一定要说出来吗？

治疗师：为了让我能够帮助你，我需要了解你害怕会发生什么。

金妮弗：好吧，我不想让别人看到我在会议中途离开。

治疗师：为什么呢？

金妮弗：因为，你知道，他们会想——我不能说；我不想说出来。

治疗师：你为什么不想说呢？

金妮弗：太尴尬了！

治疗师：没关系。感到尴尬是正常的，它不会永远持续下去。他们会想什么呢？说你离开会议是要去洗手间？

金妮弗：是的，但不仅如此。

治疗师：还有什么？

金妮弗：我能把它写下来吗？我不想说出来。

治疗师：你害怕别人认为你离开是因为你要拉肚子吗？

金妮弗：（用手捂住脸，点头同意）但你得保证不告诉团体里的其他人，而且你也不能在他们面前问我！

尤为可惜的是，她对于与其他团体成员讨论自己的症状感到不适，因此在整个治疗过程中，她在掌握统一方案核心的技术方面遇到了相当大的困难，但团体成员无法在治疗期间就如何将这些技术应用于她的具体情况提供指导。

尽管心理病理学的统一模型可以灵活应用于无数症状表现，包括非临床体验（例如，人际间压力），但金妮弗是一个例子，说明我们有必要进行临床判断，来了解一个人是否有能力参与如统一方案团体这样的跨诊断治疗，并且从中获益。如果治疗师以个体形式与金妮弗一起使用统一方案，她可能会从聚焦于正念情绪觉察的多次会谈中受益（而团体只花了 1 次会谈时间来学习这项技术）。

家庭作业

在最初的几次会谈中，团体带领者大约花了 15 分钟与成员共同回顾家庭作业，然后把 2 小时会谈的大部分剩余时间都用来介绍新材料。不过，团体成员每周的家庭作业都会被复印存档，以便治疗师在会谈外进行更详细的回顾。在回顾家庭作业时，尽管成员在会谈内似乎对材料掌握得很好，但一些成员显然无法准确地实施治疗技术。例如，金妮弗完成了识别和评估自动思维的工作表，描述了她收到关于即将召开工作会议的电子邮件时的反应。她把自己的自动思维记录为"拥挤的房间，热／闷"，情绪记录为"肾上腺素激增"，思维陷阱记录为"不会感到舒服"，替代评价记录为"尽量不要想它"。金妮弗没有完全阐明她的自动评价（如果房间很热／闷，感觉不舒服时会发生什么？）、情绪（害怕？焦虑？），或者她是否容易陷入高估危险性和灾难化结果的思维陷阱。这个练习的目标是通过找出其他可能的解释来增加认知灵活性，而不是产生另一种预测；但金妮弗写到，她应该尽量避免思考，这实际上可以被概念化为非适应性的情绪驱动行为。

在最初的几周里，我们通过回顾家庭作业可以观察到一些团体成员一直在技术学习方面有困难，因此我们决定改变团体的结构，将会谈的第一小时花在回顾家庭作业上。这为团体带领者提供了更多的机会来衡量成员的理解程度，并在必要时提供纠正性反馈。这种会谈结构的改变减少了每周引入新材料的时间，但在团体成员尝试独立练习了1周后，带领者可以更深入地回顾家庭作业了，这似乎有助于成员学习概念和技术。这也改变了我们对成员参与度的期望，我们不再让几位成员自愿从家庭作业练习中举一个例子，而是开始轮流让每位成员都有机会详细回顾他们的家庭作业。最后，虽然跨诊断治疗方法的基本原理只在第一次会谈中经过了明确讨论，但我们每周都努力强调成员的体验之间的共性，而延长回顾家庭作业的时间提供了更多的这样做的机会。

我们还建议团体带领者在团体会谈之前或之后，与部分成员进行简短的个体会谈（10～15分钟），这些成员可能对于掌握治疗材料或在日常生活中应用技术有困难，也可能在其他成员面前不愿意透露个人信息。虽然在本章所述研究中，单独的会谈只在团体成员错过前一次会谈，或要求与带领者单独谈话时才进行，但根据需要更频繁地使用这种"了解情况"的会谈可能有助于时间管理以及把治疗效果最大化。

暴露

统一方案的模块6针对焦虑敏感性，帮助患者更好地理解内在身体感觉在影响他们的情绪反应中所起的作用。为了达到这一目的，患者会完成症状诱发练习（例如，过度通气、快速转圈、使用细吸管呼吸）以识别与他们的情绪最密切相关的身体感觉，然后通过反复进行症状诱发练习（也称内感性暴露）来提高他们的耐受性。

在团体中，我们让每个人（包括团体成员和带领者）从使用细吸管呼吸这个练习开始，即捏住鼻子，用一根细吸管呼吸60秒。然后团体成员讨论了他们体验到的症状，并对症状的强度和产生的痛苦程度进行了评分。对于有的成员来说，这种练习至少会引发中等程度的痛苦，且这种痛苦与自然出现的症状相似。随后，其中一名带领者会继续带着这些成员重复使用细吸管呼吸的练习。而其他两名带领者与剩下的成员继续探索更特殊的症状诱发练习。在会谈结束时，每位成员都确定了一种有效的症状诱发练习，然后要求他们每天反复练习。

情绪暴露会在接下来的1周，也就是第七次会谈中被引入，并在接下来的4周里完成会谈内和作业中的暴露练习。特定诊断团体的患者可能会在会谈中完成相同的暴露（例如，每位患者在团体面前演讲，然后下周向陌生人问路），然后以完成更多个性化的暴露作为家庭作业。与之不同的是，统一方案团体的目标是让每位成员在每周的会谈中完成其暴露等级中与个人相关的暴露。例如，以下是每个成员在1次会谈中完成的暴露：（1）观看静脉穿刺术视频（彼得）；（2）在没有任何检查行为的情况下打开或关闭烤面包机（亚历克莎）；（3）坐在一个无法从里面打开的柜子里过度通气（卡伦）；（4）在酒吧内接近一群陌生人（汤姆）；（5）乘坐地铁（埃德）；（6）在吃了"不安全"的食物后，在一群人面前讲话（金妮弗）。

为了在1次会谈中完成这么多不同的暴露，我们使用了多种策略。首先，根据在最初的诊断评估期间和团体会谈中积累的每位成员的临床信息，带领者进行了头脑风暴，为每位成员在第一次情绪暴露会谈（第六次会谈）中提供一些可行的暴露任务。我们这么做是因为情绪和情境等级的概念是在第六次会谈中首次引入的，所以希望确保在团体成员当场无法产生任何想法时，可以提供建议。

适当地构建和准备情绪暴露，尽可能地增加学习的机会，这一点很重要。所以我们选择在第一次现实暴露会谈中以整个团体为单位，让每一个成员轮流制订暴露计划。在制订好暴露计划后，一名带领者留在团体房间内，其他两名带领者单独与团体成员执行计划好的暴露。然而，面临的一个问题是，我们几乎没有留下时间来处理暴露后的事宜，或讨论哪些暴露应该作为作业在会谈外完成。

在之后的会谈中，团体成员被分成三组，每组两个人，每组都有一名带领者协助成员构建和执行暴露。暴露结束后，整个团体再次集合，汇报情况并布置作业。为了将这一过程的效率最大化，我们在每次会谈之前会查看团体成员的暴露等级复印件，制定策略以最好地配合团体成员。有时，我们会根据暴露类型对成员进行分组；有时，带领者会陪同需要更多指导的团体成员，而另一个对暴露练习掌握得更好的成员可以独立完成暴露任务。

我们还鼓励成员间互帮互助以制订暴露计划，这为我们提供了评估他们对治疗理念的掌握程度的机会。在这种情况下，带领者扮演了一个相对被动的角色，在提供反馈之前先让成员自己解决问题。这尤其有助于分辨一位成员是已经理解了一项治疗技术，只是在个人相关的情况下难以实施；还是该技术本身就需要进一步指导。例如，卡伦经常难以对事件产生不同的解释，并且总是在回顾作业时停留在她最初的消极自动评价中。然而，当观察到卡伦在帮助其他组员重新评估他们对即将到来的暴露的自动评价时，她无法为她的搭档提出一个有挑战性的问题。这一观察结果为如何概念化卡伦对治疗的不理想反应（后文将讨论）提供了有价值的临床信息，并有助于为团体结束后的额外治疗提供指导建议。

治 疗 反 应

临床结果

在抑郁、积极和消极情感以及功能损害的自我报告测量中得到的证据证明，大多数团体成员会从 12 次治疗中受益。治疗前与治疗后的分数见表 15.2。汤姆对治疗的反应最大，治疗后所有测量的评分都在正常范围内。他表现出了很强的学习技术的能力。例如，在一次情绪暴露中，他的目标

表 15.2 治疗前和治疗后的结果得分

量表	汤姆 治疗前	汤姆 治疗后	卡伦 治疗前	卡伦 治疗后	金妮弗 治疗前	金妮弗 治疗后	埃德 治疗前	埃德 治疗后	亚历克莎 治疗前	亚历克莎 治疗后	彼得 治疗前	彼得 治疗后
DASS-A	3	1	14	12	0	0	12	13	0	0	3	4
DASS-D	10	0	11	9	0	0	10	7	0	1	13	4
DASS-S	6	0	23	20	1	1	18	16	1	1	20	8
PANAS-PA*	15	33	22	32	44	41	23	31	40	40	34	32
PANAS-NA	25	12	30	22	10	10	17	22	15	15	28	17
MEAQ	248	116	235	176	113	94	204	151	146	123	230	147
ASI	18	2	40	30	5	2	43	13	20	10	15	19
WSAS	14	2	28	21	3	0	21	11	12	8	4	9

注：DASS-A＝抑郁焦虑压力量表－焦虑分量表；DASS-D＝抑郁焦虑压力量表－抑郁分量表；DASS-S＝抑郁焦虑压力量表－压力分量表；PANAS-PA＝积极消极情感量表－积极情感分量表；PANAS-NA＝积极消极情感量表－消极情感分量表；MEAQ＝多维度经验性回避问卷；ASI＝焦虑敏感指数；WSAS＝工作和社会适应量表

＊在此项评估中，更高的分数反映了更少的损害。

是在书店发起一场与其他顾客的对话，他决定在对话中故意说一句令人尴尬的话，以评估社交结果。

他在反馈表上写到，在治疗期间，他学到的最重要的事情是"可以感到焦虑"，这说明他真正愿意体验各种各样的情绪。他还表示期待从明年开始进入商学院学习，并准备好利用在治疗中学到的技术，在新的社会环境中管理自己的焦虑。

彼得的抑郁、压力、消极情感和经验性回避水平都有明显下降，所有这些结果都在治疗后进入了正常的非临床范围。尽管他报告了更严重的功能损害和焦虑敏感性，但他在这两项测试中的得分处于轻度范围内。值得注意的是，彼得最初寻求治疗针对的是与注意缺陷／多动障碍相关的干扰，这个问题在统一方案治疗期间没有得到解决，并有可能继续导致对他的干扰。在团体治疗结束后，他被转介给中心的另一位治疗师进行个体治疗，以处理他的注意力问题。

埃德也在治疗中有所受益，特别是他的积极情感水平有了显著升高，功能损害、焦虑敏感性和经验性回避减少。然而，治疗后分数仍反映了中度症状和相关干扰，只有焦虑敏感性和经验性回避的测试结果在正常范围内。团体带领者发现，埃德在最初的诊断评估期间少报了酒精消耗量，并且很可能有酒精依赖问题（例如，在团体会谈的第二小时，他会出现手部颤抖并开始出汗）。他不愿意在团体治疗期间或私下与带领者讨论他将酗酒作为情绪驱动行为；在治疗结束时，他因物质依赖被转介。

卡伦的问卷得分显示从治疗前到治疗后有一定程度的改善，最显著的是积极情感的增加和消极情感的减少。她的经验性回避水平与群体常模相当。卡伦报告的焦虑和抑郁症状基本保持在中等范围，其功能损害分数表明治疗后仍存在显著干扰。卡伦在团体会谈中非常机警和专注，她也对团体成员会如何看待她的行为非常敏感。例如，她避免谈论她的恋爱关系，因为她不想让埃德难过，他的伴侣在去年自杀了。在回顾作业时，她会等到所有其他成员都发完言或等带领者直接请她发言后，再分享她的经历。

尽管卡伦在治疗过程中很专注，在被提醒时也会参与，但她很可能对成为被关注的中心感到不适，这使她无法完全投入治疗。在团体治疗结束时，她要求接受额外的治疗，以解决她的"自我价值问题"和核心信念问题，因此她被分配到中心的另一名临床医生处接受个体治疗。

对亚历克莎来说，她的功能损害水平是治疗前唯一处于中度范围的，在治疗后下降到轻度水平。然而，由于她在治疗前基本没有症状（除了中度功能损害），因此很难从她的问卷得分中确定她从参加团体治疗中获得了多少益处。亚历克莎被告知，她可以在未来的任何时候联系我们中心，以获得进一步治疗。

金妮弗在治疗前后的分数基本没有变化。在治疗前，金妮弗报告的分数比健康对照组的平均分数至少低一个标准差（健康对照组的分数表明，他们在治疗前的功能明显优于没有精神障碍诊断的个体）。这些分数与显示出其痛苦的其他指标形成了鲜明的对比。例如，金妮弗的症状显然已经令她痛苦到联系我们的中心了，她完成了详细的诊断评估，支付了治疗费用，并且往返要花一个多小时来接受治疗。她被告知可以在任何时候联系我们中心，要求进一步治疗或转介。

金妮弗和亚历克莎都明显少报了症状，这可以从一些自我报告的测量中反映最佳功能的分数上得到证明，这可能代表了她们在识别、体验和表达自己情绪的能力或意愿方面存在严重缺陷。虽然统一方案非常适合有高水平情绪回避的个体，因为它在治疗早期就引入了情绪觉察训练，以促进后续对其他治疗技术的应用，然而，像金妮弗和亚历克莎这样不愿意投入到其情绪体验中的个体，单次聚焦于情绪觉察的会谈对她们来说是不够的。

个体治疗的设置能够灵活地花数周时间学习一项技术，并为个体提供足够的关注，亚历克莎和金妮弗在这样的治疗中很可能会得到更有利的回应。因此，在确定候选患者是否适合团体形式的统一方案之前，与他们讨论对于完全投入团体的愿望，包括与其他人分享有关其症状的具体信息，可能会有帮助。

患者的反馈

在治疗结束时，团体成员完成了一份反馈表，评估该团体的可接受程度（例如，治疗方法和活动是否可理解，感觉是否合理），以及他们对该团体的总体满意度。汤姆和埃德对团体治疗的评价是"绝对可接受／满意"，彼得和亚历克莎的评价是"非常可接受／满意"。卡伦认为"中等可接受／满意"。金妮弗在第九次会谈后就停止了治疗，当时她被解雇了，没有完成反馈表。

我们还请团体成员用自己的话进行报告，包括对团体的总体看法，哪些元素最有帮助，哪些元素没有帮助，他们在团体中学到的最重要的东西是什么，以及改善团体的任何建议。大多数成员对团体内的诊断异质性给出了积极的反馈，并报告"倾听他人的经历非常有帮助""有多样性是很好的，这让我能够理解问题总是出在一个共同的核心上"。汤姆的看法与此不同，他表示"有时（他）很难理解团体中其他患者所面对的一些问题"，对他来说，从治疗师那里获得对他个人体验的具体指导是最有帮助的。卡伦、彼得和埃德都提议进行进一步治疗，尤其是聚焦于情绪暴露的会谈将很有帮助。

结　　论

本章的目的是通过 6 名患有不同焦虑和心境障碍患者的说明性示例，为团体形式的统一方案的实施提供指导。我们开放性的临床预试验结果表明，以团体形式提供的统一方案对于焦虑和抑郁症状、功能损害、生活质量和情绪调节技术有中到高强度的效果（Bullis et al., 2015）。

重要的是考虑这些研究结果的背景，即参加这个开放性临床预试验的患者在许多方面是具有临床挑战性的：所有团体成员都有一种以上诊断；都有接受心理治疗的经验，许多患者在过去 5 年内接受了认知行为疗法的治疗。有多种诊断的患者通常会被排除在心理治疗研究之外；而且在心理治疗研究中，排除接受过认知行为疗法治疗的患者是常见的做法，因为他们可能会"抗拒治疗"，不太可能对任何干预做出反应。因此，人们通常认为临床试验中的患者无法很好地代表社区环境中的典型患者（Goldstein-Piekarski，Williams，& Humphreys，2016；Odlaug et al., 2014）。

所以，本章中介绍的患者比传统的临床试验招募的患者更能代表典型的寻求治疗的成人。团体成员也表示，统一方案团体是可接受和令人满意的——这是一个重要的发现，因为大多数患者倾向于选择个体治疗（例如，Semple，Dunwoody，Sullivan，& Kernohan，2006；Sharp，Power，& Swanson，2004）。

如前所述，大多数患有心理障碍的个体没有得到治疗。促进患者获取循证心理治疗的两项重要倡议包括阶梯式医疗服务，即首先给患者提供最有效且资源消耗最少的治疗，然后在整个治疗过程中持续监测进展，在必要时将患者转介到更高级别的医疗服务中，并将心理保健纳入初级医疗（Haaga，2000；Kerner，Rimer，& Emmons，2005）。然而，整合工作的障碍之一是，医生必须在十分有限的时间内确定患者的心理病理机制并做出适当的转介（Thielke，Vannoy，& Unutzer，2007）。像统一方案这样的跨诊断治疗是最适合整合这两项倡议的实施方案。在初级医疗体系中，可以使用简单的筛查措施确定和鉴别患者是否适合统一方案的团体治疗。在团体治疗结束后，需要进一步治疗的患者可以被转介到个体治疗中。

总之，初步的实证研究表明，在团体设置中运用统一方案是一种针对多种情绪障碍的有效且可行的治疗方法。鉴于跨诊断的团体治疗在培训和传播方面具有一定的前景，所以统一方案的团体治疗可能代表的是一种针对情绪障碍核心机制的节约成本并且有效的干预方法。未来的研究需要评估实施统一方案团体治疗的有效性，并确定需要进一步改进的方面，以及探索哪些患者特征可以预测他们参与统一方案团体治疗的能力。

第十六章

统一方案的跨文化应用：

日本与哥伦比亚的个案

阿曼蒂亚·A. 阿梅塔伊、妮娜·王·萨维尔、

奥比努朱娃·安纳克文泽、伊藤正哉、

米歇尔·拉特纳－卡斯特罗和斯里拉姆亚·波特鲁力

为什么需要文化调适？

　　临床指南推荐临床医生使用循证实践（evidence-based practice，EBP）方法进行心理治疗。这种方法强调将最新的研究成果与包括文化在内的患者偏好和特征相结合（American Psychological Association，2006）。然而，文化在心理干预中的中心地位是一个有争议的话题。一方的假设是循证干预方法（evidence-based interventions，EBIs）是普适性的，可以成功地应用于任何文化背景的患者，因为这些治疗不受文化的影响（Falicov，2009）。而另一方的论点是循证干预方法不适用于具有文化多样性的个体。

　　从历史的角度来看，循证干预方法从未在不同文化背景或少数群体中进行测试（La Roche & Christopher，2008），由此可以得出推论：对于和典型的研究参与者有不同的文化认同的人，这些干预可能不起作用（Horrell，

2008）。一个整合的观点则认为，如果在应用时根据特定文化对循证干预方法进行调整，那么它对文化多样化个体是有效的。文化调适的前提是，循证干预方法不可避免地包含了一些文化预设，有时，这些预设在不同文化视角下会显得难以理解。因此，应当识别出这些文化预设，并处理不同预设之间的冲突（Miranda et al.，2005）。

以统一方案为例，认知行为疗法中的文化预设倾向于关注个人主义、独立、自信、逻辑和理性以及行为改变（Hays，2009）。然而，有些文化强调的恰恰相反，他们看重集体主义、相互帮助、和谐共处、融入集体（而非特立独行）、精神世界观以及接受现状（Hays，2009；Jackson，Schmutzer，Wenzel，& Tyler，2006）。研究表明，患者的文化视角和干预措施之间的不匹配，或者有时是与治疗师的视角之间的不匹配，会导致治疗参与度、出勤率和干预措施的整体有效性下降（Castro，Barrera，& Martinez，2004；Kaysen et al.，2013）。

这一领域的研究尚处于早期阶段，但已经提出了几种假设，解释患者为什么在感受到与治疗方案或治疗提供者的文化视角不匹配的情况下会脱落或退出治疗。例如，如果不将患者的世界观纳入干预措施，那么临床医生可能无法获得患者对其痛苦来源的认同，从而无法让患者合作式地践行治疗计划中的干预要素（La Roche，2013）。同样，即使在患者认同的情况下，若未能形成一个考虑文化因素的个案概念化，也可能导致临床医生提供的治疗元素被视为和他们无关的、没有帮助的，甚至是冷漠的。尽管临床医生在任何治疗关系中都有遇到上述问题的风险，但对于文化观点不同于干预方案或服务提供者的患者来说，这种风险可能更大。因此，对某些个案来说，文化敏感视角下的个案概念化应当考虑到患者的世界观，这可能是他们成功地参与干预的必要条件（Sue，Gallardo，& Neville，2013）。

我们究竟如何理解文化？

要开始厘清哪些人需要文化调适的治疗，哪些循证干预方法需要调适，需要多少调适，首先必须了解文化的复杂性。文化由许多维度组成（从制度到个人）。更具体地说，文化被定义为一个由信念、价值观、规则和规范以及传统习俗组成的系统，通常是代代相传的（Betancourt & Lopez，1993）。每个人的文化认同包含几个维度，例如种族、性别、性取向、国籍、移民身份等（American Psychiatric Association，2013）。然而值得注意的是，民族、种族和国籍并不能狭隘地定义一个人的文化，这些词语并不自动等同于文化（Betancourt & Lopez，1993；La Roche，2013）。此外，文化维度也在不断互相影响和相互塑造。因此，每个人都有一个独特的身份，这是在个人所接触的一种或多种文化的不同方面的基础上而形成的（Sue et al.，2013）。

尽管可能存在基于群体的特征，这些特征源自所属的文化群体（或亚文化群体），但也有许多个人特征是来访者独有的（Muñoz & Mendelson，2005）。因此，文化是一个动态的过程，不断变化，塑造着每个人，也被每个人所塑造。所有这些都说明了文化的复杂性，并提醒人们不要对文化进行过度概括和产生刻板印象。这也表明了基于文化的个案概念化的重要性。仅仅知道患者来自不同的文化背景是不够的，了解每个患者对其症状的看法和其他相关的文化观点是很重要的。

对于临床工作者使用统一方案框架
进行文化个案概念化的建议

基于文化的个案概念化，是在理解患者的劣势和优势时融入文化因素。鉴于文化的复杂性（如前所述），考虑患者独特的文化构成是很重要的。患者对其心理病理的理解也可能受文化观点影响，将这些信息纳入治疗计划可能会有帮助。在统一方案中，这样的信息收集很容易融入第一次会谈对于患者症状的询问。

接下来概述的是一些通用指导原则，用以形成基于文化的个案概念化，以及评估和治疗不同文化的个体。在对任何患者进行评估和心理干预时，都建议强调尊重的立场，特别是对于文化背景与临床医生不同的患者。研究表明，在一些文化中，尊重对于治疗关系来说甚至比关系融洽更重要。这些文化包括亚洲文化、美洲原住民文化、非洲文化、非裔美国人文化、拉丁裔文化、南欧文化和中东文化（Hays，2009）。

评估建议

基于文化的评估是治疗的第一步，这样的评估帮助我们更好地理解个人的文化认同以及它如何塑造个人对精神疾病和求助行为的理解（Chapman，Delapp，& Williams，2014；Asnaani & Hofmann，2012）。DSM-5 包括了关于文化概念化的概述，以帮助临床医生在其个案概念化中考虑文化因素。为了构建一份基于文化的个案概念化，临床医生应该收集患者的文化认同、对自身痛苦的文化概念化、心理社会压力源和文化易感性特征等信息。实现这一目标的一个有效工具是 DSM-5 中的文化概念化访谈（Cultural Formulation Interview，CFI），这是一个由 16 个问题组成的半结构式访谈，用于评估文化因素对个人的影响。这个访谈以人为中心，关注的是个人以及社会群体成员的观点。聚焦于患者的观点是为了避免过度概括和形成刻板印象，并留意患者独特的文化视角如何影响他们对自身症状以及求助行为的理解。

文化概念化访谈涉及四个主要领域，可以单独使用，也可以联合使用。第一个领域评估患者对于问题的文化定义（例如，患者如何向其家人、朋友或社区的其他人描述其问题）。第二个领域是对心理问题的原因、背景和支持的文化认知（例如，家庭／朋友或社区中其他人对心理问题的看法）。第三个领域是影响自我应对和过去求助行为的文化因素（例如，患者如何试图独自应对问题）。最后，第四个领域由一些评估当前求助行为的问题组成（例如，患者现在认为什么可能有帮助）。这个评估工具可以帮助临床医生形成基于文化的个案概念化，并在治疗关系中关注文化因素。

这些由文化概念化访谈搜集而来的信息，使得治疗师可以通过与患者及其世界观相关的方式解释治疗内容，从而得以为患者量身定制统一方案。在评估过程中面临严格时间限制的执业临床医生也可以通过其他方式收集类似或额外的信息，包括使用自我报告测量，代替（或结合）临床医生所进行的初始文化个案概念化的评估。可以在接诊时向所有患者提供自我报告测量，以了解他们所认同的文化，以及文化对于形成有关心理健康问题和求助行为的独特看法的重要作用。基于这些从自我报告测量中收集的信息，临床医生可以进一步探讨个体的文化，以及文化对他们理解心理健康问题和治疗的影响。

推荐使用的自我报告量表包括多群体种族认同量表（Multigroup Ethnic Identity Measure，MEIM；Phinney，1992），它被很好地翻译为当前文化认同的结构，用来评估不同样本的"种族认同"。除了总体的种族认同得分外，该测量方法还评估了认同的两种分测验：（1）归属感和较高的身份认同成就——一个人对自己的种族认同有安全感的程度；（2）此人与其种族群体一起从事的行为或活动（Roberts et al.，1999）。如果患者在任何一项分量表上的得分较高，临床医生就可以利用这些信息开始与患者讨论文化的重要性。

对于移民到美国的患者或他们的孩子，文化适应量表——如斯蒂芬森多群体文化适应量表（Stephenson Multigroup Acculturation Scale，SMAS；Stephenson，2000）——可以帮助治疗师衡量他们的文化适应程度。这些患者处于新的移民地区和原有地区这两种不同的文化谱系上（Oetting & Beauvais，1991）。例如，一个人有可能同时高度认同两种文化。无论患者的临床剖面分析如何，我们都可以将这些信息纳入统一方案的个案概念化，并与患者进行讨论。

患者文化认同的其他重要方面包括性别认同、性取向、信仰和社会经济地位（更多信息见 Sue et al.，2013）。就像文化认同和文化适应一样，对特定群体的认同并不足以得出关于个体身份认同的结论，但有助于确定哪些人可能从定制的统一方案（或任何方案）中受益。自我报告测量方法是将认同程度与认同的各个方面有效地结合起来的第一步。与患者就其文化观点进行开放和尊重的对话可能是最有益的。

治疗建议

认知行为干预的一般治疗建议强调经由合作获得的尊重，而非对抗或不敬，并需要特别注意来访者与治疗师之间的差异（Asnaani & Hofmann，2012；Hays，2009）。这个建议很适合统一方案。在统一方案中，临床医生会帮助患者发展一种能力，以评估他们的情绪反应与激发这些情绪的情境／背景是否相符。统一方案强调的是情绪的适应性本质和调整对情绪的反应，使之从长远角度来看变得更有适应性，这鼓励了自主性，并培养了患者和治疗师之间的互相尊重。因此，重点不是告诉患者他们可能做错了什么，统一方案甚至比其他认知行为治疗方案更强调患者的自主性和协作治疗的过程。

其他对文化敏感干预的建议包括质疑患者的想法有多大帮助，而不是质疑它们有多正确。统一方案手册使用的正是这种方法，强调认知的灵活性，而非思维中的错误。如果患者和治疗师没有共同的文化预设，那么当治疗师质疑患者想法的合理性时，可能会显得缺乏共情或对患者的世界观理解不足。

例如，如果一名患者害怕她的儿子会因为超速而被逮捕，那么治疗师可以聚焦于这些想法的帮助性（例如，"每天多次重复这个想法，对你有多大帮助？"）。如果治疗师在没有评估可能性的情况下就开始质疑这些想法的合理性，那么他是在依赖自己的文化预设来评估这件事发生的可能性。正如统一方案中所强调的，通过聚焦于想法或行为是否有用，而不是它们是否合理，治疗师维护了来访者在特定情境下选择最佳行为的自主权（Wood & Mallinckrodt，1990）。同样，治疗师在无意中对核心文化信念的挑战可能不会被患者很好地接受。对于来自强调联系而非独立文化的患者来说，如果治疗师因为家人的问题行为而鼓励患者与家人断绝联系，不再与他们交谈，患者就会有被疏远的风险。在统一方案中，临床医生让患者自己决定他们的行为有多少适应性，以及这些行为是否符合他们的目标。因此，在这种情况下，统一方案也与以下基于文化的治疗调适相一致。

文化调适的理论模型：需要做多少调适？什么需要改变？谁需要适应？

鉴于文化的复杂性，想要回答谁需要经文化调适的治疗这个问题并不简单。一些研究表明，文化调适对于生活在新的主体文化（如移民或移民子女）或属于主流文化中的亚文化群体的人来说或许有帮助。此外，如果个体所属的文化与最初发展出循证干预方法的文化有显著差异（例如，另一个国家），那么文化调适可能是有必要的。研究表明，文化调适的干预是有效的，在新的文化中，文化适应能力较低的患者（例如，不会说英语）

可以从文化调适中获得最大收益（Castro，Barrera，& Steiker，2010）。

文化调适分为两类：表层结构调适或深层结构调适（Resnicow，Soler，Braithwait，Ahluwalia，& Butler，2000）。表层结构调适通常包括循证干预方法的变化，这些变化在本质上更表层，或与容易识别的文化要素有关，如语言、服装、食物等。对于循证干预方法的深层结构调适，主要聚焦于文化意义的产生，以及社会、历史、背景、传统和类似因素如何影响个体的世界观和求助行为（Castro et al.，2010；Resnico et al.，2000）。

在对文化调适的回顾中，卡斯特罗等人（Castro et al.，2010）指出，有若干文化调适的框架具有很好的结果。这些框架在具体步骤上有所不同，但主要元素相似。文化调适框架包括结合定性和定量统计方法，发展出成功的调适。每个框架都通过焦点团体和其他"市场营销"的研究方法，在调适过程中覆盖调适方案的目标群体。维持循证干预方法的核心要素和行动机制也是几个框架的重点。预试验可用于检验对原始循证干预方法的初步修订，并评估是否应该有进一步的更改。这些框架旨在关注不同的风险因素和文化优势。大多数框架会将文化的利益相关者纳入其中，以协助调适过程。

统一方案是否应该调适以及如何调适？

识别如统一方案这样的循证干预方法的核心元素有助于在保持原始治疗方案的完整性和顺应文化差异的调适之间取得适当的平衡，也就是所谓的忠诚和灵活性（Barrera & Castro，2006）。关于如何达到理想的平衡，可能还需要更多的研究。但根据对这种干预方法的假定作用机制进行的初步研究，我们可以假设统一方案的一些核心元素对治疗的成功来说是不可或缺的。非评判地聚焦当下的觉察是一种可能促进症状改善的作用机制，即使是最小剂量，对疗效来说也至关重要（Boswell，Anderson，& Barlow，2014；Brake et al.，2016）。统一方案的其他核心机制包括心理教育模块（模块 2），它提供了关于情绪的适应功能和情绪监测的信息（Boswell et al.，2014）。统一方案中其余的核心模块是有实证支持的认知行为疗法元素，包括认知重构、替代行为、内感性暴露和情绪暴露。提炼每个模块的精髓以确保对原始治疗的一定程度的忠实，可能是调适成功的关键。

统一方案的文化调适

通过与最初研发出统一方案的波士顿大学的研究团队进行合作，统一方案已经在日本和哥伦比亚进行了初步测试和文化调适。在日本，该方案主要进行了表层结构调适，包括将该方案翻译成日文并增加插图，以及在《自助手册》中更一致地于整个治疗过程中重新审视治疗目标，来改变它们的结构。然而，伊藤正哉博士率领的日本研究人员决定不改变该方案的许多细节，包括《自助手册》和《治疗师指南》中的患者描述，因为他们认为该方案具有足够的跨文化性。但是为了促进日本患者理解并增强使用动机，他们在《自助手册》中增加了插图。在书中增加插图是日本文化的常见做法，这也被视为大众作品的重要组成部分。图16.1为这些插图之一，

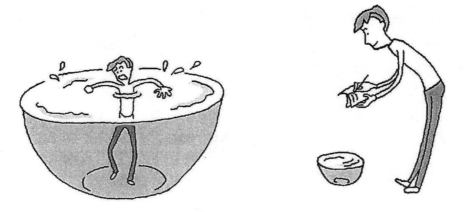

图16.1 日文版《自助手册》中对于"跳出这个碗"的类比

来源：IOJIN Youko Komaki, Masaya Ito, and Masaru Horikoshi, (2012) *Unified Protocol for Transdiagnostic Treatment of Emotional Disorders: Workbook,* Japanese Ed. Tokyo: SHINDAN TO CHIRYO SHA. Reprinted with permission.

图中描绘了一个类比，将强烈的情绪比作被卡在一碗明胶中，而治疗工作则是从外面观察这个碗。2012 年，统一方案的可行性临床试验在日本启动，共有 17 名参与者，其中有 15 人完成了试验。总体结果表明，统一方案在日本患者中具有良好的可行性和可接受性，以及初步的有效性（详情请参见 Ito et al.，2016）。

哥伦比亚则专门以该国武装冲突的受害者为目标群体调试了统一方案。这些受害者往往来自哥伦比亚的农村地区，通常受教育水平较低，其中许多人遭受过多次创伤并被迫流离失所。统一方案的调适包括翻译和纳入与受害者更相关的例子和小故事（例如，创伤、流离失所）。考虑到该患者群体因为各种原因（包括交通不便和群体的高流动性）而难以长期接受治疗，该方案缩短为 12 次会谈。此外，在涵盖方案内容的 12 次会谈之前额外增加了 1 次会谈（会谈 0），以允许患者深入讨论他们的病史，并建立融洽的关系。

考虑到参与试验中的大多数患者都经历过一次或多次创伤，可能会对他人产生不信任感，因此额外增加的这次会谈（会谈 0）致力于建立患者和临床医生之间的信任。总的来说，这种调适也属于表层结构调适。2016 年，由哥伦比亚政府赞助的统一方案可行性临床试验在哥伦比亚启动。按计划，有 50 名参与者将接受统一方案的治疗，另有 50 名参与者被纳入等候清单等待接受治疗。

个 案 展 示

值得注意的是，个案报告中的两位治疗师与其患者都来自广义上相同的文化背景，尽管在一些文化因素上可能存在差异（例如，性别、社会经济地位等）。

一例日本个案

H. S. 是一名 28 岁的单身日本女性。她住在东京一个港口附近，并在自家的小海鲜公司兼职做办公室职员。尽管她在精神科门诊接受了 5 年的精神药物治疗，如选择性 5– 羟色胺再摄取抑制剂和苯二氮䓬类药物，但她的焦虑和抑郁心境并没有改善。因此，她来到东京国立医院寻求认知行为疗法作为药物治疗的替代方案。她的主诉为在社交情境中的焦虑、持续性的易激惹和抑郁心境。在遇到不易逃离的情境时（例如，拥挤的地方、百货公司），她会感到强烈的恐惧。她还报告有暴食经历，并对自己的体形和体重感到羞耻。她很难与朋友建立亲密的关系，而且感觉与父母也很疏远。她回避大多数社交情境，因为这些情境总是令她感到痛苦。总的来说，她不会参加很多活动，即使是参加了也不会感到有任何乐趣。

H. S. 的社交焦虑表现符合一种叫作"对人恐惧症（Taijin kyofusho）"的痛苦的文化概念。这种综合征的特征是焦虑和对于人际互动情境的回避，因为他们认为自己的外表和行为不适宜或冒犯到了他人。"对人恐惧症"的定义比社交焦虑障碍广泛，因为患者的关注点通常是自己的特征（如体味）或行为（如举止）如何影响他人（DSM-5）。H. S. 报告在社交行为和外表方面对自己有极高的标准，包括她穿的衣服、对人微笑的方式以及说话的方式。她来医院参加治疗会谈时通常穿着正装，其行为可以用过分礼貌来形容。

"对人恐惧症"的症状首次出现在 H. S. 在初中经历霸凌时。她的同学取笑她胖，并用刻薄的话评论她的外表，比如"你真丑，滚开"。这些事件深深地伤害了她，她因此休学了一年。其他影响因素可能包括她的父母在她成长过程中非常严厉和挑剔。她还表示在童年的大部分时间里，她"顽固"的父母几乎每天都会争吵，有时甚至会升级为肢体冲突。

此外，父母几乎对她的所有决定都有强烈的影响。虽然她想在大学学习文学，但她的父亲强迫她进入工商管理专业。她对父母唯一的反抗就是上了一所离家很远的大学。她报告很喜欢大学生活，在学习期间没有出现焦虑和抑郁症状的干扰。当她毕业回家后，她发现父母的关系不再像童年时那样有很多争吵。然而，她开始对与父母交流感到有压力，因为他们仍然对她有很多批评，在情感上也很疏远。她报告，焦虑、易激惹和抑郁症状是在她大学毕业回家 5 个月后开始出现的。

根据 DSM-IV，她在日本国立医院的初始评估结果符合社交焦虑障碍、场所恐怖症不伴随惊恐障碍以及重性抑郁障碍的诊断。治疗前评估显示，汉密尔顿焦虑量表结构化访谈指南（Structured Interview Guide for the Hamilton Anxiety Scale，SIGH-A；Shear et al.，2001）的得分为 28 分；结构化汉密尔顿抑郁量表（GRID-Hamilton Depression Scale，Williams et al.，2008）的得分为 25 分；利博维茨社交焦虑量表（Liebowitz Social Anxiety Scale，LSAS；Liebowitz，1987）的得分为 90 分；贝克抑郁量表 –II（Beck Depression Inventory-II，BDI-II；Beck，Steer，& Brown，1996）的得分为 45 分。H. S. 随后被转介到日本国立医院内的日本国立认知行为治疗及研究中心。在初始评估之后，医生的建议是继续进行药物治疗，同时接受认知行为疗法的治疗。在日本国立认知行为治疗及研究中心，她接受了统一方案临床试验的筛选，并在不久后开始了治疗。

在第一次会谈中，治疗师解释了情绪障碍（焦虑、心境和相关障碍）、治疗结构和客观监测的重要性。H. S. 符合情绪障碍的定义，因为她一直体验着各种各样的消极情绪，比如在社交互动中的焦虑、对父母的恐惧和愤怒，以及持续的悲伤。据她报告，这些情绪像一大片乌云一样笼罩着她。对她来说，得知有针对这种情绪障碍的治疗是一种解脱。与此同时，她坚称其"心理脆弱的性格"不可能改变。

治疗师将这些信息纳入对患者的个案概念化，也就是患者对自己症状持有的消极的、自我批评的信念（她如何解释自己的症状）。治疗师强调，她不需要改变性格，但她也许能受益于学习新的技术，从而理解和体验自己的情绪，而不会感到被这些情绪淹没。在客观监测方面，她喜欢日文版统一方案《自助手册》中"跳出这碗明胶"的比喻（如本章前面的图 16.1 所示）。

在第二次会谈里，H. S. 讨论了她的治疗动机，并独立完成了"决策权衡"工作表（模块 1）。她发现这个练习特别有用，因为这使她思考了在相同的背景下继续采取相同行为的代价。她写道："如果我要保持不变，我就别无选择，只能去死。心力耗竭严重，总是感觉疲惫不堪。我不得不一直假装自己很好，但又不能做我想做的事。最重要的是，我总是害怕别人的想法。"她的治疗目标以增加社交活动为主。例如，她的一个目标是"更好地了解朋友"，更具体来说是"和朋友一起去看音乐剧"。在治疗师的帮助下，她确定了实现这个目标的五个步骤，并同意将从她的"一个老朋友那里获得关于这部音乐剧的信息"作为本周的家庭作业。

H. S. 很快就掌握了情绪的本质、功能和三成分模型的基本原理（模块 2）。理解情绪的功能以及反应是如何随着时间的推移而习得的，对她来说是一次非常有益的经历。她对治疗师说："我从来没想过恐惧和焦虑是很重要的。了解情绪驱动行为让我觉得松了一口气。现在我认为我的生理反应是合理的，因为我在童年时处于非常可怕的环境中。"事实上，在她的童年时期，父母几乎每天都吵架。因此她变得对任何人际冲突的迹象都越来越敏感。她也开始相信，她一定是造成父母吵架的原因，她需要表现得完美才能让他们避免争吵。除了对自己在家里的行为极度敏感之外，她还遭受了同学的霸凌和排挤。这些经历强化了她对于"我会以某种方式打扰别人""我会让别人感觉不好"这样的"对人恐惧症"认知。

虽然 H. S. 可以回顾她的情绪体验（例如，情绪的三成分模型），但她报告难以在会谈内做非评判的情绪觉察练习。治疗师帮她将练习缩短为 8 分钟的版本，H. S. 用智能手机录了下来，这有助于她在会谈外继续做练习。通过每天的练习，她慢慢增加了对情绪的觉察。她意识到，当她的父母对她说出一些不认可的话时，她的大部分愤怒都继发于悲伤的次级情绪。

另一个帮助 H. S. 培养聚焦当下的觉察的练习是情绪诱发练习。她的爱好之一碰巧是听音乐剧。第一次在会谈中进行情绪诱发练习时，她体验了强烈的焦虑和羞耻，因为她非常担心治疗师在观察她。但是，当她重新集中注意力，听着著名音乐剧《魔法坏女巫》（*Wicked*）中她最喜欢的歌曲时，她逐渐能够感受到喜悦和快乐，而不是焦虑和羞耻。

H. S. 很快识别出了自己的自动评价，并记录了它们出现的频率（模块4）。她说，她经常想"我给别人制造了麻烦""我在别人看来是一个奇怪的人"，以及"我必须随时保持礼貌"。她在增强认知灵活性方面遇到了一些困难。尽管她能够进行认知重评，但她报告："这对我来说似乎太刻意，并让我感到失望。也许我无法很好地重新评估。我可以在脑子里做出替代评价，但这改变不了我的情绪。"

治疗师问她，当她想着"我必须随时保持礼貌"和"我必须在需要的时候有礼貌，但我不需要随时随地压抑自己的情绪"时，情绪有什么不同。她承认，基于不同想法的情绪会有不同，但区别不明显。此外，当她通过箭头向下技术发现核心消极自动评价是"我将永远孤独"时，她深有感触并开始落泪，她表示感到了深深的悲伤和孤独。治疗师请她不加评判地与悲伤和孤独待在一起。以下是治疗师和 H. S. 之间的对话记录，描述了这一切是如何展开的。

> H. S.：我的想法是别人认为我很奇怪。
>
> 治疗师：好的，这是这周内你面对社交情境时的自动评价。我想知道我们是否可以尝试使用箭头向下技术，因为我们都同意这样的评价在你的日常生活中经常出现。我们或许能找到与之相关的重要核心信念。
>
> H. S.：我不确定那是否有用，但我想我应该试试。
>
> 治疗师：好的，如果你的评价是真的，别人觉得你很奇怪，那会发生什么？

H. S.：（停顿了一下）那太可怕了。这说明我是一个怪人。

治疗师：好的，"我很奇怪"。然后会发生什么呢？

H. S.：我不知道……（停顿）我只是觉得我是最差劲的人（开始哭泣）。

治疗师：那么，这对你来说意味着什么呢？你很奇怪，而且是最差劲的人。

H. S.：我不知道……（哭泣）。

治疗师：只是与你的情绪待在一起。你的身体有什么变化？

H. S.：很疼。我只是觉得很受伤。

治疗师：好的，你觉得身体哪里疼？

H. S.：就在这附近（揉了揉胸口）。

治疗师：好的，很疼。真的很疼。在你的脑海中出现了什么画面？你想起了什么？你似乎在思考或想起了什么。你心目中的场景是什么？

H. S.：我记得我母亲经常对我说"你是一个傻瓜，是一个坏女孩"。我还想起了父母激烈争吵的情景。

治疗师：有什么情绪出现吗？你的胸口有什么感觉？

H. S.：孤独，我只是觉得孤独……

治疗师：这对你来说似乎是很重要的情绪。你能不能继续与它待在一起？不加评判。

H. S.：可以（抽泣）……我觉得我一直在想自己会永远孤独下去。感觉就像站在黑暗中，这个世界上的一切都离开了我。

治疗师：好的，你一定很孤独，很害怕。这些想法给你带来了沉重的感觉。

H. S.：是的，我想是的。是的，确实如此……我常想我将永远孤独。

在接下来的会谈中，她报告："体会到这种情绪，并意识到我一直感到如此孤独，这对我来说是一种解脱。我害怕孤独会永远持续下去，但我注意到这种感觉来了又去。"

H. S. 能很好地识别她的回避行为，包括回避眼神接触，尽量抑制表露情绪，避免和别人谈论自己，始终保持礼貌，举止怯懦（模块 5）。她的一个情绪驱动行为是在交谈中经常说"我很抱歉"，即使当时的情境与说抱歉完全无关。几乎在每次会谈中都可以观察到这种倾向。例如，当治疗师询问 H. S. 对治疗的反馈时，她回答说："我很抱歉这么说，但了解到我的认知解读模式对我来说很有趣。"

治疗师和患者观察到这种行为模式后，患者开始使用替代行为。在日常生活中，她不再说"对不起"，而是开始说"谢谢"。尽管使用替代行为对她来说很困难，但随着积极互动的增加，她在与人交往中逐渐有了自我效能感和自信。她还意识到，过度压抑和礼貌的行为可能会让人们感到疏离，有时甚至会因此生气。

然而在模块 6 中，她固执地拒绝在会谈内参与内感性暴露。这种拒绝似乎是 H. S. 特有的，因为试验中的大多数参与者并不反对这些暴露。她坚持自己不需要在会谈内做练习，因为她已经在家里尝试症状诱发测试了。治疗师决定停止讨论暴露，并且向她演示了一种过度通气的练习，以减少她对被观察的羞耻感。然后，治疗师离开了房间，让 H. S. 可以在治疗师不在场的情况下在房间里练习过度通气。之后，治疗师背对她坐着，让她进行内感性暴露。最终，患者可以和治疗师一起练习了。

H. S. 也能在会谈内完成其余练习（例如，使用细吸管呼吸、快速转圈、原地跑步）。H. S. 报告，她最初之所以无法进行过度通气，是因为她非常担心治疗师对她的看法。她认为她必须把练习做得完美。然而，如果她完美地完成了练习，她又担心自己会无法忍受身体感觉，失去意识。她预测如果她失去意识，这将给治疗师带来很大的麻烦，整个场景给她带来了难以忍受的羞耻感。通过逐级暴露，她慢慢能够在治疗师面前自在地进行练习了。

在情绪暴露（模块7）中，H. S.通过多种任务挑战了她的回避，并检验了她的认知评价。她在社交情境中的焦虑会导致她回避许多场合。表16.1展示了她的情绪暴露等级。

表 16.1　H. S.的情绪暴露等级

等级	描述	回避程度	痛苦程度
1（最严重）	想象父母发生争吵	7	8
2	去一家热闹的百货公司	8	6
3	上了一辆出租车并假装遗忘了钱包而下车	7	7
4	在同伴面前进行 5 分钟演讲	7	6
5	把自己的意见告诉父母	7	6
6	穿着纽扣错位的衬衫来到公众场合	6	6
7	邀请一位朋友去餐厅吃饭	6	5
8	参加节日祭典	5	5
9	给朋友发信息	3	3

通过各种基于情境的情绪暴露，她意识到其他人并没有她之前想象的那么关注她。此外，她无法为自己的自我评价（例如，"我给别人制造了麻烦"）找到证据。同时，她也通过情绪暴露对于"对人恐惧症"的预期和感受进行了观察并寻找了证据，如对自己着装的高要求。据她说，东京人每个月都会根据四季的逐渐变化而更换衣服。虽然她一直努力遵守这些规则，但她觉得自己无法达到令人满意的外貌标准，她觉得"我的穿着让别人感受到了消极情绪"。但当她检验这些预期时，并没有发现支持这些想法的证据。

在利用想象暴露想象父母发生争吵的画面时，她能够感受到强烈的原始恐惧和孤独。"把自己的意见告诉父母"的任务也帮助了她。在这个任务中，她聚焦当下，并能够区分过去和现在与父母的关系。最后，她对积极情绪的回避很明显。她计划和朋友们一起看音乐剧，这是她的治疗目标之一。通过在看音乐剧时聚焦于体验中的积极情绪，她报告自己能够体验到积极的情绪，并享受这种体验。在治疗的最后阶段，她能继续参加令她感兴趣并能给她带来快乐的活动。

她的治疗后评估显示，汉密尔顿焦虑量表结构化访谈指南的得分为14分，结构化汉密尔顿抑郁量表的得分为10分，利博维茨社交焦虑量表的得分为54分，贝克抑郁量表–II的得分为19分。在结束治疗时，她报告焦虑和易激惹都减轻了。她说："我觉得自己以前穿上了沉重的保护铠甲，逃离了我所害怕的一切。此外，我过多地解读了周围的环境。虽然我对未来仍有焦虑，但现在觉得轻松多了。我将能够过好自己的生活。很抱歉，为了治疗我占用了您的时间和精力，但我想说'谢谢您'。"

一例哥伦比亚个案

J. H. 是一名29岁的单身西班牙裔男性，在几次近距离接触危险，差点失去生命之后，他来到位于哥伦比亚波哥大市的安第斯大学，参加了如前所述的统一方案研究项目。最近的一次创伤事件发生在他接受治疗的4个月前，他在附近街区遭到两名武装分子的袭击。这是他第一次寻求心理治疗的帮助。他的主诉是难以出门参加活动，以及在失去两只猫后情绪越来越差。他把精力和感情都倾注于他的两只猫上，但他的邻居居然给猫下了毒。从那时起，J. H. 开始感到非常易激惹、焦虑和抑郁。

J. H. 生活在哥伦比亚东北部的一个城市，他是家里的独生子，由母亲和祖母抚养长大。他的父亲在他出生前就去世了。在生命的大部分时间里，他所居住的这座城市持续不断地发生着多支反政府武装和政府军之间的冲突。该地区以石油为基础的工业导致了围绕该地区控制权的频繁的政治和军事争端。J. H. 报告，暴力事件是其成长过程和日常生活中的一部分。例如，他年轻时目睹了当地的几起枪击事件，他和朋友们发现过带有酷刑痕迹的尸体（被钉在十字架上、被枪击、被焚烧和被强奸）。他还目睹过绑架、强迫征兵和炸弹袭击。此外，他还数次身陷暴力情境，生命受到极大威胁。

高中毕业后，他应征入伍，从而面临着真实的战斗。他的高中同学几乎都加入了反政府武装。据他报告，他们中的大多数人现在不是死了就是进了监狱。退伍后，他开始了作为输油管道保安的职业生涯，这是该地区为数不多的合法就业机会之一。在他当保安的那些年里，J. H. 参与、目睹或经历了数起更暴力的事件。他被迫干零活（例如，给反政府武装运送物资），受到威胁，并意外遭到其中一个武装组织的枪击。作为一名保安，他目睹了屠杀、被迫流离失所、酷刑和枪击，在输油管道区发现过残缺不全的尸体，并且亲历了许多暴力事件。他回忆起这些事件时只觉得当时是痛苦的，但他并不认为它们是创伤性的。

尽管目睹或参与了暴力与危及生命的事件，但 J. H. 报告自己没有出现干扰其功能的焦虑或抑郁症状。然而，在 2013—2014 年发生了三件直接威胁其生命的事件，此后他觉得一切都改变了。2013 年，他是一次反政府武装的袭击中唯一的幸存者，该反政府武装开枪打死了他最亲密的朋友。这些朋友是另一个反政府武装的成员，他们在与其他反政府武装游击队争夺地区控制权时，遭到伏击并被杀害。在那支游击队杀害其他人时，他得以寻找掩体并躲藏起来。2 个月后，反政府武装游击队伏击了他，射中了他的左腿，不过他再度逃了出来。

由于这些事件，他和母亲以及祖母逃到了波哥大。当他搬到波哥大时，他向当地一个非政府组织进行了咨询，得到的建议是穿上防弹背心，少出门，切断与家乡的一切联系，以保安全。不幸的是，2014 年，他在波哥大的社区遭到两名武装分子的抢劫和袭击。他第三次逃脱，并在这次袭击中毫发无伤。然而这件事让他断绝了几乎所有的关系，而且他的焦虑症状明显恶化了。

一名具有研究生水平的临床医生对他的症状进行了评估，采用的是哥伦比亚研究小组编制的"伤害事件（Hechos Victimizantes）"问卷[①]。他被诊

---

① 　这是一份西班牙语问卷。——译者注

断为创伤后应激障碍。他与这一诊断相符的症状是突然的闪回、噩梦、睡眠困难、想起事件时的高度生理唤起、高度警惕和过度担心自己的安全，以及回避几乎所有的社交情境。他对威胁的高度唤起症状包括颤抖、胸闷、心率加快和对噪声（例如，摩托车声和家里大门打开的声音）的过度惊吓反应。

他说自己不相信任何人，除了母亲、祖母和他的大家族。他在大部分时间都会担心可能再次遭到袭击。因此，除非"绝对必要"，否则他不会离开家。他说，当他离开家时，他会避开拥挤的地方，包括乘坐公共交通工具。他会特别留意一些被他视为攻击反应的面部表情，这偶尔会导致他与他人发生口头争执。而且他会一直带着枪以保护自己，包括进行心理评估的时候。

最令 J. H. 困扰的是他的抑郁症状，包括持续的悲伤和低落的心境、快感缺乏、失眠、食欲不振、感觉迟钝和对他过去的行为（在军队中时、做保安时等）感到持续的内疚。这些症状与创伤后应激障碍的症状有明显重叠。这些症状影响了他离开房子或在房子里从事任何活动（例如，锻炼）的动力。由于低落的心境，他无法与他人交往或约会，他失去了工人补偿福利，虽然他因为身体残疾而获得了一小笔抚恤金，但那无法满足他的基本需求。

J. H. 还被诊断为酒精使用障碍，因为他增加了酒精摄入量。为了应对出现的症状，他每天都要喝几杯酒。他报告在夜晚特别需要喝酒，以帮助他入睡和减少噩梦。饮酒会使他在每天早晨感到"昏昏沉沉"，缺乏活力。而由于他患有高血压和先天性心脏病等疾病，医生也不建议他饮酒。在过去的 12 年里，他每周都要喝几次酒，但直到最近才报告受到了酒精的干扰或感到痛苦。正如他在评估中所说，饮酒能帮助他应对一切。

在方案的开始阶段增加了一个额外的治疗环节（会谈 0），以促进治疗关系的建立，并允许 J. H. 通过讲述自己的故事来获得更多被倾听的感觉。在这次会谈中，治疗师专注于建立信任，并探索 J. H. 在多个生活领域的受损和功能。J. H. 表示虽然他以往接触过暴力行为，但并没有因此在情感上感到痛苦，因为这在其生活中是"很正常的一部分"。但是他表示现在一切都变了，他也变了。

在第二次介绍性会谈（会谈 1）中，治疗师解释了遵循议程的重要性，并就 J. H. 所经历的诊断和症状进行了心理教育。治疗师还提供了关于会谈次数、会谈持续时间、练习在治疗中学习到的技术、在会谈外完成练习任务等信息。在这次会谈结束时，J. H. 表达了强烈的治疗动机，以及愿意给这个方案一个机会，即使这意味着必须有所妥协和面对他的恐惧。他表达了对于开始处理自己的情况和让生活重回正轨的热情。他表示，最近出现的几个就业机会让他感到非常兴奋，他需要让情绪恢复健康，才能抓住这些机会。

在会谈 2 中，J. H. 为治疗设定了目标（模块 1）。他的主要目标是"适应在波哥大的生活"，包括他将参加有意义的活动，接受他人的邀请，约会，以及参加社区活动。他还想"不再害怕"，他更具体地写到，他想学会区分真实的威胁和感知上的威胁；如果曾经认识的人追赶他，他可以为真正的危险做好准备；以及尽管有想逃离的冲动，也能待在安全的环境中。他的最后一个目标是管理自己的消极情绪，他说希望按照自己的价值观生活，并将饮酒量减至每周只喝一两杯。

至于做出改变和维持现状的利弊（也是模块 1），J. H. 表示他不认为做出改变有任何坏处。在进一步讨论之后，他提出了一些坏处，包括治疗活动可能带来的痛苦，在减少酒精摄入方面的犹豫，以及在治疗过程中对感到脆弱的抗拒。他认为，做出改变带来的好处包括可以建立新的关系，约会，在家庭范围外的活动中感到更放松，参与当前所逃避的日常生活活动。他的结论是利大于弊，并表示在治疗过程中遇到痛苦时，他会提醒自己这一事实。

在会谈 3 中，J. H. 抱怨经济来源少，约会对象少。治疗师请他详细阐述他的抱怨，并以此为机会来探索情绪的本质及其情绪反应的三成分模型。

他探索了这三个成分是如何相互作用的，以及它们是如何影响其体验的强度的（模块 2）。

J. H. 解释说，他一直担心财务问题和找工作的问题，也会反复思考过去在约会中犯的错误，为自己没能谈恋爱而自责（这些信息被放在三成分模型的"想法"一栏里）。他识别了伴随这些想法的情绪是焦虑、悲伤和内疚，而身体感觉是肌肉紧张和呼吸急促。他指出，情绪和身体感觉都是由这些想法引起的，并因这些想法而被强化。他还描述了一些行为，比如分散注意力、看电视、喝酒、提前离开和调整呼吸，以回避身体感觉和想法。思维反刍和担忧也被认定为行为。他报告，它们最常发生在乘坐公共交通工具或睡觉前躺在床上的时候。治疗师询问这些行为最常发生的地点，这样 J. H. 就能增强对这些行为的觉察，并在之后进行干预。

J. H. 还探讨了悲伤情绪的功能（同样是模块 2）。他表示，在过去，悲伤让他珍视失去的机会、关系和母亲等。他的悲伤让他意识到他没有珍视他的家乡、家人、朋友或有趣的活动，现在他开始更加专注于享受他所拥有的东西。然而，悲伤如今干扰了他的正常功能，导致他过度思考失去的一切，这在一定程度上导致了许多非适应性行为，如待在家里，错过新的机会，以及增加酒精摄入量。同样，J. H. 认识到过去当他体验到恐惧时，这种情绪会引导他采取预防措施，以保护自己的安全。相比之下，他注意到目前在各种情境中，恐惧经常限制他去追求自己的目标，如学习、约会和社交。通过探索这些近期的反应的作用，J. H. 得出结论：这些行为是没有帮助的。

J. H. 开始明白情绪的作用取决于他对这些情绪的反应。模块 2 探讨了真实警报和习得警报的概念。J. H. 能够将他面对真实危险的恐惧所引起的战或逃反应，与被噩梦惊醒的恐惧反应进行对比。情绪和情绪驱动行为是相似的，但在这两种情况下，危险的表现是不同的。J. H. 很快认识到区分真实与习得的警报（或虚假警报）的重要性，以便做出更有利于长期治疗和实现生活目标的行动。最后，J. H. 得出结论，在之前目睹暴力事件和令他面临生命危险的情境中，他没有应激反应，因为他主观感知到的掌控感和危险与所经历的一致。另一方面，最近的三次袭击是意料之外的，他觉得自己对此无法掌控。

在会谈 4（模块 3）中，J. H. 练习了聚焦当下的非评判情绪觉察。学习描述和体验正在经历的此时此刻对于 J. H. 来说尤为重要。我们回顾了情绪的三成分模型，以帮助 J. H. 观察和描述此时此地正在发生的事情，并一一对应各个成分，特别是追踪与创伤相关的内部或外部提示物导致的诱因。

聚焦当下的非评判练习被修改为更具体且有助于锚定当下的练习。首先，J. H. 被要求闭上眼睛，想象他体验强烈情绪时的情境。他报告了上周某一晚发生的事情，当时他因为听到树发出沙沙声就逃跑了。随着回忆起这个情境，他想起了当时每一刻的想法、身体感觉和行为。J. H. 报告，他认为自己受到了攻击，体验到了恐惧并逃跑了。在治疗师的引导下，他开始陷入对这个情境的担忧。

当 J. H. 处于焦虑状态时，治疗师让他进行了 1 分钟的聚焦当下的非评判练习。在这个练习中，他要将注意力转移到在房间里触摸桌子时所体验到的感觉上（例如，表面的纹理、温度、指尖的压力）。然后将注意力转移到其他感觉上，比如倾听治疗师办公室里时钟的嘀嗒声，留意背部接触椅子的感觉和双脚触地的感觉。他被要求每天在他经常思维反刍或担心的地方做同样的正念练习。值得注意的是，这项练习并不是教他从强烈的情绪中转移注意力。相反，J. H. 利用聚焦当下来锚定，以减少因焦虑而导致的对情绪的回避。此外，他还用正念呼吸和三成分检查来锚定当下。他会在一天中的任意时间做第二项练习，每天做 3 ~ 4 次，以养成锚定在当下的习惯。

在下一次会谈中，J. H. 报告，聚焦于手头任务的情绪觉察技术能够帮助他管理情绪。他在床上和地铁上（经常出现思维反刍的地方）进行了聚焦当下的非评判觉察练习。他发现这个练习有助于聚焦于当前的环境，并帮助他留意到当前与过去的情况（例如，他遭遇的袭击）有何不同。

在会谈内进行情绪诱发练习时（也是模块 3），J. H. 听着他挑选的一首歌，开始重现所经历过的某一次袭击。他是这样描述当时的情景的："我们那时在乡村小路上的一辆轿卡车旁，正放着这首歌。"然后他听到了枪声，在那一刻，他可以闻到火药味。他接着说："两辆货车停在我们面前，开始向我们开枪。我的一个前预备役朋友告诉我快跑，躲到附近的一个小山丘后面。等枪声终于停止时，我看到朋友的尸体躺在地上，袭击者已经开车离开。"J. H. 描述说他的心脏跳得很快，并且冷汗涔涔，他所体验到的反应与他被袭击时的反应相似。在要求不加评判地面对自己的情绪后，他留意到自己有一种想站起来从房间里跑出去的冲动。然后治疗师让他把注意力拉回到当下，就像他在焦虑时做得那样。不久之后，J. H. 回应说他知道自己现在身处一个安全的地方。他凭直觉意识到自己有想逃跑的欲望，意味着他在对过去的情境做出和事件发生时相同的反应。相反，通过体验强烈的情绪并待在房间里，他留在了当下。

在会谈 5 中，J. H. 学习了想法和情绪之间的关系（模块 4）。他注意到一张模棱两可图可以有不同的解释，每一种解释都像是我们告诉自己的一个故事。J. H. 识别出在经历创伤之后，他的想法和故事变成了"到处都有危险，我永远都不安全"。例如，当他看到附近的年轻人时，他立即主观地认为他们是潜在的威胁，并跳出这样的想法："他们是帮派成员，会抢劫我。"他用箭头向下技术探索了这个想法，深入到"我已经对别人和自己失去了信任"，以及在经历创伤后得出"我很软弱，无法保护自己"这样的结论。然后，他将想法如何影响他的情绪并导致恐惧，与悲伤的体验联系起来。这一过程又与行为有关，他注意到在这些想法出现时，自己的行动是迅速逃跑，错过了与年轻的邻居一起在附近的户外屏幕上观看足球比赛的机会。

J. H. 了解到这些最初的评价是自动的想法，强化了他的核心信念，即世界是非常危险的，他是软弱的。他注意到，尽管他很容易相信最初的评价，但他可以形成替代的评价。他表示"我可以利用这个机会"以及"我有足够的能力应对可能出现的困难情境"。他说想讲述一个新的故事，关于当前在波哥大的故事，在这里他可以做一些重要的事情，比如找工作以及与他人产生联结。

　　J. H. 的其他自动思维陷阱包括认为女性会拒绝他，除非在外出时他为她们买一杯饮料（他将此归为一个"高估危险性"的思维陷阱）。此外，J. H. 认为自己要么得带一名女性去赴一场他负担不起的昂贵约会，要么会直接被拒绝，这令他非常痛苦，以致他觉得无法再次约会（一个"灾难化结果"的思维陷阱）。他很快就重构了其中的许多想法，并表示自己有些夸大其词。他在回答治疗师的问题时表示，被拒绝的真实概率不到10%，而不是他认为的90%。他还说："情况真的没那么糟。我可以向前看，找个更支持我的女孩。即使在波哥大，也有很多这样的女孩。"他还说女性也可以约他出去，而且在波哥大，女性往往倾向于自己买单。找寻不同的"故事"帮助J. H. 慢慢减少了他对社交情境的回避。他练习对那些没有帮助的自动化"故事"保持觉察，这些自动化"故事"会阻碍他追求目标，而他会通过改变它们来增加思维灵活性。他报告，"新故事"对情绪有益。单是给这些想法贴上"故事"或"历险记"标签的行为，就几乎可以立刻增加他的灵活性。

　　J. H. 继续识别阻碍他追求长期目标的无益行为（模块5）。除了更明显的情境性回避（情绪驱动行为），即提早离开情境或对虚假警报（例如，来自环境的噪声）的反应，他还确认了其他重要的情绪回避或情绪驱动行为的实例。例如，他很快意识到随身携带枪支对他来说是一个安全信号。当他把枪留在家里时，他意识到即使没有枪，他也很安全。以前，他的安全感来自枪，这令他无法学会相信即使他没有枪也是安全的。对他来说，认知回避包括对创伤的思维反刍或试图回避关于创伤事件的记忆。细微的行为回避包括迟迟不离开家。

　　J. H. 意识到，尽管所有这些行为都在短期内有助于缓解他的焦虑；但从长远来看，它们会伤害他。例如，在开始治疗之前，离开家对他来说变得越来越困难。他还拖延跟进工作机会以及与熟人制订计划等。他发现拖延同样能减轻他对于找不到工作或可能会发生危险的焦虑，但这让他无法"过自己的生活"。

　　对于情绪驱动行为，J. H. 注意到他一直会对提醒他创伤性攻击的事物做出反应。他的结论是，通过逃避应对这些提醒物是没有用的，而且对虚假警报做出反应也是在强化这种反应。J. H. 报告，他一直在使用情绪觉察策略来区分真实的危险和习得的危险。

当他注意到没有真正的危险时，他会参加并留在社交聚会上，比如受害者组织会面。此外，他开始接触他认为安全的邻居，了解社区动态，以此对抗他认为周围每个人都是危险的想法所带来的普遍恐惧。考虑到他所在的社区里有很多帮派成员，他并没有把谨慎抛到九霄云外。相反，他学会了评估潜在的危险。通过注意他的反应是在提醒他真实的威胁还是感知上的威胁，他对外界情况做出了比以前更准确的评估，并且不再逃离愉快的活动了。他还停止了饮酒，并报告把注意力集中在寻找解决问题的办法上。

内感性暴露可以帮助 J. H. 耐受强烈情绪的身体感觉部分，并提高了他不加评判地看待这些身体症状的能力，不再认为它们预示着即将到来的危险（模块 6）。他完成了所有的会谈内练习（例如，使用细吸管呼吸，原地跑步）。然而，在过度通气的练习中，他经历了闪回，回忆起从害死他朋友的反政府武装手下逃离的情景。治疗师让 J. H. 提醒自己，他正在重历一段记忆，并让他把注意力集中在房间里的某一点上，听墙上时钟的嘀嗒声。他报告，他的身体感觉是一种信号，告诉他事情不对劲，他应该逃跑。这些练习帮助他把身体感觉和逃跑的冲动分开。他报告，经过练习，他现在能够与不愉快的感觉待在一起了。

最后，J. H. 将他在治疗过程中练习的所有技术组合在一起，以面对引发情绪的情境（模块 7）。在治疗过程中，他已经开始练习改变自己的行为了，因为他了解了自己的情绪和真假警报。他还制订了一个暴露等级，包括最底层的参加社区活动，中间的邀请女性去约会，以及顶层的待在引发焦虑的情境中；他还逐步开始做自己的小生意。经过 4 次会谈，他报告可以轻松地参加社区活动了，并且享受其中。他甚至邀请在舞会上认识的一位女士喝了咖啡。他说，他们没有太多共同之处，但他仍为自己成功发起邀约感到自豪。

事实证明，待在焦虑情境中对 J. H. 来说是一个比较难的挑战。有时，他能够留下来，以极大的痛苦应对这种令人紧张的情境，有时他会离开。在与治疗师进一步讨论了这一过程后，J. H. 发现他在利用这些暴露来努力让自己确信他已经变好了，并向自己证明他已经"克服"了创伤。在焦虑的第一个迹象出现时，他评判这一体验是消极的，这证明他没有走出创伤。治疗师鼓励他重新回到非评判的、聚焦当下的觉察，并衡量假警报和真警报。J. H. 还对焦虑的意义进行了更灵活的思考。这些做法似乎有帮助，他报告自己能够越来越多地待在情境中。J. H. 设定了更小更易于管理的步骤来实现做小生意的目标，并且他确实能够轻松地完成这些步骤。

总的来说，J. H. 在很短的时间内就取得了很大的进步。在治疗过程中，他在焦虑干扰量表和抑郁干扰量表上的得分见表 16.2。他减少了饮酒，对活动的参与增加，症状明显减轻。J. H. 就这样达到了他的治疗目标。在治疗结束时，他还在继续尝试面对生活中各方面的不适情绪，他非常感谢治疗师帮助他"找回了生活"。

表 16.2　J. H. 在治疗过程中的焦虑与抑郁症状得分

评估量表	S1	S2	S3	S4	S5	S6	S7	S8	S9	S10	S11	S12
OASIS	15	17	14	16	12	15	12	10	10	8	7	5
ODSIS	12	13	10	14	10	5	5	6	5	4	5	4

注：OASIS = 焦虑干扰量表；ODSIS = 抑郁干扰量表；S1、S2……S12 = 会谈 1、会谈 2……会谈 12。

结　　论

本章介绍了统一方案在国际化设定下以及两种不同文化的患者中的应

用。尽管症状的文化表现可能有所不同，但统一方案对情绪、想法和行为的关注有助于来自不同文化的患者更能觉察到他们的情绪，觉察到情绪在日常生活中对他们的帮助，以及他们与情绪的关系在其文化环境中可能没有那么有用。统一方案所针对的是对情绪的消极反应，这些反应被认为会维持和增加无益的情绪、想法和行为。因此，统一方案可能针对的是一种核心的普遍的人类情绪体验。

然而，统一方案在任何特定文化中的应用都应该经过认真的考虑。该方案基于认知行为模型，其干预方法可能具有与其他文化相反的文化预设和价值观（例如，独立、自信和个人主义）。患者善于识别适应性反应以及情绪阻碍其功能的方式。因此，可以对统一方案进行修改，以帮助他们在其价值观和文化框架内处理与情绪的关系。

总体而言，在各个国家接受统一方案治疗的患者在抑郁和焦虑症状方面都有明显减轻（de Ornelas Maia，Nardi，& Cardoso，2015；Ito et al.，2016；Osma，Castellano，Crespo，& García-Palacios，2015）。在不同环境下（包括在美国和其他国家）进行的更多研究将进一步确定统一方案在这些环境下的适用性。未来的研究需要澄清哪种类型的调适最有用，以及对谁有用。

根据环境的不同，患者在接受心理干预时可能会经历重大的生活压力源（例如，哥伦比亚患者 J. H. 面临许多压力源，包括失业和来自他过去经历的主动威胁）。这些压力源可以在统一方案技术的背景下得到处理，以帮助患者管理具有挑战性的生活情境。

总之，统一方案治疗似乎适用于不同的文化，初步结果令人满意。这里回顾的个案，加上日本和哥伦比亚所进行的试验的初步结果，表明统一方案对来自不同文化的人来说是可行和可接受的。

第十七章
统一方案应用的未来方向

克莱尔·凯西洛-罗宾斯、希瑟·默里·拉京和香农·索尔-扎瓦拉

引 言

本书前面的章节专门介绍了情绪障碍跨诊断治疗的统一方案，这是一种聚焦于情绪的认知行为治疗方法，适用于各种情绪障碍。这些障碍的特征是频繁体验强烈的消极情绪、对这些情绪的强烈厌恶反应（神经质），以及努力逃离或回避这些情绪体验（Barlow，1991；Watson & Naragon-Gainey，2014）。这种对情绪障碍的概念化，特别是聚焦于神经质这种导致情绪障碍发展和维持的高阶气质因素，与之前对心理障碍的分类大有不同（见第一章）。

这种理解情绪障碍的方法是一种创新的发展，源于多年来对疾病分类学的研究，建立了这些障碍之间的共性，并确定了有助于情绪障碍表现的核心情感过程（Ellard，Fairholme，Boisseau，Farchione，& Barlow，2010）。事实上，这种对情绪障碍的概念化对于发展统一方案及它在情绪障碍范围内的适用性来说，是重要的一步。

本书前面描述的情绪障碍包括焦虑障碍、强迫及相关障碍、重性抑郁障碍、双相障碍、创伤后应激障碍、边缘型人格障碍，以及酒精使用障碍、

进食障碍和失眠障碍。此外，已经呈现的个案表明，统一方案适用于广泛的主诉问题，这些问题与情绪障碍有类似的过程（对消极情绪的厌恶反应，努力逃避或回避情绪体验），即使它们在 DSM-5 中没有被归类为某种障碍。这些问题包括非自杀性和自杀性自伤以及慢性疼痛。事实上，在这些章节中呈现的个案不仅为情绪障碍的跨诊断概念化提供了支持，也是令人信服的例子——说明统一方案可以被创造性地应用，以针对各种情绪障碍及在不同的呈现形式中所表现出的症状。

　　统一方案在个案研究、系列个案和随机对照试验中初步取得的成功并不意味着进一步理解和完善该方案的努力已经完成。支持这种治疗效果的数据现在激发了进一步的研究努力，以更好地了解各治疗成分的具体效果，完善新的方案实施方式，并促进向社区临床医生的有效传播。本章的目的是描述与统一方案相关的未来方向和项目，这些努力将如何增强我们对该方案的理解，以及如何将这种理解引向更有效、高效和且可传播的医疗领域。

未 来 方 向

模块化治疗

　　统一方案是一种循证的治疗方法，通常在 12 ~ 16 次会谈内完成，其假设是通过针对导致情绪障碍发展和维持的核心机制，帮助患者改善其功能。虽然统一方案的核心框架是固定的，但治疗内容的提供方式是可以修改的，研究工作正在进行中，试图找到一种替代方法，使我们能够以最有效和最宜传播的方式使用统一方案。有一种统一方案的调整方式将会在未来的研究中受到关注：改变治疗模块的顺序。

目前，统一方案被设计为由八个模块组成的治疗：动机、心理教育、正念、认知灵活化、情绪驱动行为和情绪回避、内感性暴露、现实暴露和复发预防（参见第一章对模块的详细描述）。以下模块被认为是"核心"模块，每个核心模块都教授了情绪调节技术，以处理导致这些障碍的消极情感体验的核心情感过程：情绪觉察、认知灵活化、对抗情绪性行为、内感性暴露和现实暴露（Ellard et al.，2010）。与统一方案未来发展方向相关的一个问题是确定统一方案在多大程度上是一种模块化治疗；如果是，如何让这种治疗结构的效益最大化。模块化治疗与传统的手册化治疗有很大的不同，因此需要进一步的研究，以证实统一方案是可以模块化设计的治疗方法。

传统的手册化治疗和模块化治疗之间的关键区别在于：方案中技术的相互依赖或独立的程度。在传统的手册化治疗中，技术是相互依赖的，因此治疗技术的教授顺序很关键。然而，在模块化治疗中，技术不是相互依赖的，技术的传授顺序是可以灵活调整的。乔皮塔、达莱登和魏斯（Chorpita，Daleiden，& Weisz，2005）的研究表明，如果一种治疗符合以下标准，就可被认为是模块化的。

第一，它必须具有部分可分解性（它可以被分解为不同功能性的单元）。第二，这些模块必须具有适当的功能（每个模块都产生特定的结果）。第三，模块间必须有标准化的衔接（模块间以结构化的方式联系）。第四，每个模块必须是独立"封装"的，或自成一体的——也就是说，一个模块必须包含独立于其他任何模块的独特信息（类似计算机中的信息隐藏技术）。重要的是，模块化并非一种全或无的过程，而是存在不同程度的模块化（Chorpita et al.，2005）。

统一方案显然符合第一个和第三个标准。关于第一个标准，每个模块都可以被视为一个功能性单元。关于第三个标准，统一方案的模块之间显然是相互整合的，统一方案的框架将它们联系起来。但是，它是否符合第二个和第四个标准，还有待评估。每个模块是否产生了预期的结果（相关技术带来的变化）以及每个模块是否独立，都是未知的。

模块化治疗有几个优点。从研究的角度来看，模块提供了一种方法，以评估和理解推动症状改善的特定治疗机制（Nakamura，Pestle，& Chorpita，2009）。在统一方案中展示更高程度的模块化，将使研究人员能够检查单个治疗成分对患者症状的独特影响。这种基于机制的理解使得未来的治疗能够有所改进，旨在提升治疗效果和传播性。

从临床的角度看，模块化治疗比传统的手册化治疗更灵活，并允许治疗采用更多的个性化方案。也就是说，模块可以根据需要重新排序，以便在治疗早期处理明显的缺陷。或者，如果某个模块的主题并不是对患者有效的技术，则可以跳过该模块。此外，在每个模块上花费的时间可以根据需要而延长或缩短，以确保患者充分掌握与模块相关的信息。事实上，模块化治疗很可能更接近临床实践，因为研究表明，社区临床医生不太可能按顺序遵循手册，而是倾向于实施更不拘一格的治疗，使他们能够教授与每个患者的个案概念化最相关的技术（Park，Chorpita，Regan，Weisz，& Research Network on Youth Mental Health，2014；Persons，2005）。

模块还可以提高治疗效率。模块化治疗可以根据患者的需要改变治疗节奏，而不是按照标准的速度根据手册进行治疗。在早期针对最需要治疗的领域，以及酌情改变治疗节奏，这两种方法结合起来可以缩短治疗时间，使治疗师在更短的时间内治疗更多的患者。

模块化治疗的灵活性不仅有助于对治疗成分进行排序，还有助于确定患者何时接受了足够"剂量"的治疗成分（Murray et al.，2014）。治疗初始的评估可以提供关于患者有哪些优势和劣势的信息，并提供关于模块顺序的建议，以使他们在治疗中尽可能受益。在整个治疗过程中，通过为每种成分的适当剂量提供明确标准以及使用标准化测量，治疗师将能够判断患者何时获得了治疗模块所需的知识，以及患者是否以改善其功能的方式充分使用了这些知识。因此，治疗师和患者将不再怀疑是否充分理解了一项技术，以及是否到了学习下一项技术的时候。

MATCH[①] 项目（Project MATCH）是一个著名的模块化治疗项目，这个方案基于现有的循证治疗，针对 8—13 岁儿童的焦虑、抑郁和破坏性行为。这个方案对模块的选择基于算法，这些算法代表了认知行为治疗原则在这些问题上的传统临床应用。除了解决在整个治疗过程中出现的治疗干扰行为，这些算法还可以按照重要性解决问题（Chorpita et al.，2005）。在一系列单被试实验设计（single-case experimental designs，SCEDs）中，乔皮塔等人（Chorpita，Taylor，Francis，Moffitt，& Austin，2004）发现，通过 MATCH 项目进行的模块化治疗，在 7 名参与者中，有 6 人的焦虑症状减少了，并且生活功能得到了改善。此外，在一项比较传统手册化治疗、模块化治疗和常规治疗的随机对照试验中，乔皮塔等人（Chorpita et al.，2013）发现，MATCH 项目中的模块化治疗在 2 年的随访中比常规治疗更具优势，而传统手册化治疗则没有。在该试验中，与其他条件组相比，模块化治疗也带来了更陡峭的改善轨迹，这表明模块化治疗比对照条件组更有效（Weisz et al.，2012）。

另一种采用模块化方法的治疗是共同元素治疗方法（common element treatment Approach，CETA；Murray et al.，2014）。有趣的是，共同元素治疗方法包括了对治疗成分进行排序的指南，以及告知组成特定成分的适当剂量是什么。一项初步研究和一项随机等待名单对照试验均表明，共同元素治疗方法能带来有临床意义的改善（Murray et al.，2014；Bolton et al.，2014）。综合来看，共同元素治疗方法和 MATCH 项目的研究结果表明，使用模块化治疗方法有很大的好处。

到目前为止，统一方案模块的应用顺序是固定的，在每个模块花费的时间上有一定的灵活性，现有的所有支持性研究都是以这种方式提供治疗的。鉴于模块化治疗的上述优点，以及现有研究支持模块化治疗在其他人

---

① MATCH 是英文 "Modular Approach to Therapy for Children" 的缩写，意为儿童治疗的模块化方法。——译者注

群中具有有效性，确定统一方案在多大程度上是一种模块化治疗是有意义的，也是有好处的。通过在这种治疗中建立模块化的特性，我们将鼓励以更灵活的方式实施该方案，以提高其效率和传播性，并能够为那些希望改变技术的引入顺序的临床医生提供循证指南。

围绕模块化的初步研究工作旨在理解每个模块的灵敏度和特异性。也就是说，当且仅当一个模块被引入时，是否会在特定领域引发变化（灵敏度）？一个特定的模块对目标技术领域的影响是否比不相关的技术领域大（特异性）？当我们考虑根据治疗优先级重新给模块排序时，了解每个模块独特而具体的效果非常重要。

通过使用多基线的单被试实验设计，我们已经开始检测五个核心模块中的四个（心理教育、正念、认知灵活化和应对情绪性行为）的敏感性和特异性了，此外还确定了对这些模块相关领域的变化最敏感的测量方法。之所以选择这四个模块，是因为这几个模块都教授了特定的技术，而暴露则侧重于在患者所恐惧的情境下应用这些技术。在多基线单被试实验设计中，个体治疗的开始时间互相错开，以便证明当且仅当开始治疗时才会发生变化（Barlow，Nock，& Hersen，2009）。

在对这四个模块的初步评估中，患者被随机分配到立即接受模块化治疗组或等待 2 周后再接受模块化治疗组。这种设计是为了评估每个模块的敏感性。此外，患者只接受一个模块的治疗，但他们完成了与所有四个模块相关的测量，以此评估特异性。这项工作的结果为一个观点提供了初步支持：每个统一方案模块都致使其相关领域发生了变化（认知模块与提高认知灵活性相关）。此外，探索性分析表明，正念和认知灵活性都会引发特定的变化（只在目标领域产生变化），而心理教育和应对情绪性行为会造成更广泛的跨技术领域的变化（Sauer-Zavala et al.，2017）。这些结果表明，每个模块都产生了预期的结果（相关领域的变化），并且都是独立的（能够独立教授），这符合乔皮塔等人（Chorpita et al.，2005）提出的模块化的第二和第四个标准。

初步研究支持统一方案确实是一种模块化的治疗，接下来的研究项目将检验模块是否可以根据患者的主诉问题重新排序，并仍然带来有效的治疗。在关于模块化的下一步工作中，我们将安排参与者接受针对其劣势或优势的模块化治疗，以便开始了解是否可以通过减少劣势〔在治疗初始教授患者的技术针对问题最多的领域，如回避（情绪驱动行为）或消极自动思维（认知灵活化）〕以及增强优势来使治疗效率最大化。

模块化工作的长期目标是设计高效、灵活的循证治疗方法，更接近临床实践，使之因此更易推广。我们希望，有一天，评估的结果能充分呈现个体患者的优势和劣势之所在，以允许临床医生据此安排治疗模块。

推广普及

在考虑统一方案的推广策略时，评估跨诊断治疗在现有模式和方法（如阶梯式医疗和个性化医疗）中的作用，可以最大限度地提高获得高质量心理健康医疗服务的机会。鉴于有限的心理健康服务者和对这种治疗的高需求之间的差距（Clark，2011；Layard & Clark，2014；Haaga，2000）、治疗开始的延迟（Wang，Berglund et al.，2005），以及循证治疗提供者所占的比例小（Weisz，Sandler，Durlak，& Anton，2005；Comer，2015），阶梯式医疗服务策略已成为治疗各种疾病的必要方法。研究估计，在需要心理健康服务的个人中，接受治疗的人不到一半，能够接受心理健康专业人员服务的人更少（在接受治疗的群体中占 1/3）（Wang，Berglund，et al.，2005）。

阶梯式医疗服务将治疗成本最小化，并将医疗服务效率最大化，因为对患者的一线治疗是最小强度的干预（Katon，Von Korff，Lin，Simon，& Walker，2014）。患者受到密切监测，以便确定哪些患者需要更高强度的治疗。一旦确认，患者便可以迅速开始接受通常由训练有素的专家提供的更高强度的治疗。自我管理式治疗（例如，自助书籍和计算机化治疗；

Haaga，2000；Newman，2000）是具有成本效益的、低强度的一线治疗策略。此外，对社区非心理健康服务提供者进行培训，可以进一步覆盖那些需要服务的群体，同时减少与专业医疗相关的成本负担。

英国的医疗系统已经开始实施阶梯式医疗服务策略。例如，英国的"改善心理治疗可获得性（Improving Access to Psychological Therapies，IAPT）项目"将计算机化的认知行为疗法作为抑郁和焦虑障碍的一线治疗方法。改善心理治疗可获得性项目的倡议增加了人们获取医疗服务的机会，并产生了令人欣喜的临床结果。在该计划实施的前 13 个月里，对英国的两个地点进行的初步评估发现，55% 的患者至少参加了两次治疗，达到了"康复"状态。在 10 个月的随访中，治疗效果保持不变（Clark et al.，2009）。理查兹和萨克林（Richards & Suckling，2009）报告了英国另一个地点的结果，为提高心理治疗可获得性项目的有效性提供了额外的支持。这些研究人员发现，完成该项目的患者有非常大的效应量，恢复／缓解率约为 75%。这些发现与基准常规有效性研究一致（Stiles，Barkham，Mellor-Clark，& Connell，2008）。鉴于这一方法的上述优势，将统一方案纳入阶梯式医疗服务模式是传播该方案的一种可行方法。

除了阶梯式医疗的方法，个性化医疗也有提高治疗效率和效果的潜力，并且有可能降低与治疗相关的成本。个性化医疗一直是许多医学相关治疗的焦点，依靠生物标志物和神经成像技术来确定与治疗反应相关的准确而可靠的诊断变量，这些原则也有可能被扩展运用到心理治疗中。此外，根据诊断测试或个人特征定制心理健康医疗服务是一个很有前景的研究领域。

德吕拜斯及其同事（Derubeis et al.，2014）在一项针对重性抑郁障碍的大型随机对照试验中，使用个性化优势指数（Personalized Advantage Index，PAI）测试了一种用患者变量预测他们对治疗的差异反应的方法。根据个性化优势指数的计算，被随机分配到"最佳"治疗组的患者与分配到"非最佳"治疗组的患者相比，前者呈现了更好的治疗结果。通过明确个体因素，如人口统计学信息、治疗史和共病情况，预测最佳治疗反应不仅可以改善治疗结果，还可以减少与无治疗反应相关的成本和时间负担。

　　本章剩余部分将讨论我们最近在传播和实施（特别是在阶梯式医疗模式和个性化医疗方法）方面所做的两项努力。首先，我们将回顾统一方案研究所（Unified Protocol Institute，UPI）的目标，包括培训能提供统一方案治疗的非心理健康专家。其次，我们将讨论并确定利用技术扩大统一方案治疗范围的创新策略。

　　统一方案研究所是一个非营利性组织，是为了回应关于统一方案培训的众多问询而设立的，也是积极传播该治疗方案的方式之一。统一方案研究所采用逐步传播的方法。这个过程的第一步是介绍性的工作坊，提供关于跨诊断认知行为治疗的基本原理的信息，以及对每个技术模块的详细描述。工作坊使用复杂共病个案的音频和视频记录，展示如何应用统一方案技术。介绍性工作坊提供了关于干预的基本概述，旨在对已出版的《自助手册》和《治疗师指南》进行补充。

　　更密集的统一方案培训以两个认证项目的形式进行。虽然并不要求受训者必须在获得这些认证后才能提供统一方案的治疗，但这些过程有助于教授治疗师提供精准的治疗。治疗师要获得认证，就需要对其统一方案的治疗过程进行督导。为了照顾到美国和国际上的需求（统一方案已被翻译成七种语言），督导是通过电话或视频会议进行的。成功完成该项目表明，治疗师被认为有能力将统一方案提供给患者。下一步是培训师／研究认证，成功地完成该认证则表明治疗师有能力在其机构中培训其他人使用统一方案（例如，提供督导）或进行以研究为目的的治疗。这种方法与"培养培训师"的传播模型是一致的（McHugh & Barlow，2010）。

　　最后，统一方案研究所为有兴趣进行统一方案站点式服务的机构提供了关于项目实施的咨询。这项服务通常包括若干规划会议，并且结合了一些工作坊（针对大多数工作人员）和培训师认证（针对组织领导团队的成员）。在某些情况下，如果机构的设置不符合统一方案最初创建时的每周门诊医疗标准，则需要对手册进行改编。例如，统一方案研究所为一个多地点实施的进食障碍住院项目提供了项目实施服务，该方案经过调整，以每个模块配备一个专属团体的方式（例如心理教育团体、认知灵活化团体）提供治疗。

最近的一个有趣的统一方案实施项目是与波士顿访问护士协会（下文简称护士协会；Visiting Nurses Association of Boston，VNA-B）一起进行的。鉴于护士协会系统已建立的家庭医疗基础结构，这种合作有机会填补服务提供方面的关键空白，因为接受家庭医疗服务的大多数患者都是老年人（Caffrey，Sengupta，Moss，Harris-Kojetin，& Valverde，2011）。虽然焦虑和抑郁的问题在老年人群中比在一般人群中更常见，患病率在 10% ~ 15%（Kessler et al.，2012），但这些人不太可能接受足够的治疗（Bartels et al.，2004；Olfson & Pincus，1996）。这些问题在居家人群中可能会加剧，研究表明，抑郁障碍的诊断不足，而且只有 1/5 的抑郁患者接受了治疗，并且往往存在治疗剂量不足的问题（Bruce et al.，2002）。如果不及时治疗，精神健康问题会导致共病一般疾病的患者的医疗结果变差，因为这会增加患者病情恶化、复杂化和再住院的风险（Cabin，2010；Suter，Suter，& Johnston，2008；Byers et al.，2008；Sheeran，Brown，Nassisi，& Bruce，2004；Sheeran，Byers，& Bruce，2010），并使得患者越来越依赖医疗服务（Friedman，Delavan，Sheeran，& Bruce，2009）。

考虑到患者群体中未经治疗的心理健康问题的影响，护士协会表示有兴趣与心理健康服务提供者合作也就不足为奇了。统一方案对该协会来说明显是一个好选择，因为这种干预能够跳出单一诊断（如抑郁障碍），同时解决更普遍的心理健康问题。此外，考虑到神经质在医疗状况发展和维持中的作用（Lahey，2009），统一方案可能会对护士协会所面对的共病医疗问题产生直接影响。

实施与护士协会合作的项目需要培训非心理健康服务提供者（这里是经过医学培训的护士）实施统一方案。护士协会提供的保险报销只包括 8 次认知行为疗法会谈，这一限制对该项目的实施来说构成了额外的挑战。

此外，大多数护士协会的患者在家的活动受限，并且可能有轻度的认知能力下降。为了应对这些挑战，统一方案研究所制定了 8 次会谈版的统一方案，并特别注意将阅读难度降至小学六年级水平，且将技术修改为只需要患者在家中进行的练习（特别是暴露模块）。统一方案研究所为在护士协会内即将担任统一方案治疗师的护士举办了为期 3 天的培训工作坊。修改后的统一方案治疗以理论讲授的方式呈现。之后，护士协会的治疗师和统一方案研究所的工作人员进行了大量角色扮演。

为了促进统一方案项目在护士协会的持续发展，培训一部分员工以履行督导的职责也很重要。护士协会聘请了一名有执照的临床社会工作者（licensed clinical social worker，LCSW）来监督他们的心理健康计划，这个人已完成了统一方案研究所的培训师认证项目。她对一个社交焦虑患者所做的工作会接受每周督导。每次会谈都可以得到明确的反馈，因为所有会谈都有录音，所以统一方案研究所的专家培训师可以对她的执行力和胜任力进行评价。这位临床社会工作者没有认知行为疗法的背景，她从个案管理／问题解决的角度与患者工作。因此，早期的会谈需要更多与统一方案理念相关的反馈，即教授患者更好地耐受强烈情绪，而不是通过改变生活结构来减少压力源。尽管面临一些初期挑战，但这位临床社会工作者仍然能够使用既定的标准完成每一次会谈，并达到执行力检查表上 80% 的标准，从而证明了她对统一方案令人满意的掌握度。

统一方案研究所的框架为未来开展研究提供了充足的机会。我们的小组在工作坊结束之后的一个标准流程是收集对满意度和知识获取程度的评估结果。反馈表明，我们的工作坊得到了普遍好评，并且在建立新的统一方案治疗理念学习方面非常有效。在我们的项目实施模式中，还出现了其他与传播和实施相关的重要问题。例如，临床医生若要成功地实施统一方案，所需的最低的培训水平是多少？此外，是否有与培训相关的调节变量［例如，学位（医学博士、社会工作硕士或注册护士），对认知行为疗法的熟悉程度］会影响必要的教学和督导支持的强度？或者，潜在治疗师的个人特征（例如，心理感受性、对暴露工作的畏惧）能否预测临床工作者提供这种治疗的能力？

例如，在护士协会的项目中，我们测试了其中一些问题，方法是评估在越来越多督导资源（例如，每周由护士协会的临床社会工作者进行团体督导，每周由临床社会工作者进行个体督导，每周由博士级专家培训师进行督导）的帮助下，能够合格实施统一方案的访问护士的比例。这些努力将使我们能够形成确保统一方案有效传播的最佳培训实践。

除了传播和实施的工作（包括在护士协会的工作），我们小组还注重寻找创新策略，以扩大统一方案的覆盖范围并改善结果。将科技融入治疗有可能减少在寻求、提供和接受循证治疗时遇到的许多已知障碍。如前所述，当前显然需要加强对心境障碍和焦虑障碍有效治疗方法的传播，因为在被诊断为焦虑和心境障碍的患者中，接受心理服务的人不到一半，而接受有实证支持的治疗的人则更少（Wang，Lane，et al.，2005）。

鉴于人们对于填补科学与服务之间空白的呼吁，推进新科技的应用越来越受到重视，我们越发需要了解将科技整合到心理健康医疗中的潜在局限性。卡兹丁（Kazdin，2015）确定了引导治疗发展的关键特征，特别是基于科技的干预措施，包括覆盖面、可扩展性、可负担性、便利性、可接受性、灵活性以及非专业劳动力的使用。网络版统一方案项目的发展是目前正在开发的一个构想。这样的平台通过计算机界面提供结构化的自助治疗会谈，这符合卡兹丁所提出的标准。例如，鉴于互联网服务的日益普及（U.S. Census Bureau，2011；Comer，2015），相比于传统的焦虑和心境障碍门诊服务，更多的人有能力获取网络版统一方案的治疗服务。

通过互联网提供治疗也具有成本效益，因为这完全省去了培训临床医生的成本和对临床时间的占用。此外，使用互联网很方便，可以不受限于典型的工作时间或特定的地点。消费者已经将科技融入日常生活，他们可能会发现网络版的干预是可以接受的。此外，通过互联网接受心理健康服务可能会减少与心理健康治疗相关的羞耻感。网络版的统一方案将被设计得很灵活，因为个体可以按照自己想要的节奏完成项目，可以回顾之前学习的材料，也可以选择退出模块。最后，网络版的治疗方案由计算机提供治疗，因此可以提高治疗的精准度，并减少对专业提供者的需求。

迄今为止的大量研究表明，与对照组相比，这种形式的治疗具有有效性（Andersson & Cuijpers，2009；Andrews，Cuijpers，Craske，McEvoy，& Titov，2010；Cuijpers et al.，2009）；研究还显示，计算机化的认知行为疗法项目产生的治疗结果与传统面对面进行的焦虑和抑郁治疗所获得的结果相当（Titov et al.，2010，2011）。如前所述，计算机化的认知行为疗法项目已经被整合到英国心理健康医疗系统的阶梯式医疗方法中。考虑到跨诊断方法和模块化结构，网络版的统一方案对有亚临床及临床焦虑和心境障碍症状的个体来说，将是一种理想的一线治疗。

除了使用科技作为提供统一方案治疗的载体外，纳入创新策略以加强治疗原则的吸收，促进核心治疗成分应用的普遍化，提高依从性，增加动机，以及减少复发等议题，也值得进一步研究。一旦网络版的统一方案项目的开发取得成果，该项目的"附加功能"将进行用户验收测试，以确定这项技术的影响。此外，我们打算回答"这些创新成分对谁最有帮助？"这一问题。通过使用科技，网络版的项目将能够提供个性化的统一方案治疗服务，最大限度地改善效率和治疗反应。

结　　论

鉴于有越来越多的证据支持将统一方案应用于治疗一系列情绪障碍的有效性，我们的研究小组将更加努力提高统一方案的有效性和传播性，并且通过服务提供部门实施治疗。如本章所述，研究正试图了解个别治疗成分的具体影响。多基线单被试实验设计检验了核心模块的敏感性和特异性，为统一方案是一种模块化治疗的概念提供了初步支持。有了这样的理解，我们希望增加治疗的灵活性，使治疗成分个性化，以应对患者的个人需求，并提高治疗的效率。

除了提高治疗效率外，我们还在努力促进统一方案的传播。统一方案研究所正是为了响应培训需求而创立的。自统一方案研究所"孵化"以来，我们一直采用阶梯式的培训方式，并扩大了为美国乃至国际心理健康服务提供者提供不同强度培训的能力。此外，统一方案研究所还为不同的服务供应设置提供项目实施咨询。

近期的项目实施工作已显示出前景，包括一个多地点的进食障碍住院治疗项目和波士顿访问护士协会。此外，在统一方案研究所中，我们收集了培训工作坊的评估结果，以评估参与者对工作坊的满意度和对统一方案概念的知识获取度。这些努力使我们能够持续监测传播工作的效果，并根据需要做出改变，以提高培训的有效性。

我们的团队也开始制定策略，建立一个网络版的统一方案治疗项目来扩大统一方案的覆盖范围。我们希望用这种方法减少寻求和接受有实证支持的治疗的阻碍，包括增加临床医生的可获得性，增加接受循证治疗的机会，以及减少与寻求心理健康治疗相关的羞耻感。

总之，评估统一方案应用于情感障碍的研究工作不断推进，并在广泛的治疗设置中为提升统一方案的疗效提供了额外的支持。令人欣喜的传播和实施工作也在进行中。随着这种跨诊断的模块化方法获得越来越多的实证支持和关注，我们希望继续与研究人员和临床医生开展合作，进一步扩大该方案的覆盖面。

◀ 参 考 文 献 ▶

Abramowitz, J. S., Tolin, D. F., & Street, G. P. (2001). Paradoxical effects of thought suppression: A meta-analysis of controlled studies. *Clinical Psychology Review*, *21*(5), 683–703.

Abramson, L. Y., Alloy, L. B., Hogan, M. E., Whitehouse, W. G., Gibb, B. E., Hankin, B. L., & Cornette, M. M. (2000). The hopelessness theory of suicidality. In T. E. Joiner & M. D. Rudd (Eds.), *Suicide science: Expanding the boundaries* (pp. 17–32). New York, NY: Kluwer Academic/Plenum Publishers.

Ahmed, M., & Westra, H. A. (2009). Impact of a treatment rationale on expectancy and engagement in cognitive behavioral therapy for social anxiety. *Cognitive Therapy and Research*, *33*(3), 314–322.

Aldao, A., Nolen-Hoeksema, S., & Schweizer, S. (2010). Emotion-regulation strategies across psychopathology: A meta-analytic review. *Clinical Psychology Review*, *30*(2), 217–237.

Allen, L., McHugh, K., & Barlow, D. H. (2008). Emotional Disorders: A unified protocol. In D. H. Barlow (Ed.), *Clinical handbook of psychological disorders* (4th ed., pp. 216–249). New York, NY US.

Allen, L. B., Tsao, J. C. I., Seidman, L. C., Ehrenreich-May, J. T., & Zeltzer, L. K. (2012). A unified, transdiagnostic treatment for adolescents with chronic pain and comorbid anxiety and depression. *Cognitive and Behavioral Practice*, *19*, 56–67.

Allen, L. B., Tsao, J. C. I., & Zeltzer, L. K. (2009). *Development and applications of a unified cognitive-behavioral therapy (CBT) for adolescents with chronic pain and comorbid anxiety/ depression*. Paper presented at the Workshop conducted at the 8th International Symposium on Pediatric Pain, Acapulco, Mexico.

Allen, L. B., White, K. S., Barlow, D. H., Shear, M. K., Gorman, J. M., & Woods, S. W. (2010). Cognitive-behavior therapy (CBT) for panic disorder: Relationship of anxiety and depression comorbidity with treatment outcome. *Journal of Psychopathology and Behavioral Assessment*, *32*(2), 185–192.

Allroggen, M., Kleinrahm, R., Rau, T. A. D., Weninger, L., Ludolph, A. G., & Plener, P. L. (2014). Nonsuicidal self-injury and its relation to personality traits in medical students. *The Journal of Nervous and Mental Disease*, *202*(4), 300–304.

American Psychiatric Association. (1994). *Diagnostic and statistical manual of mental disorders* (4th. ed.). Washington, DC: Author.

American Psychiatric Association. (2000). *Diagnostic and statistical manual of mental disorders* (4th ed., text revision). Washington, DC: American Psychiatric Association.

American Psychiatric Association. (2013). *Diagnostic and statistical manual of mental disorders* (5th ed.). Washington, D.C.: American Psychiatric Association.

American Psychological Association Presidential Task Force Evidence-Based Practice. (2006). Evidence-based practice in psychology. *American Psychological Association*, *61*, 271–285.

Amir, N., Freshman, M., & Foa, E. B. (2000). Family distress and involvement in relatives of obsessive-compulsive disorder patients. *Journal of Anxiety Disorders*, *14*(3), 209–217.

Anderluh, M. B., Tchanturia, K., Rabe-Hesketh, S., & Treasure, J. (2003). Childhood obsessive-compulsive personality traits in adult women with eating disorders: Defining a broader eating disorder phenotype. *American Journal of Psychiatry*, *160*, 242–247.

Andersson, G., & Cuijpers, P. (2009). Internet-based and other computerized psychological treatments for adult depression: A meta-analysis. *Cognitive Behaviour Therapy*, *38*(4), 196–205.

Andrews, G. (1990). Classification of neurotic disorders. *Journal of the Royal Society of Medicine*, *83*, 606–607.

Andrews, G. (1996). Comorbidity in neurotic disorders: The similarities are more important than the differences. In R. M. Rapee (Ed.), *Current controversies in the anxiety disorders* (pp. 3–20). New York, NY: Guilford Press.

Andrews, G., Cuijpers, P., Craske, M. G., McEvoy, P., & Titov, N. (2010). Computer therapy for the anxiety and depressive disorders is effective, acceptable and practical health care: A meta-analysis. *PloS One*, *5*(10), e13196.

Angst, J. (2009). Course and prognosis of mood disorders. In M. G. Gelder, N. C. Andreasen, J. J. Lopez-Ibor, Jr., & J. R. Geddes (Eds.), *New Oxford textbook of psychiatry* (2nd ed., Vol. 1, pp. 665–669). Oxford, UK: Oxford University Press.

Antony, M. M., Craske, M. G., & Barlow, D. H. (2006). *Mastering your fears and phobias: Workbook.* (2nd ed.). New York, NY: Oxford University Press.

Antypa, N., & Serretti, A. (2014). Family history of a mood disorder indicates a more severe bipolar disorder. *Journal of Affective Disorders*, *156*, 178–186.

Arch, J. J., Twohig, M. P., Deacon, B. J., Landy, L. N., & Bluett, E. J. (2015). The credibility of exposure therapy: Does the theoretical rationale matter? *Behaviour Research and Therapy*, *72*, 81–92.

Arkowitz, H., & Burke, B. L. (2008). Motivational interviewing as an integrative framework for the treatment of depression. In H. Arkowitz, H. A. Westra, W. R. Miller, & S. Rollnick (Eds.), *Motivational interviewing in the treatment of psychological problems* (pp. 145–172). New York, NY: Guilford Press.

Asmundson, G. J., & Katz, J. (2009). Understanding the co-occurrence of anxiety disorders and chronic pain: state-of-the-art. *Depress Anxiety*, *26*(10), 888–901.

Asnaani, A., & Hofmann, S. G. (2012). Collaboration in multicultural therapy: Establishing a strong therapeutic alliance across cultural lines. *Journal of Clinical Psychology*, *68*(2), 187–197.

Baer, R. A., Smith, G. T., Hopkins, J., Kritemeyer, J., & Toney, L. (2006). Using self-report assessment methods to explore facets of mindfulness. *Assessment, 13*, 27–45.

Baglioni, C., Battagliese, G., Feige, B., Spiegelhalder, K., Nissen, C., Voderholzer, U.,…, Riemann, D. (2011). Insomnia as a predictor of depression: A meta-analytic evaluation of longitudinal epidemiological studies. *Journal of Affective Disorders, 135*, 10–19.

Baker, R., Holloway, J., Thomas, P., Thomas, S., & Owens, M. (2004). Emotional processing and panic. *Behaviour Research and Therapy, 42*, 1271–1287.

Barlow, D. H. (1988). *Anxiety and its disorders: The nature and treatment of anxiety and panic.* New York, NY: Guilford Press.

Barlow, D. H. (1991). Disorders of emotion. *Psychological Inquiry, 2*, 58–71.

Barlow, D. H. (2000). Unraveling the mysteries of anxiety and its disorders from the perspective of emotion theory. *American Psychologist, 55*, 1247–1263.

Barlow, D. H. (2002). *Anxiety and its disorders: The nature and treatment of anxiety and panic.* 2d ed. New York, NY: Guilford Press.

Barlow, D. H., Allen, L. B., & Choate, M. L. (2004). Toward a unified treatment for emotional disorders. *Behavior Therapy, 35*, 205–230.

Barlow, D. H., Bullis, J. R., Comer, J. S., & Ametaj, A. A. (2013). Evidence-based psychological treatments: An update and a way forward. *Annual Review of Clinical Psychology, 9*, 1–27.

Barlow, D. H., Cohen, A. S., Waddell, M. T., Vermilyea, B. B., Klosko, J. S., Blanchard, E. B., & Di Nardo, P. A. (1984). Panic and generalized anxiety disorders: Nature and treatment. *Behavior Therapy, 15*(5), 431–449.

Barlow, D. H., & Craske, M. G. (1988). *Mastery of your anxiety and panic.* Albany, NY: Graywind Publications.

Barlow, D. H., Craske, M. G., & Cerny, J. (1989). Behavioral treatment of panic disorder. *Behavior Therapy, 20*, 261–282.

Barlow, D. H., Ellard, K. K., Fairholme, C. P., Farchione, T. J., Boisseau, C. L., Allen, L. B., & Ehrenreich-May, J. (2011). *Unified Protocol for Transdiagnostic Treatment of Emotional Disorders: Client workbook* (1st ed.). New York, NY: Oxford University Press.

Barlow, D. H., Ellard, K. K., Sauer-Zavala, S., Bullis, J. R., & Carl, J. R. (2014). The origins of neuroticism. *Perspectives on Psychological Science, 9*(5), 481–496.

Barlow, D. H., Farchione, T. J., Bullis, J. R., Gallagher, M. W., Latin, H.,…, Cassiello Robbins, C. (in press). Equivalence evaluation of the Unified Protocol for Transdiagnostic Treatment of Emotional Disorders compared to diagnosis-specific CBT for anxiety disorders. *JAMA Psychiatry.*

Barlow, D. H., Farchione, T. J., Fairholme, C. P., Ellard, K. K., Boisseau, C. L., Allen, L. B., & Ehrenreich-May, J. (2011). *Unified Protocol for Transdiagnostic Treatment of Emotional Disorders: Therapist guide.* New York, NY: Oxford University Press.

Barlow, D. H., Farchione, T. J., Sauer-Zavala, S., Latin, H., Ellard, K. K., …, Cassiello Robbins, C. (2018). *Unified Protocol for Transdiagnostic Treatment of Emotional Disorders: Therapist guide.* 2nd ed. New York, NY: Oxford University Press.

Barlow, D. H., Gorman, J. M., Shear, M. K., & Woods, S. W. (2000). Cognitive-behavioral therapy, imipramine, or their combination for panic disorder: A randomized controlled trial. *JAMA, 283*,

2529–2536.

Barlow, D. H., Nock, M. K., & Hersen, M. (2009). *Single-case experimental designs: Strategies for studying behavior change*. 3rd ed. Boston, MA: Allyn and Bacon.

Barlow, D. H., Sauer-Zavala, S., Carl, J. R., Bullis, J. R., & Ellard, K. K. (2014). The nature, diagnosis, and treatment of neuroticism: Back to the future. *Clinical Psychological Science*, *2*(3), 344–365.

Barlow, D. H., Sauer-Zavala, S., Farchione, T. J., Latin, H., Ellard, K. K.,…, Cassiello Robbins, C. (2018). *Unified Protocol for Transdiagnostic Treatment of Emotional Disorders: Patient workbook.* (2nd ed.). New York, NY: Oxford University Press.

Barnett, J. H., Huang, J., Perlis, R. H., Young, M. M., Rosenbaum, J. F., Nierenberg, A. A.,…, Smoller, J. W. (2011). Personality and bipolar disorder: Dissecting state and trait associations between mood and personality. *Psychological Medicine*, *41*(8), 1593–1604.

Barrera, M., Jr., & Castro, F. G. (2006). A heuristic framework for the cultural adaptation of interventions. *Clinical Psychology Science and Practice*, *13*, 311–316.

Bartels, S. J., Coakley, E. H., Zubritsky, C., Ware, J. H., Miles, K. M., Areán, P. A.,…, Levkoff, S. E. (2004). Improving access to geriatric mental health services: A randomized trial comparing treatment engagement with integrated versus enhanced referral care for depression, anxiety, and at-risk alcohol use. *American Journal of Psychiatry*, *161*(8), 1455–1462.

Batemen, A. W., & Fonagy, P. (2004). Mentalization-based treatment of BPD. *Journal of Personality Disorders*, *18*, 36–51.

Bauer, M., & Wisniewski, S. (2006). Are antidepressants associated with new-onset suicidality in bipolar disorder? A prospective study of participants in the Systematic Treatment Enhancement. *Journal of Clinical Psychiatry*, *67*(1), 48–55.

Baumeister, R. (1990). Suicide as escape from self. *Psychological Review*, *97*, 90–113.

Beattie, M. C., & Longabaugh, R. (1999). General and alcohol-specific social support following treatment. *Addictive Behaviors*, *24*(5), 593–606.

Beck, A. T. (1976). *Cognitive therapy and the emotional disorders*. Madison, CT: International Universities Press.

Beck, A. T. (1986). Hopelessness as a predictor of eventual suicide. *Annals of the New York Academy of Sciences*, *487*, 90–96.

Beck, A., & Freeman, A. (1990). *Cognitive therapy of personality disorders*. New York, NY US: Guilford Press.

Beck, A. T., Rush, A. J., Shaw, B. F., & Emery, G. (1987). *Cognitive therapy of depression.* New York, NY: Guilford Press.

Beck, A. T., & Steer, R. A. (1988). *Manual for the Beck Hopelessness Scale*. San Antonio, TX: Psychological Corporation.

Beck, A. T., & Steer, R. A. (1990). *Manual for the Beck Anxiety Inventory*. San Antonio, TX: Psychological Corporation.

Beck, A. T., & Steer, R. A. (1991). *Manual for Beck Scale for Suicide Ideation*. San Antonio, TX: Psychological Corporation.

Beck, A., Steer, R., & Brown, G. (1996). *BDI-II: Beck depression inventory manual.* (2nd ed.). San

Antonio, TX: The Psychological Corporation.

Begotka, A., Woods, D., & Wetterneck, C. (2004). The relationship between experiential avoidance and the severity of trichotillomania in a nonreferred sample. *Journal of Behavior Therapy and Experimental Psychiatry*, *35*, 17–24.

Belanger, L., Morin, C. M., Gendron, L., & Blais, F. C. (2005). Presleep cognitive activity and thought control strategies in insomnia. *Journal of Cognitive Psychotherapy: An International Quarterly Journal*, *19*, 17–27.

Belanger, L., Morin, C. M., Langlois, F., & Ladouceur, R. (2004). Insomnia and generalized anxiety disorder: Effects of cognitive behavior therapy for gad on insomnia symptoms. *Journal of Anxiety Disorders*, *18*, 561–571.

Bentley, K. H., Cassiello-Robbins, C. F., Vittorio, L., Sauer-Zavala, S., & Barlow, D. H. (2015). The association between nonsuicidal self-injury and the emotional disorders: A meta-analytic review. *Clinical Psychology Review*, *37*, 72–88.

Bentley, K. H., Gallagher, M. W., Carl, J. R., & Barlow, D. H. (2014). Development and validation of the Overall Depression Severity and Impairment Scale. *Psychological Assessment*, *26*(3), 815–830.

Bentley, K. H., Nock, M. K., & Barlow, D. H. (2014). The four function model of nonsuicidal self-injury: Key directions for future research. *Clinical Psychological Science*, *2*, 638–656.

Bentley, K. H., Nock, M. K., Sauer-Zavala, S., Gorman, B. S., & Barlow, D. H. (in press). A functional analysis of two transdiagnostic, emotion-focused interventions on nonsuicidal self-injury. *Journal of Consulting and Clinical Psychology*.

Berg, K. C., Crosby, R. D., Cao, L., Peterson, C. B., Engel, S. G., Mitchell, J. E., & Wonderlich, S. A. (2013). Facets of negative affect prior to and following bingeonly, purge-only, and binge/purge events in women with bulimia nervosa. *Journal of Abnormal Psychology*, *122*(1), 111.

Berking, M., Neacsiu, A., Comtois, K., & Linehan, M. (2009). The impact of experiential avoidance on the reduction of depression in treatment for borderline personality disorder. *Behaviour Research and Therapy*, *47*, 663–670.

Betancourt, H., & Lopez, S. R. (1993). The study of culture, ethnicity, and race in American psychology. *American Psychologist*, *48*, 629–637.

Bijur, P. E., Latimer, C. T., & Gallagher, E. J. (2003). Validation of a verbally administered numerical rating scale of acute pain for use in the emergency department. *Academic Emergency Medicine*, *10*(4), 390–392.

Boettcher, H., Brake, C. A., & Barlow, D. H. (2016). Origins and outlook of interoceptive exposure. *Journal of Behavior Therapy and Experimental Psychiatry*, *53*, 41–51.

Bolton, P., Lee, C., Haroz, E. E., Murray, L., Dorsey, S., Robinson, C.,…, Bass, J. (2014). A transdiagnostic community-based mental health treatment for comorbid disorders: Development and outcomes of a randomized controlled trial among Burmese refugees in Thailand. *PLoS Medicine*, *11*(11), e1001757.

Bonnet, M. H., & Arand, D. L. (2010). Hyperarousal and insomnia: State of the science. *Sleep Medicine Reviews*, *14*, 9–15.

Borges, G., Nock, M. K., Abad, J. M. H., Hwang, I., Sampson, N. A., Alonso, J.,… Kessler, R. C.

(2010). Twelve-month prevalence of and risk factors for suicide attempts in the World Health Organization World Mental Health Surveys. *Journal of Clinical Psychiatry, 71*, 1617–1628.

Borkovec, T. D. (1994). The nature, functions, and origins of worry. In G. C. L. Davey & F. Tallis (Eds.), *Worrying: Perspectives on theory, assessment, and treatment* (pp. 5–34). New York, NY: Wiley.

Borkovec, T. D., Abel, J. L., & Newman, H. (1995). Effects of psychotherapy on comorbid conditions in generalized anxiety disorder. *Journal of Consulting and Clinical Psychology, 63*, 479–483.

Borkovec, T. D., Alcaine, O. M., & Behar, E. (2004). Avoidance theory of worry and generalized anxiety disorder. In R. G. Heimberg, C. L. Turk, D. S. Mennin, R. G. Heimberg, C. L. Turk, & D. S. Mennin (Eds.), *Generalized anxiety disorder: Advances in research and practice* (pp. 77–108). New York, NY: Guilford Press.

Borkovec, T. D., Hazlett-Stevens, H., & Diaz, M. L. (1999). The role of positive beliefs about worry in generalized anxiety disorder and its treatment. *Clinical Psychology and Psychotherapy, 6*, 126–138.

Boswell, J. F. (2013). Intervention strategies and clinical process in transdiagnostic cognitive-behavioral therapy. *Psychotherapy, 50*, 381–386.

Boswell, J. F., Anderson, L. M., & Anderson, D. (2015). Integration of interoceptive exposure in eating disorder treatment. *Clinical Psychology: Science and Practice, 22*, 194–210.

Boswell, J. F., Anderson, L. M., & Barlow, D. H. (2014). An idiographic analysis of change processes in the unified transdiagnostic treatment of depression. *Journal of Consulting and Clinical Psychology, 82*, 1060–1071.

Boswell, J. F., & Bugatti, M. (2016). An exploratory analysis of the impact of specific interventions: Some clients reveal more than others. *Journal of Counseling Psychology, 63*(6), 710–720.

Boswell, J. F., Farchione, T. J., Ellard, K. K., & Barlow, D. H. (2012). *Treatment of depression with the Unified Protocol: Preliminary findings, clinical implications, and future directions*. Paper presented at the Association for Behavioral and Cognitive Therapies annual convention, November, National Harbor, MD.

Boswell, J. F., Farchione, T. J., Sauer-Zavala, S. E., Murray, H., Fortune, M., & Barlow, D. H. (2013). Anxiety sensitivity and interoceptive exposure: A transdiagnostic construct and change strategy. *Behavior Therapy, 44*, 417–431.

Bottlender, M., & Soyka, M. (2005). Outpatient alcoholism treatment: Predictors of outcome after 3 years. *Drug Alcohol Depend, 80*(1), 83–89.

Bouton, M., Mineka, S., & Barlow, D. H. (2001). Modern learning theory perspective on the etiology of panic disorder. *Psychological Review, 108*, 4–32.

Bowen, R. C., D'Arcy, C., Keegan, D., & Senthilselvan, A. (2000). A controlled trial of cognitive behavioral treatment of panic in alcoholic inpatients with comorbid panic disorder. *Addictive Behaviors, 25*(4), 593–597.

Brake, C. A., Sauer-Zavala, S., Boswell, J. F., Gallagher, M. W., Farchione, T. J., & Barlow, D. H. (2016). Mindfulness-based exposure strategies as a transdiagnostic mechanism of change: An exploratory alternating treatment design. *Behavior Therapy, 47*(2), 225–238.

Brieger, P., Röttig, S., Röttig, D., Marneros, A., & Priebe, S. (2007). Dimensions underlying outcome criteria in bipolar I disorder. *Journal of Affective Disorders*, *99*(1–3), 1–7.

Brockmeyer, T., Skunde, M., Wu, M., Bresslein, E., Rudofsky, G., Herzog, W., & Friederich, H. C. (2014). Difficulties in emotion regulation across the spectrum of eating disorders. *Comprehensive Psychiatry*, *55*, 565–571.

Brown, S. A. (2009). Personality and non-suicidal deliberate self-harm: Trait differences among a non-clinical population. *Psychiatry Research*, *169*, 28–32.

Brown, A. J., Smith, L. T., & Craighead, L. W. (2010). Appetite awareness as a mediator in an eating disorders prevention program. *Eating Disorders: The Journal of Treatment and Prevention*, *18*(4), 286–301.

Brown, K., & Ryan, R. (2003). The benefits of being present: Mindfulness and its role in psychological well-being. *Journal of Personality and Social Psychology*, *84*, 822–848.

Brown, K., Weinstein, N., & Creswell, D. (2011). Trait mindfulness modulates neuroendocrine and affective responses to social-evaluative threat. *Psychoneuroendocrinology*, *37*, 2037–2041.

Brown, T. A., & Barlow, D. H. (2009). A proposal for a dimensional classification system based on the shared features of the DSM-IV anxiety and mood disorders: Implications for assessment and treatment. *Psychological Assessment*, *21*(3), 256–271.

Brown, T. A. (2007). Temporal course and structural relationships among dimensions of temperament and DSM-IV anxiety and mood disorder constructs. *Journal of Abnormal Psychology*, *116*, 313–328.

Brown, T. A., Di Nardo, P. A., Lehman, C. L., & Campbell, L. A. (2001). Reliability of DSM-IV anxiety and mood disorders: implications for the classification of emotional disorders. *Journal of Abnormal Psychology*, *110*(1), 49.

Brown, T. A., Antony, M. M., & Barlow, D. H. (1995). Diagnostic comorbidity in panic disorder: Effect on treatment outcome and course of comorbid diagnoses following treatment. *Journal of Consulting and Clinical Psychology*, *63*, 408–418.

Brown, T. A., & Barlow, D. H. (2014). *Anxiety and related disorders interview schedule for DSM-5 (ADIS-5): Patient interview schedule*. Oxford, UK: Oxford University Press.

Brown, T. A., Campbell, L. A., Lehman, C. L., Grisham, J. R., & Mancill, R. B. (2001). Current and lifetime comorbidity of the DSM-IV anxiety and mood disorders in a large clinical sample. *Journal of Abnormal Psychology*, *110*, 49–58.

Brown, T. A., Chorpita, B. F., & Barlow, D. H. (1998). Structural relationships among dimensions of the DSM-IV anxiety and mood disorders and dimensions of negative affect, positive affect, and autonomic arousal. *Journal of Abnormal Psychology*, *107*, 179–192.

Brown, G. K., Have, T. T., Henriques, G. R., Xie, S. X., Hollander, J. E., & Beck, A. T. (2005). Cognitive therapy for the prevention of suicide attempts: A randomized controlled trial. *Journal of the American Medical Association*, *294*, 563–570.

Bruce, M. L., McAvay, G. J., Raue, P. J., Brown, E. L., Meyers, B. S., Keohane, D. J.,…, Weber, C. (2002). Major depression in elderly home health care patients. *American Journal of Psychiatry*, *159*(8), 1367–1374.

Buckner, J. D., & Schmidt, N. B. (2009). A randomized pilot study of motivation enhancement therapy to increase utilization of cognitive-behavioral therapy for social anxiety. *Behaviour Research and Therapy*, *47*(8), 710–715.

Buckner, J. D., Timpano, K. R., Zvolensky, M. J., Sachs-Ericsson, N., & Schmidt, N. B. (2008). Implications of comorbid alcohol dependence among individuals with social anxiety disorder. *Depression and Anxiety*, *25*(12), 1028–1037.

Bullis, J. R., Fortune, M. R., Farchione, T. J., & Barlow, D. H. (2014). A preliminary investigation of the long-term outcome of the Unified Protocol for Transdiagnostic Treatment of Emotional Disorders. *Comprehensive Psychiatry*, *55*(8), 1920–1927.

Bullis, J. R., Sauer-Zavala, S., Bentley, K. H., Thompson-Hollands, J., Carl, J. R., & Barlow, D. H. (2015). The Unified Protocol for Transdiagnostic Treatment of Emotional Disorders: Preliminary exploration of effectiveness for group delivery. *Behavior Modification*, *39*(2), 295–321.

Burns, L., Teesson, M., & O'Neill, K. (2005). The impact of comorbid anxiety and depression on alcohol treatment outcomes. *Addiction*, *100*(6), 787–796.

Butler, L., & Nolen-Hoeksema, S. (1994). Gender differences in responses to depressed mood in a college sample. *Sex Roles*, *30*, 331–346.

Buysse, D. J., Thompson, W., Scott, J., Franzen, P. L., Germain, A., Hall, M.,…, Kupfer, D. J. (2007). Daytime symptoms in primary insomnia: a prospective analysis using ecological momentary assessment. *Sleep Medicine*, *8*, 198–208.

Bydlowski, S., Corcos, M., Jeammet, P., Paterniti, S., Berthoz, S., Laurier, C.,…, Consoli, S. M. (2005). Emotion-processing deficits in eating disorders. *International Journal of Eating Disorders*, *37*, 321–329.

Byers, A. L., Sheeran, T., Mlodzianowski, A. E., Meyers, B. S., Nassisi, P., & Bruce, M. L. (2008). Depression and risk for adverse falls in older home health care patients. *Research in Gerontological Nursing*, *1*(4), 245–251.

Cabin, W. D. (2010). Lifting the home care veil from depression: OASIS-C and evidence-based practice. *Home Health Care Management & Practice*, *22*(3), 171–177.

Caffrey, C., Sengupta, M., Moss, A., Harris-Kojetin, L., & Valverde, R. (2011). Home health care and discharged hospice care patients: United States, 2000 and 2007. *National Health Statistics Reports*, *38*, 1–27.

Calmes, C., & Roberts, J. (2007). Repetitive thought and emotional distress: Rumination and worry as prospective predictors of depressive and anxious symptomatology. *Cognitive Therapy and Research*, *31*, 343–356.

Calvocoressi, L., Lewis, B., Harris, M., Trufan, S. J., Goodman, W. K., McDougle, C. J., & Price, L. (1995). Family accommodation in obsessive-compulsive disorder. *American Journal of Psychiatry*, *152*, 441–443.

Calvocoressi, L., Mazure, C., Stanislav, K., Skolnick, J., Fisk, D., Vegso, S.,…, Price, L. H. (1999). Family accommodation of obsessive-compulsive symptoms: Instrument development and assessment of family behavior. *Journal of Nervous and Mental Disease*, *187*(10), 636–642.

Cambanis, E. V. A. (2012). Treating borderline personality disorder as a trainee psychologist: Issues of resistance, inexperience and countertransference. *Journal of Child and Adolescent Mental*

Health, 24(1), 99–109.

Campbell-Sills, L., Barlow, D., Brown, T., & Hofman, S. (2006). Acceptability and suppression of negative emotion in anxiety and mood disorders. *Emotion, 6*, 587–595.

Campbell-Sills, L., Ellard, K. K., & Barlow, D. H. (2014). Emotion regulation in anxiety disorders. In J. J. Gross (Ed.), *Handbook of emotion regulation* (2nd ed., pp. 393–413). New York, NY: Guilford Press.

Campbell-Sills, L., Norman, S. B., Craske, M. G., Sullivan, G., Lang, A. J., Chavira, D. A.,…, Stein, M. B. (2009). Validation of a brief measure of anxiety-related severity and impairment: The Overall Anxiety Severity and Impairment Scale (OASIS). *Journal of Affective Disorders, 112*(1–3), 92–101.

Carl, J. R., & Barlow, D. H. (2015). *Enhancing positive emotions in anxiety disorders: A preliminary evaluation of a CBT module targeting disturbances in positive emotion regulation.* Unpublished doctoral dissertation, Boston University, Boston, MA.

Carl, J. R., Gallagher, M. W., Sauer-Zavala, S. E., Bentley, K. H., & Barlow, D. H. (2014). A preliminary investigation of the effects of the Unified Protocol on temperament. *Comprehensive Psychiatry, 55*(6), 1426–1434.

Carney, C. E., Harris, A. L., Friedman, J., & Segal, Z. V. (2011). Residual sleep beliefs and sleep disturbance following cognitive behavioral therapy for major depression. *Depression and Anxiety, 28*, 464–470.

Carpenter, D., Clarkin, J. F., Isman, L., & Patten, M. (1999). The impact of neuroticism upon married bipolar patients. *Journal of Personality Disorders, 13*(1), 60–66.

Cash, M., & Whittingham, K. (2010). What facets of mindfulness contribute to psychological well-being and depressive, anxious, and stress-related symptomatology? *Mindfulness, 1*, 177–182.

Castro, F. G., Barrera, M., Jr., & Martinez, C. R. (2004). The cultural adaptation of prevention interventions: Resolving tensions between fidelity and fit. *Prevention Science, 5*, 41–45.

Castro, F. G., Barrera, M., Jr., & Steiker, L. K. H. (2010). Issues and challenges in the design of culturally adapted evidence-based interventions. *Annual Review of Clinical Psychology, 6*, 213–239.

Centers for Disease Control and Prevention. (2011). Web-based Injury Statistics Query and Reporting System (WISQARS) [online].

Chadwick, P., Hember, M., Symes, J., Peters, E., Kuipers, E., & Dagnan, D. (2008). Responding mindfully to unpleasant thoughts and images: Reliability and validity of the Southampton Mindfulness Questionnaire (SMQ). *British Journal of Clinical Psychology, 47*, 451–455.

Chapman, L. K., DeLapp, R., & Williams, M. T. (2014). Impact of race, ethnicity, and culture on the expression and assessment of psychopathology. *Adult Psychopathology and Diagnosis*, 131.

Chapman, A. L., Gratz, K. L., & Brown, M. (2006). Solving the puzzle of deliberate self-injury: The experiential avoidance model. *Behaviour Research and Therapy, 44*, 371–394.

Charles, S. T., Gatz, M., Kato, K., & Pedersen, N. L. (2008). Physical health 25 years later: the predictive ability of neuroticism. *Health Psychology, 27*(3), 369–378.

Cheavens, J., & Heiy, J. (2011). The differential roles of affect and avoidance in major depressive and borderline personality disorder symptoms. *Journal of Social and Clinical Psychology, 30*,

441–457.

Cheavens, J., Rosenthal, M., Daughters, S., Novak, J., Kosson, D., & Lynch, T. (2005). An analogue investigation of the relationships among perceived parental criticism, negative affect, and borderline personality disorder features: The role of thought suppression. *Behaviour Research and Therapy*, *43*, 257–268.

Chorpita, B. F., Albano, A. M., & Barlow, D. H. (1998). The structure of negative emotions in a clinical sample of children and adolescents. *Journal of Abnormal Psychology*, *107*, 74–85.

Chorpita, B. F., Daleiden, E. L., & Weisz, J. R. (2005). Modularity in the design and application of therapeutic interventions. *Applied and Preventive Psychology*, *11*(3), 141–156.

Chorpita, B. F., Taylor, A. A., Francis, S. E., Moffitt, C., & Austin, A. A. (2004). Efficacy of modular cognitive behavior therapy for childhood anxiety disorders. *Behavior Therapy*, *35*(2), 263–287.

Chorpita, B. F., Weisz, J. R., Daleiden, E. L., Schoenwald, S. K., Palinkas, L. A., Miranda, J.,…, Gibbons, R. D. (2013). Long-term outcomes for the Child STEPs randomized effectiveness trial: A comparison of modular and standard treatment designs with usual care. *Journal of Consulting and Clinical Psychology*, *81*(6), 999–1009.

Ciraulo, D. A., Barlow, D. H., Gulliver, S. B., Farchione, T., Morissette, S. B., Kamholz, B. W.,…, Knapp, C. M. (2013). The effects of venlafaxine and cognitive behavioral therapy alone and combined in the treatment of co-morbid alcohol use-anxiety disorders. *Behaviour Research and Therapy*, *51*(11), 729–735.

Cioffi, D., & Holloway, J. (1993). Delayed costs of suppressed pain. *Journal of Personality and Social Psychology*, 64(2), 274–282.

Claes, L., Muehlenkamp, J., Vandereycken, W., Hamelinck, L., Martens, H., & Claes, S. (2010). Comparison of nonsuicidal self-injurious behavior and suicide attempts in patients admitted to a psychiatric crisis unit. *Personality and Individual Differences*, *48*(1), 83–87.

Claes, L., Vandereycken, W., & Vertommen, H. (2004). Personality traits in eating disordered patients with and without self-injurious behaviors. *Journal of Personality Disorders*, *18*, 399–404.

Clark, D. M. (1986). A cognitive approach to panic. *Behaviour Research and Therapy*, *24*, 461–470.

Clark, D. M. (2011). Implementing NICE guidelines for the psychological treatment of depression and anxiety disorders: The IAPT experience. *International Review of Psychiatry (Abingdon, England)*, *23*(4), 318–327.

Clark, D. M., Ehlers, A., Hackmann, A., McManus, F., Fennell, M., Grey, N.,…, & Wild, J. (2006). Cognitive therapy versus exposure and applied relaxation in social phobia: A randomized controlled trial. *Journal of Consulting and Clinical Psychology*, *74*, 568–578.

Clark, D. M., Layard, R., Smithies, R., Richards, D. A., Suckling, R., & Wright, B. (2009). Improving access to psychological therapy: Initial evaluation of two UK demonstration sites. *Behaviour Research and Therapy*, *47*(11), 910–920.

Clark, L. A. (2005). Temperament as a unifying basis for personality and psychopathology. *Journal of Abnormal Psychology*, *114*, 505–521.

Clark, L. A., & Watson, D. (1991). Tripartite model of anxiety and depression: Psychometric evidence and taxonomic implications. *Journal of Abnormal Psychology*, *103*, 103–116.

Clark, L. A., Watson, D., & Mineka, S. (1994). Temperament, personality, and the mood and anxiety disorders. *Journal of Abnormal Psychology*, *103*, 103–116.

Clarkin, J. F., Foelsch, P. A., Levy, K. N., Hull, J. W., Delaney, J. C., & Kernberg, O. F. (2001). The development of a psychodynamic treatment for patients with borderline personality Disorder: A preliminary study of behavioral change. *Journal of Personality Disorders*, *15*, 487–495.

Coen, S. J., Kano, M., Farmer, A. D., Kumari, V., Giampietro, V., Brammer, M., et al. (2011). Neuroticism influences brain activity during the experience of visceral pain. *Gastroenterology, 141*(3), 909–917 e901.

Coles, M. E., Mennin, D. S., & Heimberg, R. G. (2001). Distinguishing obsessive features and worries: the role of thought-action fusion. *Behaviour Research and Therapy*, *39*(8), 947–959.

Collimore, K., McCabe, R., Carelton, N., & Asmundson, G. (2008). Media exposure and dimensions of anxiety sensitivity: Differential associations with PTSD symptom clusters. *Journal of Anxiety Disorders*, *22*, 1021–1028.

Comer, J. S. (2015). Introduction to the special series: Applying new technologies to extend the scope and accessibility of mental health care. *Cognitive and Behavioral Practice*, *22*(3), 253–257.

Comer, J. S., Kendall, P. C., Franklin, M. E., Hudson, J. L., & Pimentel, S. S. (2004). Obsessing/worrying about the overlap between obsessive-compulsive disorder and generalized anxiety disorder in youth. *Clinical Psychology Review*, *24*, 663–683.

Compton, W. M., Thomas, Y. F., Stinson, F. S., & Grant, B. F. (2007). Prevalence, correlates, disability, and comorbidity of DSM-IV drug abuse and dependence in the United States: Results from the National Epidemiologic Survey on Alcohol and Related Conditions. *Archives of General Psychiatry Archives of General Psychiatry*, *64*(5), 566–576.

Corstorphine, E., Mountford, V., Tomlinson, S., Waller, G., & Meyer, C. (2007). Distress tolerance in the eating disorders. *Eating Behaviors*, *8*(1), 91–97.

Costa, P. T., Jr., & McCrae, R. R. (1992). Four ways five factors are basic. *Personality and individual Differences, 13*, 653–665.

Cox, B., Enns, M., Walker, J., Kjernisted, K., & Pidlubny, S. (2001). Psychological vulnerabilities in patients with major depression versus panic disorder. *Behaviour Research and Therapy*, *39*, 567–573.

Craske, M. G., & Barlow, D. H. (2007). *Mastery of your anxiety and panic: Therapist guide.* New York, NY: Oxford University Press.

Craske, M. G., Treanor, M., Conway, C. C., Zbozinek, T., & Verliet, B. (2014). Maximizing exposure therapy: An inhibitory learning approach. *Behaviour Research and Therapy*, *58*, 10–23.

Crawford, T. N., Cohen, P., Johnson, J. G., Kasen, S., First, M. B., Gordon, K., & Brook, J. S. (2005). Self-Reported Personality Disorder in the Children in the Community Sample: Convergent and Prospective Validity in Late Adolescence and Adulthood. *Journal of Personality Disorders*, *19*(1), 30–52.

Crawford, J. R., & Henry, J. D. (2004). The positive and negative affect schedule (PANAS): construct validity, measurement properties and normative data in a large non-clinical sample.

British Journal of Clinical Psychology, 43(Pt 3), 245–265.

Crowell, S. E, Derbidge, C. M., & Beauchaine, T. P. (2014). Developmental approaches to understanding suicidal and self-injurious behaviors. In M. K. Nock (Ed.), *The Oxford Handbook of Suicide and Self-injury* (1st ed., pp. 183–205). New York, NY: Oxford University Press.

Cuijpers, P., Marks, I. M., van Straten, A., Cavanagh, K., Gega, L., & Andersson, G. (2009). Computer-aided psychotherapy for anxiety disorders: A meta-analytic review. *Cognitive Behaviour Therapy, 38*(2), 66–82.

Danner, U. N., Sternheim, L., & Evers, C. (2014). The importance of distinguishing between the different eating disorders (sub)types when assessing emotion regulation strategies. *Psychiatry Research, 215*, 727–732.

Davies, H., Schmidt, U., Stahl, D., & Tchanturia, K. (2011). Evoked facial emotional expression and emotional experience in people with anorexia nervosa. *International Journal of Eating Disorders, 44*, 531–539.

Dawson, D. A., Goldstein, R. B., & Grant, B. F. (2013). Differences in the profiles of DSM-IV and DSM-5 alcohol use disorders: Implications for clinicians. *Alcoholism: Clinical and Experimental Research, 37*(Suppl 1), E305–E313.

de Graaf, R., Bijl, R. V., ten Have, M., Beekman, A. T., & Vollebergh, W. A. (2004). Pathways to comorbidity: The transition of pure mood, anxiety, and substance use disorders into comorbid conditions in a longitudinal population-based study. *Journal of Affective Disorders, 82*(3), 461–467.

Delinsky, S. S., & Wilson, G. T. (2006). Mirror exposure for the treatment of body image disturbance. *International Journal of Eating Disorders, 39*, 108–116.

de Ornelas Maia, A. C. C., Nardi, A. E., & Cardoso, A. (2015). The utilization of unified protocols in behavioral cognitive therapy in transdiagnostic group subjects: A clinical trial. *Journal of Affective Disorders, 172*, 179–183.

Derogatis, L. R. (2001). *Brief Symptom Inventory (BSI) 18: Administration, Scoring, and Procedures Manual.* Minneapolis, MN: NCS Pearson, Inc.

DeRubeis, R. J., Cohen, Z. D., Forand, N. R., Fournier, J. C., Gelfand, L. A., & Lorenzo-Luaces, L. (2014). The Personalized Advantage Index: Translating research prediction into individualized treatment recommendations. A demonstration. *PLoS One, 9*(1), e83875.

Desrosiers, A., Klemanski, D. H., & Nolen-Hoeksema, S. (2013). Mapping mindfulness facets onto dimensions of anxiety and depression. *Behavior Therapy, 44*, 373–384.

Di Nardo, P. A., Brown, T. A., & Barlow, D. H. (1994). *Anxiety Disorders Interview Schedule for DSM-IV:Lifetime Version (ADIS-IV-L).* New York, NY: Oxford University Press.

Dobkin, P. L., De Civita, M., Paraherakis, A., & Gill, K. (2002). The role of functional social support in treatment retention and outcomes among outpatient adult substance abusers. *Addiction, 97*(3), 347–356.

Dolsen, M. R., Asarnow, L. D., & Harvey, A. G. (2014). Insomnia as a transdiagnostic process in psychiatric disorders. *Current Psychiatry Reports, 16*, 471.

Drake, C. L., Friedman, N. P., Wright, K. P., Jr., & Roth, T. (2011). Sleep reactivity and insomnia:

genetic and environmental influences. *Sleep, 34*, 1179–1188.

Dugas, M. J., Ladouceur, R., Léger, E., Freeston, M. H., Langlois, F., Provencher, M. D., & Boisvert, J. M. (2003). Group cognitive-behavioral therapy for generalized anxiety disorder: Treatment outcome and long-term follow-up. *Journal of Consulting and Clinical Psychology, 71*, 821–825.

Duggan, K. A., Friedman, H. S., McDevitt, E. A., & Mednick, S. C. (2014). Personality and healthy sleep: The importance of conscientiousness and neuroticism. *PloS One, 9*, e90628.

Eaton, N. R., Krueger, R. F., Keyes, K. M., Skodol, A. E., Markon, K. E., Grant, B. F., & Hasin, D. S. (2011). Borderline personality disorder co-morbidity: relationship to the internalizing-externalizing structure of common mental disorders. *Psychological medicine, 41*(5), 1041–1050.

Edinger, J. D., & Carney, C. E. (2008). *Overcoming insomnia: A cognitive-behavioral therapy approach: Therapist guide.* New York, NY: Oxford University Press.

Edinger, J. D., Fins, A. I., Glenn, D. M., Sullivan, R. J., Jr, Bastian, L. A., Marsh, G. R.,…, Vasilas, D. (2000). Insomnia and the eye of the beholder: Are there clinical markers of objective sleep disturbances among adults with and without insomnia complaints? *Journal of Consulting and Clinical Psychology, 68*, 586–593.

Edinger, J. D., Wohlgemuth, W. K., Radtke, R. A., Marsh, G. R., & Quillian, R. E. (2001). Does cognitive-behavioral insomnia therapy alter dysfunctional beliefs about sleep? *Sleep, 24*, 591–599.

Eftekhari, A., Ruzek, J. I., Crowley, J. J., Rosen, C. S., Greenbaum, M. A., & Karlin, B. E. (2013). Effectiveness of national implementation of prolonged exposure therapy in veterans affairs care. *JAMA Psychiatry, 70*, 949–955.

Ekman, P., & Davidson, R. J. (Eds.) (1994). *The nature of emotion: Fundamental questions.* New York, NY: Oxford University Press.

Ellard, K. K., Bernstein, E. E., Hearing, C., Baek, J. H., Sylvia, L. G., Nierenberg, A. A., Barlow, D. H., & Deckersbach, T. (in press). Transdiagnostic treatment of bipolar disorder and comorbid anxiety using the Unified Protocol for Emotional Disorders: A pilot feasibility and acceptability trial. *Journal of Affective Disorders.*

Ellard, K. K., Fairholme, C. P., Boisseau, C. L., Farchione, T. J., & Barlow, D. H. (2010). Unified Protocol for the Transdiagnostic Treatment of Emotional Disorders: Protocol development and initial outcome data. *Cognitive and Behavioral Practice, 17*, 88–101.

Ellis, A., Abroms, M., & Abroms, L. (2009). *Personality Theories: Critical Perspectives.* Thousand Oaks, CA: Sage.

El-Mallakh, R. S., & Hollifield, M. (2008). Comorbid anxiety in bipolar disorder alters treatment and prognosis. *Psychiatric Quarterly, 79*(2), 139–150.

Engel, S. G., Wonderlich, S. A., Crosby, R. D., Mitchell, J. E., Crow, S., Peterson, C. B.,…, & Gordon, K. H. (2013). The role of affect in the maintenance of anorexia nervosa: evidence from a naturalistic assessment of momentary behaviors and emotion. *Journal of Abnormal Psychology, 122*(3), 709–719.

Espie, C. A. (2002). Insomnia: conceptual issues in the development, persistence, and treatment of sleep disorder in adults. *Annual Review of Psychology*, *53*, 215–243.

Etkin, A., Prater, K. E., Hoeft, F., Menon, V., & Schatzberg, A. F. (2010). Failure of anterior cingulate activation and connectivity with the amygdala during implicit regulation of emotional processing in generalized anxiety disorder. *American Journal of Psychiatry*, *167*, 545–554.

Etkin, A., & Wager, T. D. (2007). Functional neuroimaging of anxiety: A meta-analysis of emotional processing in PTSD, social anxiety disorder, and specific phobia. *American Journal of Psychiatry*, *164*, 1476–1488.

Evans, K., Tyrer, P., Catalan, J., Schmidt, U., Davidson, K., Dent, J.,… Thompson, S. (1999). Manual-assisted cognitive-behaviour therapy (MACT): A randomized controlled trial of a brief intervention with bibliotherapy in the treatment of recurrent deliberate self-harm. *Psychological Medicine*, *29*, 19–25.

Eysenck, H. J. (Ed.). (1967). *The biological basis of personality.* Springfield, IL: Charles C. Thomas.

Eysenck, H. J. (1981). A model for personality. New York, NY: Springer-Verlag.

Eysenck, H. J., & Eysenck, S. B. G. (1975). *Manual of the Eysenck Personality Questionnaire (adult and junior).* London, UK: Hodder & Stoughton.

Fairburn, C. G. (2008). *Cognitive behavior therapy and eating disorders.* New York, NY: Guilford Press.

Fairholme, C. P., Nosen, E. L., Nillni, Y. I., Schumacher, J. A., Tull, M. T., & Coffey, S. F. (2013). Sleep disturbance and emotion dysregulation as transdiagnostic processes in a comorbid sample. *Behaviour Research and Therapy*, *51*(9), 540–546.

Falicov, C. J. (2009). Commentary: On the wisdom and challenges of culturally attuned treatments for Latinos. *Family Process Journal*, *48*, 292–309.

Fang, L., Heisel, M. J., Duberstein, P. R., & Zhang, J. (2012). Combined effects of neuroticism and extraversion: Findings from a matched case control study of suicide in rural China. *The Journal of Nervous and Mental Disease*, *200*, 598–602.

Farchione, T. J., Fairholme, C. P., Ellard, K. K., Boisseau, C. L., Thompson-Hollands, J., Carl, J. R.,…, Barlow, D. H. (2012). The Unified Protocol for the Transdiagnostic Treatment of Emotional Disorders: A randomized control trial. *Behavior Therapy*, *43*, 666–678.

Fava, M., Rankin, M. A., Wright, E. C., Alpert, J. E., Nierenberg, A. A., Pava, J., & Rosenbaum, J. F. (2000). Anxiety disorders in major depression. *Comprehensive Psychiatry*, *41*, 97–102.

Fernandez-Mendoza, J., Vela-Bueno, A., Vgontzas, A. N., Ramos-Platon, M. J., Olavarrieta-Bernardino, S., Bixler, E. O., & De la Cruz-Troca, J. J. (2010). Cognitive emotional hyperarousal as a premorbid characteristic of individuals vulnerable to insomnia. *Psychosomatic Medicine*, *72*(4), 397–403.

Ferster, C. B. (1973). A functional analysis of depression. *American Psychologist*, *28*, 857–870.

First, M. B., Spitzer, R. L., Gibbon, M., & Williams, J. (1997). *Structural Clinical Interview for DSM-IV Axis I Disorders (SCID-IV).* New York, NY: Biometrics Research Department, New York State Psychiatric Institute.

Fisher, P. L., & Wells, A. (2005). How effective are cognitive and behavioral treatments for obsessive-compulsive disorder? A clinical significance analysis. *Behaviour Research and*

Therapy, 43(12), 1543–1558.

Fletcher, K., Parker, G. B., & Manicavasagar, V. (2013). Coping profiles in bipolar disorder. *Comprehensive Psychiatry, 54*(8), 1177–1184.

Foa, E. B., Hembree, E. A., Cahill, S. P., Rauch, S. A. M., Riggs, D.S., Feeny, N. C., & Yadin, E. (2005). Randomized trial of prolonged exposure for posttraumatic stress disorder with and without cognitive restructuring: Outcome at academic and community clinics. *Journal of Consulting and Clinical Psychology, 73*, 953–964.

Fox, H. C., Hong, K. A., & Sinha, R. (2008). Difficulties in emotion regulation and impulse control in recently abstinent alcoholics compared with social drinkers. *Addictive Behaviors, 33*(2), 388–394.

Freeston, M. H., Ladouceur, R., Thibodeau, N., & Gagnon, F. (1991). Cognitive intrusions in a non-clinical population. I. Response style, subjective experience, and appraisal. *Behaviour Research and Therapy, 29*(6), 585–597.

Friedman, B., Delavan, R. L., Sheeran, T. H., & Bruce, M. L. (2009). The effect of major and minor depression on Medicare home healthcare services use. *Journal of the American Geriatrics Society, 57*(4), 669–675

Fullana, M. À., Mataix-Cols, D., Trujillo, J. L., Caseras, X., Serrano, F., Alonso, P.,…, Torrubia, R. (2004). Personality characteristics in obsessive-compulsive disorder and individuals with subclinical obsessive-compulsive problems. *British Journal of Clinical Psychology, 43*(4), 387–398.

Gallagher, M. W., & Brown, T. A. (2015). Bayesian analysis of current and lifetime comorbidity rates of mood and anxiety disorders in individuals with posttraumatic stress disorder. *Journal of Psychopathology and Behavioral Assessment. 37*, 60–66.

Gallagher, M. W., Payne, L. A., White, K. S., Shear, K. M., Woods, S. W., Gorman, J. M., & Barlow, D. H. (2013). Mechanisms of change in cognitive behavioral therapy for panic disorder: The unique effects of self-efficacy and anxiety sensitivity. *Behaviour Research and Therapy, 51*(11), 767–777.

Gatchel, R. J., Peng, Y. B., Peters, M. L., Fuchs, P. N., & Turk, D. C. (2007). The biopsychosocial approach to chronic pain: Scientific advances and future directions. *Psychological Bulletin, 133*, 581–624.

Gamez, W., Chmielewski, M., Kotov, R., Ruggero, C., & Watson, D. (2011). Development of a measure of experiential avoidance: The Multidimensional Experiential Avoidance Questionnaire. *Psychological Assessment, 23*, 692–713.

Gershuny, B. S., & Sher, K. J. (1998). The relation between personality and anxiety: Findings from a 3-year prospective study. *Journal of Abnormal Psychology, 107*, 252–262.

Gilbert, K. E., Nolen-Hoeksema, S., & Gruber, J. (2013). Positive emotion dysregulation across mood disorders: How amplifying versus dampening predicts emotional reactivity and illness course. *Behaviour Research and Therapy, 51*(11), 736–741.

Gillihan, S. J., Farris, S. G., & Foa, E. B. (2011). The effect of anxiety sensitivity on alcohol consumption among individuals with comorbid alcohol dependence and posttraumatic stress disorder. *Psychology of Addictive Behaviors, 25*(4), 721–726.

Goldberg, D., & Fawcett, J. (2012). The importance of anxiety in both major depression and bipolar disorder. *Depression and Anxiety*, *29*(6), 471–478.

Goldstein-Piekarski, A. N., Williams, L. M., & Humphreys, K. (2016). A transdiagnostic review of anxiety disorder comorbidity and the impact of multiple exclusion criteria on studying clinical outcomes in anxiety disorders. *Translational Psychiatry*, *6*, 1–9.

Gorman, J. M. (2007). *The essential guide to psychiatric drugs*. 4th ed. New York, NY: St. Martin's Griffin.

Gradus, J. L., Qin, P., Lincoln, A. K., Miller, M., Lawler, E., Sørensen, H. T., & Lash, T. L. (2010). Posttraumatic stress disorder and completed suicide. *American Journal of Epidemiology*, *171*, 721–727.

Grant, B. F., Chou, S. P., Goldstein, R. B., Huang, B., Stinson, F. S., Saha, T. D.,…, Ruan, W. J. (2008). Prevalence, correlates, disability, and comorbidity of DSM-IV borderline personality disorder: Results from the Wave 2 National Epidemiologic Survey on Alcohol and Related Conditions. *Journal of Clinical Psychiatry*, *69*(4), 533–545.

Gratz, K. L., & Gunderson, J. G. (2006). Preliminary data on an acceptance-based emotion regulation group intervention for deliberate self-harm among women with borderline personality disorder. *Behavior Therapy*, *37*, 25–35.

Gratz, K. L., & Roemer, L. (2004). Multidimensional assessment of emotion regulation and dysregulation: Development, factor structure, and initial validation of the difficulties in emotion regulation scale. *Journal of Psychopathology and Behavioral Assessment*, *26*(1), 41–54.

Gray, J. A. (1982). *The neuropsychology of anxiety.* New York, NY: Oxford University Press.

Green, M. J., Cahill, C. M., & Malhi, G. S. (2007). The cognitive and neurophysiological basis of emotion dysregulation in bipolar disorder. *Journal of Affective Disorders*, *103*(1–3), 29–42.

Greenberg, L. S. (2008). Emotion and cognition in psychotherapy: The transforming power of affect. *Canadian Psychology*, *49*(1), 49–59.

Greenberg, L. S., & Watson, J. C. (2005). *Emotion-focused therapy for depression.* Washington, DC: American Psychological Association.

Greenberg, R. P., Constantino, M. J., & Bruce, N. (2006). Are patient expectations still relevant for psychotherapy process and outcome? *Clinical Psychology Review*, *26*, 657–678.

Griffith, J. W., Zinbarg, R. E., Craske, M. G., Mineka, S., Rose, R. D., Waters, A. M., & Sutton, J. M. (2010). Neuroticism as a common dimension in the internalizing disorders. *Psychological Medicine*, *40*, 1125–1136.

Gross, J. J. (Ed.). (2014). *Handbook of emotion regulation.* 2d ed. New York, NY: Guilford.

Gross, J. J., & John, O. (2003). Individual differences in two emotion regulation processes: Implication for affect, relationships, and well-being. *Journal of Personality and Social Psychology*, *85*, 348–362.

Grosse Holtforth, M., Hayes, A. M., Sutter, M., Wilm, K., Schmied, E., Laurenceau, J. P., & Caspar, F. (2011). Fostering cognitive-emotional processing in the treatment of depression: A preliminary investigation in exposure-base cognitive therapy. *Psychotherapy and Psychosomatics*, *81*, 259–260.

Gruber, J., Harvey, A. G., & Gross, J. J. (2012). When trying is not enough: Emotion regulation and the effort-success gap in bipolar disorder. *Emotion (Washington, DC)*, *12*(5), 997–1003.

Gruber, J., Hay, A., & Gross, J. (2014). Rethinking emotion: Cognitive reappraisal is an effective positive and negative emotion regulation strategy in bipolar disorder. *Emotion*, *14*(2), 388.

Gruber, J., Kogan, A., Mennin, D., & Murray, G. (2013). Real-world emotion? An experience-sampling approach to emotion experience and regulation in bipolar I disorder. *Journal of Abnormal Psychology*, *122*(4), 971–983.

Gruber, J., Purcell, A., Perna, M., & Mikels, J. (2013). Letting go of the bad: Deficit in maintaining negative, but not positive, emotion in bipolar disorder. *Emotion*, *13*(1), 168.

Gunter, R. W., & Whittal, M. L. (2010). Dissemination of cognitive-behavioral treatments for anxiety disorders: Overcoming barriers and improving patient access. *Clinical Psychology Review*, *30*(2), 194–202.

Gurtman, C. G., McNicol, R., & McGillivray, J. A. (2013). The role of neuroticism in insomnia. *Clinical Psychologist*, *18*, 116–124.

Gutner, C. A., Gallagher, M. W., Baker, A. S., Sloan, D. M., & Resick, P. A. (2016). Time course of treatment dropout in cognitive behavioral therapies for posttraumatic stress disorder. *Psychological Trauma: Theory, Research, Practice, & Policy*, *8*, 115–121.

Haaga, D. A. F. (2000). Introduction to the special section on stepped care models in psychotherapy. *Journal of Consulting and Clinical Psychology*, *68*(4), 547–548.

Hafeman, D. M., Bebko, G., Bertocci, M. A., Fournier, J. C., Bonar, L., Perlman, S. B.,…, Phillips, M. L. (2014). Abnormal deactivation of the inferior frontal gyrus during implicit emotion processing in youth with bipolar disorder: Attenuated by medication. *Journal of Psychiatric Research*, *58*, 129–136.

Halmi, K. A., Agras, W. S., Crow, S., Mitchell, J., Wilson, G. T., Bryson, S. W., & Kraemer, H. C. (2005). Predictors of treatment acceptance and completion in anorexia nervosa: Implications for future study designs. *Archives of General Psychiatry*, *62*, 776–781.

Hamilton, M. (1959). The assessment of anxiety states by rating. *British Journal of Medical Psychology*, 3250–3255.

Hamilton, M. (1960). A rating scale for depression. *Journal of Neurology, Neurosurgery, & Psychiatry*, *23*(1), 56–62.

Hamilton, M. (1967). Development of a rating scale for primary depressive illness. *British Journal of Social & Clinical Psychology*, *6*(4), 278–296.

Handley, T. E., Inder, K. J., Kay-Lambkin, F. J., Stain, H. J., Fitzgerald, M., Lewin, T. J., & Kelly, B. J. (2012). Contributors to suicidality in rural communities: Beyond the effects of depression. *BMC Psychiatry*, *12*, 105.

Harrison, A., Sullivan, S., Tchanturia, K., & Treasure, J. (2009). Emotion recognition and regulation in anorexia nervosa. *Clinical Psychology & Psychotherapy*, *16*, 348–356.

Harvey, A. G. (2001). Insomnia: symptom or diagnosis? *Clinical Psychology Review*, *21*, 1037–1059.

Harvey, A. G. (2002a). A cognitive model of insomnia. *Behaviour Research and Therapy*, *40*, 869–893.

Harvey, A. G. (2002b). Identifying safety behaviors in insomnia. *Journal of Nervous and Mental*

Disease, 190, 16–21.

Harvey, A. G., Murray, G., Chandler, R. A., & Soehner, A. (2010). Sleep disturbance as transdiagnostic: Consideration of neurobiological mechanisms. *Clinical Psychology Review, 3*, 225–235.

Harvey, C. J., Gehrman, P., & Espie, C. A. (2014). Who is predisposed to insomnia: A review of familial aggregation, stress-reactivity, personality and coping style. *Sleep Medicine Reviews, 18*, 237–247.

Hayes, A. M., Beck, G., & Yasinski, C. (2012). A cognitive behavioral perspective on corrective experiences. In L. G. Castonguay & C. E. Hill (Eds.), *Transformation in psychotherapy: Corrective experiences across cognitive behavioral, humanistic, and psychodynamic approaches* (pp. 69–83). Washington, DC: American Psychological Association Press.

Hayes, A. M., Feldman, G. C., Beevers, C. G., Laurenceau, J. P., Cardaciotto, L., & Lewis-Smith, J. (2007). Discontinuities and cognitive changes in an exposure-based cognitive therapy for depression. *Journal of Consulting and Clinical Psychology, 75*, 409–421.

Hays, P. A. (2009). Integrating evidence-based practice, cognitive-behavior therapy, and multicultural therapy: Ten steps for culturally competent practice. *Professional Psychology: Research and Practice, 40*(4), 354.

Hayes, S. C., Wilson, K. G., Gifford, E. V., Follette, V. M., & Strosahl, K. (1996). Experiential avoidance and behavioral disorders: A functional dimensional approach to diagnosis and treatment. *Journal of Consulting and Clinical Psychology, 64*, 1152–1168.

Heath, N. L., Carsley, D., De Riggi, M., Mills, D., & Mettler, J. (2016). The relationship between mindfulness, depressive symptoms and non-suicidal self-injury amongst adolescents. *Archives of Suicide Research, 20*(4), 635–649.

Hecht, H., Genzwürker, S., Helle, M., & van Calker, D. (2005). Social functioning and personality of subjects at familial risk for affective disorder. *Journal of Affective Disorders, 84*(1), 33–42.

Heissler, J., Kanske, P., Schönfelder, S., & Wessa, M. (2014). Inefficiency of emotion regulation as vulnerability marker for bipolar disorder: evidence from healthy individuals with hypomanic personality. *Journal of Affective Disorders, 152–154*, 83–90.

Herbert, B. M., Herbert, C., Pollatos, O., Weimer, K., Enck, P., Sauer, H., & Zipfel, S. (2012). Effects of short-term deprivation on interoceptive awareness, feelings, and autonomic cardiac activity. *Biological Psychology, 89*, 71–79.

Herbert, B. M., Muth, E. R., Pollatos, O., & Herbert, C. (2012). Interoception across modalities: On the relationship between cardiac awareness and sensitivity for gastric functions. *PLoS ONE, 7*, e36646.

Hertenstein, E., Nissen, C., Riemann, D., Feige, B., Baglioni, C., & Spiegelhalder, K. (2015). The exploratory power of sleep effort, dysfunctional beliefs, and arousal for insomnia severity and polysomnography-determined sleep. *Journal of Sleep Research, 24*, 399–406.

Hilbert, A., & Tuschen-Caffier, B. (2004). Body image interventions in cognitive-behavioural therapy of binge-eating disorder: A component analysis. *Behaviour Research and Therapy, 42*, 1325–1339.

Hilbert, A., Tuschen-Caffier, B., & Vogele, C. (2002). Effects of prolonged and repeated body image exposure in binge-eating disorder. *Journal of Psychosomatic Research, 52*(3), 137–144.

Hildebrandt, T., Loeb, K., Troupe, S., & Delinsky, S. (2012). Adjunctive mirror exposure for eating disorders: A randomized controlled pilot study. *Behaviour Research & Therapy, 50*, 797–804.

Hoehn-Saric, R., Schlund, M. W., & Wong, S. H. Y. (2004). Effects of citalopram on worry and brain activation in patients with generalized anxiety disorder. *Psychiatry Research, 131*, 11–21.

Hoertnagl, C. M., Muehlbacher, M., Biedermann, F., Yalcin, N., Baumgartner, S., Schwitzer, G.,…, & Hofer, A. (2011). Facial emotion recognition and its relationship to subjective and functional outcomes in remitted patients with bipolar I disorder. *Bipolar Disorders, 13*(5–6), 537–544.

Hofmann, S. G., Sawyer, A. T., Witt, A. A., & Oh, D. (2010). The effect of mindfulness-based therapy on anxiety and depression: A meta-analytic review. *Journal of Consulting and Clinical Psychology, 78*(2), 169–183.

Hollen, P. J., Gralla, R. J., Kris, M. G., McCoy, S., Donaldson, G. W., & Moinpour, C. M. (2005). A comparison of visual analogue and numerical rating scale formats for the Lung Cancer Symptom Scale (LCSS): does format affect patient ratings of symptoms and quality of life? *Quality of Life Research, 14*(3), 837–847.

Holma, K. M., Haukka, J., Suominen, K., Valtonen, H. M., Mantere, O., Melartin, T. K., Sokero, T. P., Oquendo, M. A., & Isometsä, E. T. (2014). Differences in incidence of suicide attempts between bipolar I and II disorders and major depressive disorder. *Bipolar Disorder, 16*, 652–661.

Holmes, A. J., Lee, P. H., Hollinshead, M. O., Bakst, L., Roffman, J. L., Smoller, J. W., & Buckner, R. I. (2012). Individual differences in amygdala-medial prefrontal anatomy link negative affect, impaired social functioning, and polygenetic depression link. *Journal of Neuroscience, 32*, 18087–18100.

Holowka, D. W., & Marx, B. P. (2011). Assessing PTSD-related functional impairment and quality of life. In G. J. Beck & D. M. Sloan (Eds.), *Oxford handbook of traumatic stress disorders* (pp. 315–332). New York, NY: Oxford University Press.

Hong, R. Y. (2007). Worry and rumination: Differential associations with anxious and depressive symptoms and coping behavior. *Behaviour Research and Therapy, 45*, 277–290.

Hopko, D. R., Lejuez, C. W., Ruggiero, K. J., & Eifert, G. H. (2003). Contemporary behavioral activation treatments for depression: Procedures, principles, and progress. *Clinical Psychology Review, 23*, 699–717.

Horrell, S. C. V. (2008). Effectiveness of cognitive-behavioral therapy with adult ethnic minority clients: A review. *Professional Psychology: Research and Practice, 39*(2), 160.

Horwath, E., Johnson, J., Klerman, G. L., & Weissman, M. M. (1994). What are the public health implications of subclinical depressive symptoms? *Psychiatric Quarterly, 65*, 323–337.

Hudson, J. L., Hiripi, E., Pope, H. G. Jr, & Kessler, R. C. (2007). The prevalence and correlates of eating disorders in the National Comorbidity Survey Replication. *Biological Psychiatry, 61*(3), 348–358.

Ilardi, S. S., & Craighead, W. E. (1994). The role of nonspecific factors in cognitive-behavior therapy for depression. *Clinical Psychology: Science and Practice, 1*, 138–156.

Institute of Medicine (US) Committee on Advancing Pain Research, C., and Education. (2011).

Relieving Pain in America: A blueprint for transforming prevention, care, education, and research: National Academies Press (US).

International Association for the Study of Pain. (2012). IASP taxonomy.

Ito, M., Horikoshi, M., Kato, N., Oe, Y., Fujisato, H., Nakajima, S.,…, Usuki, M. (2016). Transdiagnostic and transcultural: Pilot study of Unified Protocol for depressive and anxiety disorders in Japan. *Behavior Therapy*, *47*(3), 416–430.

Jabben, N., Arts, B., Jongen, E. M. M., Smulders, F. T. Y., van Os, J., & Krabbendam, L. (2012). Cognitive processes and attitudes in bipolar disorder: A study into personality, dysfunctional attitudes, and attention bias in patients with bipolar disorder and their relatives. *Journal of Affective Disorders*, *143*(1–3), 265–268.

Jackson, K. M., & Sher, K. J. (2003). Alcohol use disorders and psychological distress: A prospective state-trait analysis. *Journal of Abnormal Psychology*, *112*(4), 599–613.

Jackson, L. C., Schmutzer, P. A., Wenzel, A., & Tyler, J. D. (2006). Applicability of cognitive-behavior therapy with American Indian individuals. *Psychotherapy: Theory, Research, Practice, Training*, *43*, 506–517.

Jacobson, N. S., & Truax, P. (1991). Clinical significance: A statistical approach to defining meaningful change in psychotherapy research. *Journal of Consulting and Clinical Psychology*, *59*, 12–19.

James, L., & Taylor, J. (2008). Revisiting the structure of mental disorders: Borderline personality disorder and the internalizing/externalizing spectra. *British Journal of Clinical Psychology*, *47*, 361–380.

Jasper, F., Hiller, W., Rist, F., Bailer, J., & Witthöft, M. (2012). Somatic symptom reporting has a dimensional latent structure: Results from taxometric analyses. *Journal of Abnormal Psychology*, *121*(3), 725.

Jensen, M. P., Karoly, P., & Braver, S. (1986). The measurement of clinical pain intensity: a comparison of six methods. *Pain*, *27*(1), 117–126.

Johannes, C. B., Le, T. K., Zhou, X., Johnston, J. A., & Dworkin, R. H. (2010). The prevalence of chronic pain in United States adults: results of an Internet-based survey. *Journal of Pain*, *11*(11), 1230–1239.

John, O. P., & Gross, J. J. (2004). Healthy and unhealthy emotion regulation: personality processes, individual differences, and life span development. *Journal of Personality*, *72*(6), 1301–1333.

Johnson, C., Connors, M. E., & Tobin, D. L. (1987). Symptom management of bulimia. *Journal of Consulting and Clinical Psychiatry*, *55*(5), 0022–006X.

Johnson, S. L., Gruber, J., & Eisner, L. R. (2007). Emotion and bipolar disorder. In J. Rottenberg & S. L. Johnson (Eds.), *Emotion and psychopathology: Bridging affective and clinical science* (pp. 123–150). Washington, DC: American Psychological Association.

Joiner, T. E. (2005). *Why people die by suicide*. Cambridge, MA: Harvard University Press.

Joyce, P. R., Mulder, R. T., Luty, S. E., McKenzie, J. M., Sullivan, P. F., & Cloninger, R. C. (2003). Borderline personality disorder in major depression: symptomatology, temperament, character, differential drug response, and 6-month outcome. *Comprehensive psychiatry*, *44*(1), 35–43.

Judd, L. L. (2012). Dimensional paradigm of the long-term course of unipolar major depressive disorder. *Depression and Anxiety*, *29*, 167–171.

Jylhä, P., Mantere, O., Melartin, T., Suominen, K., Vuorilehto, M., Arvilommi, P.,…, Isometsä, E. (2010). Differences in neuroticism and extraversion between patients with bipolar I or II and general population subjects or major depressive disorder patients. *Journal of Affective Disorders*, *125*(1–3), 42–52.

Kabat-Zinn, J. (1982). An outpatient program in behavioral medicine for chronic pain patients based on the practice of mindfulness meditation: Theoretical considerations and preliminary results. *General Hospital Psychiatry*, *4*, 33–47.

Kadimpati, S., Zale, E. L., Hooten, M. W., Ditre, J. W., & Warner, D. O. (2015). Associations between Neuroticism and Depression in Relation to Catastrophizing and Pain-Related Anxiety in Chronic Pain Patients. *PLoS One, 10*(4), e0126351.

Kagan, J. (1989). Temperamental contributions to social behavior. *Psychologist, 44*, 668–674.

Kagan, J. (1994). Galen's prophecy: Temperament in human nature. New York, NY: Basic Books.

Kanske, P., Heissler, J., Schönfelder, S., Forneck, J., & Wessa, M. (2013). Neural correlates of emotional distractibility in bipolar disorder patients, unaffected relatives, and individuals with hypomanic personality. *American Journal of Psychiatry*, *170*(12), 1487–1496.

Kanwar, A., Malik, S., Prokop, L. J., Sim, L. A., Feldstein, D., Wang, Z., & Murad, M. H. (2013). The association between anxiety disorders and suicidal behaviors: A systematic review and meta-analysis. *Depression and Anxiety*, *30*(10), 917–929.

Kashdan, T. B., Breen, W. E., Afram, A., & Terhar, D. (2010). Experiential avoidance in idiographic, autobiographical memories: Construct validity and links to social anxiety, depressive, and anger symptoms. *Journal of Anxiety Disorders*, *24*, 528–534.

Katon, W., Von Korff, M., Lin, E., Simon, G., & Walker, E. (2014). Stepped collaborative care for primary care patients with persistent symptoms of depression. *Journal of American Medical Association*, *56*(12), 2581–2590.

Katz, D. A., & McHorney, C. A. (2002). The relationship between insomnia and health-related quality of life in patients with chronic illness. *Journal of Family Practice*, *51*, 229–235.

Kaysen, D., Lindgren, K., Zangana, G. A. S., Murray, L., Bass, J., & Bolton, P. (2013). Adaptation of cognitive processing therapy for treatment of torture victims: Experience in Kurdistan, Iraq. *Psychological Trauma: Theory, Research, Practice, and Policy*, *5*(2), 184–192.

Kazdin, A. E. (2015). Technology-based interventions and reducing the burdens of mental illness: Perspectives and comments on the special series. *Cognitive and Behavioral Practice*, *22*(3), 359–366.

Keightley, M. L., Seminowicz, D. A., Bagby, R. M., Costa, P. T., Fossati, P., & Mayberg, H. S. (2003). Personality influences limbic-cortical interactions during sad mood induction. *NeuroImage, 20*, 2031–2039.

Kerner, J., Rimer, B., & Emmons, K. (2005). Introduction to the special section on dissemination: dissemination research and research dissemination: How can we close the gap? *Health Psychology*, *24*, 443–446.

Kessler, R. C., Avenevoli, S., Costello, J., Georgiades, K., Green, J. G., Gruber, M. J.,…, Merikangas, K. R. (2012). Prevalence, persistence, and sociodemographic correlates of DSM-

IV disorders in the National Comorbidity Survey Replication Adolescent Supplement. *Archives of General Psychiatry*, *69*(4), 372–380.

Kessler, R. C., Berglund, P., Demler, O., Jin, R., Merikangas, K. R., & Waltersm, E. E. (2005). Lifetime prevalence and age-of-onset distributions of DSM-IV disorders in the National Comorbidity Survey Replication. *Archives of General Psychiatry*, *62*, 593–602.

Kessler, R. C., Chiu, W. T., Demler, O., & Walters, E. E. (2005). Prevalence, severity, and comorbidity of 12-month DSM-IV disorders in the National Comorbidity Survey Replication. *Archives of General Psychiatry*, *62*, 617–627.

Kessler, R. C., Cox, B. J., Green, J. G., Ormel, J., McLaughlin, K. A., Merikangas, K. R.,..., Zaslavsky, A. M. (2011). The effects of latent variables in the development of comorbidity among common mental disorders. *Depression and Anxiety*, *28*, 29–39.

Kessler, R. C., Nelson, C. B., McGonagle, K. A., Lui, J., Swartz, M., & Blazer, D. G. (1996). Comorbidity of DSM-III-R major depressive disorder in the general population: Results from the National Comorbidity Survey. *British Journal of Psychiatry*, *168*, 17–30.

Kessler, R. C., & Wang, P. S. (2009). Epidemiology of depression. In I. H. Gotlib & C. L. Hammen (Eds.), *Handbook of depression* (2d ed., pp. 5–22). New York, NY: Guilford Press.

Kilpatrick, D., Resnick, H. S., Milanak, M. E., Miller, M. W., Keyes, K. M., & Friedman, M. J. (2013). National estimates of exposure to traumatic events and PTSD prevalence using DSM-IV and proposed DSM-5 criteria. *Journal of Traumatic Stress*, *26*, 537–547.

Klonsky, E. D. (2007). The functions of deliberate self-injury: A review of the evidence. *Clinical Psychology Review*, *27*, 226–239.

Klosko, J., & Young, J. (2004). Cognitive therapy of borderline personality disorder. In Leahey (Ed.), *Contemporary Cognitive Therapy: Theory, Research, and Practice*. New York, NY US: Guilford.

Klosko, J. S., Barlow, D. H., Tassinari, R., & Cerny, J. A. (1990). A comparison of alprazolam and behavior therapy in treatment of panic disorder. *Journal of Consulting and Clinical Psychology*, *58*, 77–84.

Kober, H. (2014). Emotion regulation in substance use disorders. In J. J. Gross & J. J. Gross (Eds.), *Handbook of emotion regulation* (2d ed., pp. 428–446). New York, NY: Guilford Press.

Koh, J. S., Ko, H. J., Wang, S. M., Cho, K. J., Kim, J. C., Lee, S. J., et al. (2014). The association of personality trait on treatment outcomes in patients with chronic prostatitis/chronic pelvic pain syndrome: an exploratory study. *Journal of Psychosomatic Research, 76*(2), 127–133.

Kollman, D. M., Brown, T. A., Liverant, G. I., & Hofmann, S. G. (2006). A taxometric investigation of the latent structure of social anxiety disorder in outpatients with anxiety and mood disorders. *Depression and Anxiety*, *23*(4), 190–199.

Korte, K. J., & Schmidt, N. B. (2013). Motivational enhancement therapy reduces anxiety sensitivity. *Cognitive Therapy and Research*, *37*(6), 1140–1150.

Kotov, R., Watson, D., Robles, J. P., & Schmidt, N. B. (2007). Personality traits and anxiety symptoms: The multilevel trait predictor model. *Behaviour Research and Therapy*, *45*, 1485–1503.

Kraus, N., Lindenberg, J., Kosfelder, J., & Vocks, S. (2015). Immediate effects of body checking behaviour on negative and positive emotions in women with eating disorders: An ecological momentary assessment approach. *European Eating Disorders Review.*

Krishnan, K. R. R. (2005). Psychiatric and medical comorbidities of bipolar disorder. *Psychosomatic Medicine, 67*(1), 1–8.

Kushner, M. G., Abrams, K., Thuras, P., Hanson, K. L., Brekke, M., & Sletten, S. (2005). Follow-up study of anxiety disorder and alcohol dependence in comorbid alcoholism treatment patients. *Alcoholism: Clinical and Experimental Research, 29*(8), 1432–1443.

Kushner, M. G., Donahue, C., Sletten, S., Thuras, P., Abrams, K., Peterson, J., & Frye, B. (2006). Cognitive behavioral treatment of comorbid anxiety disorder in alcoholism treatment patients: Presentation of a prototype program and future directions. *Journal of Mental Health, 15*(6), 697–707.

Kushner, M. G., Sletten, S., Donahue, C., Thuras, P., Maurer, E., Schneider, A.,…, Van Demark, J. (2009). Cognitive-behavioral therapy for panic disorder in patients being treated for alcohol dependence: Moderating effects of alcohol outcome expectancies. *Addictive Behaviors, 34*(6), 554–560.

Lahey, B. B. (2009). Public health significance of neuroticism. *American Psychologist, 64*(4), 241–256.

La Roche, M. J. (2013). *Cultural psychotherapy: Theory, methods, and practice.* Washington, DC: Sage Publications.

La Roche, M., & Christopher, M. S. (2008). Culture and empirically supported treatments: On the road to a collision? *Culture & Psychology, 14*(3), 333–356.

Lavender, J. M., Wonderlich, S. A., Engel, S. G., Gordon, K. H., Kaye, W. H., & Mitchell, J. E. (2015). Dimensions of emotion dysregulation in anorexia nervosa and bulimia nervosa: A conceptual review of the empirical literature. *Clinical Psychology Review, 6*(40), 111–122.

Lawson, R., Waller, G., & Lockwood, R. (2007). Cognitive content and process in eating-disordered patients with obsessive-compulsive features. *Eating Behaviors, 8*(3), 305–310.

Layard, R., & Clark, D. M. (2014). *Thrive: The power of evidence-based psychological therapies.* London, UK: Penguin Publishers.

LeBlanc, M., Beaulieu-Bonneau, S., Merette, C., Savard, J., Ivers, H., & Morin, C. M. (2007). Psychological and health-related quality of life factors associated with insomnia in a population-based sample. *Journal of Psychosomatic Research, 63*, 157–166.

Lebowitz, E. R., Woolston, J., Bar-Haim, Y., Calvocoressi, L., Dauser, C., Warnick, E.,…, Leckman, J. F. (2013). Family accommodation in pediatric anxiety disorders. *Depression and Anxiety, 30*(1), 47–54.

Lee, J. K., Orsillo, S. M., Roemer, L., & Allen, L. B. (2010). Distress and avoidance in generalized anxiety disorder: Exploring relationships with intolerance of uncertainty and worry. *Cognitive Behaviour Therapy, 39*, 126–136.

Lefebvre, J. C., & Keefe, F. J. (2013). The effect of neuroticism on the recall of persistent low-back pain and perceived activity interference. *Journal of Pain, 14*(9), 948–956.

Lejuez, C. W., Hopko, D. R., & Hopko, S. D. (2001). A brief behavioral activation treatment for depression: Treatment manual. *Behavior Modification, 25*, 255–286.

Lenzenweger, M. F., & Pastore, R. E. (2007). On determining sensitivity to pain in borderline personality disorder. *Archives of general psychiatry*, *64*(6), 747–748; author reply 748–749.

Leon, A. C., Solomon, D. A., Mueller, T. I., Turvey, C. L., Endicott, J., & Keller, M. B. (1999). The Range of Impaired Functioning Tool (LIFE-RIFT): A brief measure of functional impairment. *Psychological Medicine*, *29*(4), 869–878.

Liebowitz, M. R. (1987). Social phobia. *Modern Problems of Psychopharmacology*, *22*, 141–173.

Linehan, M. M. (1993). *Cogntive-behavioral treatment of borderline personality disorder.* New York, NY US: Guilford.

Lloyd, D., Nixon, R. D., Varker, T., Elliot, P., Perry, D., Bryant, R. A.,…, Forbes, D. (2014). Comorbidity in the prediction of cognitive processing therapy treatment outcomes for combat-related posttraumatic stress disorder. *Journal of Anxiety Disorders*, *28*, 237–240.

Lorberbaum, J. P., Kose, S., Johnson, M. R., Arana, G. W., Sullivan, L. K., Hamner, M. B.,…, George, M. S. (2004). Neural correlates of speech anticipatory anxiety in generalized social phobia. *NeuroReport*, *15*, 2701–2705.

Lovibond, S. H., & Lovibond, P. F. (1995). *Manual for the Depression Anxiety Stress Scales.* 2d ed. Sydney, Australia: Psychology Foundation of Australia.

Lozano, B. E., & Johnson, S. L. (2001). Can personality traits predict increases in manic and depressive symptoms? *Journal of Affective Disorders*, *63*(1–3), 103–111.

Lumley, M. A., Beyer, J., & Radcliffe, A. (2008). Alexithymia and physical health problems: A critique of potential pathways and a research agenda. In A. Vingerhoets, I. Nyklicek & J. Denollet (Eds.), *Emotion regulation: Conceptual and clinical issues* (pp. 43–68). New York: Springer.

Lynch, T. R., Trost, W. T., Salsman, N., & Linehan, M. M. (2007). Dialectical behavior therapy for borderline personality disorder. *Annual Review of Clinical Psychology*, *3*, 181–205.

Lyubomirsky, S., & Nolen-Hoeksema, S. (1995). Effects of self-focused rumination on negative thinking and interpersonal problem solving. *Journal of Personality and Social Psychology*, *69*, 176–190.

Lyubomirsky, S., Tucker, K., Caldwell, N., & Berg, K. (1999). Why ruminators are poor problem solvers: Clues from the phenomenology of dysphoric rumination. *Journal of Personality and Social Psychology*, *77*, 1041–1060.

Maack, D. J., Tull, M. T., & Gratz, K. L. (2012). Experiential avoidance mediates the association between behavioral inhibition and posttraumatic stress disorder. *Cognitive Therapy and Research*, *36*, 407–416.

MacLaren, V. V., & Best, L. A. (2010). Nonsuicidal self-injury, potentially addictive behaviors, and the Five Factor Model in undergraduates. *Personality and Individual Differences*, *49*(5), 521–525.

Magidson, J. F., Liu, S.-M., Lejuez, C. W., & Blanco, C. (2012). Comparison of the course of substance use disorders among individuals with and without generalized anxiety disorder in a nationally representative sample. *Journal of Psychiatric Research*, *46*(5), 659–666.

Maier, W., Minges, J., Lichtermann, D., Franke, P., & Gansicke, M. (1995). Personality patterns in subjects at risk for affective disorders. *Psychopathology*, *28*(Suppl 1), 59–72.

Maller, R. G., & Reiss, S. (1992). Anxiety sensitivity in 1984 and panic attacks in 1987. *Journal of Anxiety Disorders*, *6*, 214–247.

Marcus, M., Westra, H., Angus, L., & Kertes, A. (2011). Client experiences of motivational interviewing for generalized anxiety disorder: A qualitative analysis. *Psychotherapy Research*, *21*(4), 447–461.

Marks, I. M., Connolly, J., & Hallam, R. S. (1973). Psychiatric nurse as therapist. *British Medical Journal*, *3*, 156–160.

Marlatt, G. A. (1994). Addiction, mindfulness, and acceptance. In S. C. Hayes, N. S. Jacobson, V. M. Follette, & M. J. Dougher (Eds.), *Acceptance and change: Content and context in psychotherapy* (pp. 175–197). Reno, NV: Context Press.

Marlatt, G. A., Larimer, M. E., Baer, J. S., & Quigley, L. A. (1993). Harm reduction for alcohol problems: Moving beyond the controlled drinking controversy. *Behavior Therapy*, *24*(4), 461–503.

Martin, C. S., Lynch, K. G., Pollock, N. K., & Clark, D. B. (2000). Gender differences and similarities in the personality correlates of adolescent alcohol problems. *Psychology of Addictive Behaviors*, *14*(2), 121–133.

Martinez-Mallen, E., Castro-Fornieles, J., Lazaro, L., Moreno, E., Morer, A., Font, E.,…, Toro, J. (2007). Cue exposure in the treatment of resistant adolescent bulimia nervosa. *International Journal of Eating Disorders 40*, 596–601.

Maser, J. D., Norman, S. B., Zisook, S., Everall, I. P., Stein, M. B., Schettler, P. J., & Judd, L. L. (2009). Psychiatric nosology is ready for a paradigm shift in DSM-V. *Clinical Psychology: Science and Practice*, *16*, 24–40.

Mata, J., Thompson, R. J., Jaeggi, S. M., Buschkuehl, M., Jonides, J., & Gotlib, I. (2012). Walk on the bright side: Physical activity and affect in major depressive disorder. *Journal of Abnormal Psychology*, *121*, 297–308.

Matsumoto, R., Kitabayashi, Y., Narumoto, J., Wada, Y., Okamoto, A., Ushijima, Y.,…, Fukui, K. (2006). Regional cerebral blood flow changes associated with interoceptive awareness in the recovery process of anorexia nervosa. *Progress in Neuro-Psychopharmacology and Biological Psychiatry*, *30*, 1265–1270.

Mattila, A. K., Kronholm, E., Jula, A., Salminen, J. K., Koivisto, A. M., Mielonen, R. L., et al. (2008). Alexithymia and somatization in general population. *Psychosomatic Medicine*, *70*(6), 716–722.

Mayberg, H. S., Liotti, B. M., Brannan, S. K., McGinnis, S., Mahurin, R. K., Jerabek, P. A.,…, Fox, P. T. (1999). Reciprocal limbic-cortical function and negative mood: Converging PET findings in depression and normal sadness. *American Journal of Psychiatry*, *156*, 675–682.

McCormick, R. A., Dowd, E. T., Quirk, S., & Zegarra, J. H. (1998). The relationship of NEO-PI performance to coping styles, patterns of use, and triggers for use among substance abusers. *Addictive Behaviors*, *23*(4), 497–507.

McCracken, L. M., & Dhingra, L. (2002). A short version of the Pain Anxiety Symptoms Scale (PASS–20): preliminary development and validity. *Pain Research and Management,* *7*(1), 45–50.

McCrae, R. R., & Costa, P. T. (1987). Validation of the five-factor model of personality across instruments and observers. *Journal of Personality and Social Psychology*, *52*, 81–90.

McGue, M., Slutske, W., & Iacono, W. G. (1999). Personality and substance use disorders: II. Alcoholism versus drug use disorders. *Journal of Consulting and Clinical Psychology*, *67*(3), 394–404.

McHugh, R. K. & Barlow, D. H. (2010). The dissemination and implementation of evidence-based psychological treatments: A review of current efforts. *American Psychologist*, *65*(2), 73–84.

McIntosh, V. V. W., Carter, F. A., Bulik, C. M., Frampton, C. M. A., & Joyce, P. R. (2011). Five-year outcome of cognitive behavioral therapy and exposure with response prevention for bulimia nervosa. *Psychological Medicine*, *41*, 1061–1071.

McKay, D., Kulchycky, S., & Danyko, S. (2000). Borderline Personality and Obsessive-Compulsive Symptoms. *Journal of Personality Disorders*, *14*(1), 57–63.

McKinnon, M. C., Cusi, A. M., & MacQueen, G. M. (2013). Psychological factors that may confer risk for bipolar disorder. *Cognitive Neuropsychiatry*, *18*(1–2), 115–128.

McLaughlin, K. A., Mennin, D. S., & Farach, F. J. (2007). The contributory role of worry in emotion generation and dysregulation in generalized anxiety disorder. *Behaviour Research and Therapy*, *45*, 1735–1752.

McLaughlin, K. A., & Nolen-Hoeksema, S. (2011). Rumination as a transdiagnostic factor in depression and anxiety. *Behaviour Research and Therapy*, *49*, 186–193.

McMain, S. F., Links, P. S., Gnam, W. H., Guimond, T., Cardish, R. J., Korman, L., Streiner, D. L. (2009). A randomized trial of dialectical behavior therapy and general psychiatric management for borderline personality disorder. *The American Journal of Psychiatry*, *166*, 1365–1374.

McManus, F., Shafran, R., & Cooper, Z. (2010). What does a transdiagnostic approach have to offer the treatment of anxiety disorders? *British Journal of Clinical Psychology*, *49*(Pt 4), 491–505.

McNally, R. J. (2001). On the scientific status of cognitive appraisal models of anxiety disorder. *Behaviour Research and Therapy*, *39*, 513–521.

Mennin, D. S., Heimberg, R. G., Turk, C. L., & Fresco, D. M. (2005). Preliminary evidence for an emotion dysregulation model of generalized anxiety disorder. *Behaviour Research and Therapy*, *43*, 1281–1310.

Merikangas, K. R., Akiskal, H. S., Angst, J., Greenberg, P. E., Hirschfeld, R. M. A., Petukhova, M., & Kessler, R. C. (2007). Lifetime and 12-month prevalence of bipolar spectrum disorder in the National Comorbidity Survey Replication. *Archives of General Psychiatry*, *64*(5), 543–552.

Merikangas, K. R., Zhang, H., & Aveneoli, S. (2003). Longitudinal trajectories of depression and anxiety in a prospective community study. *Archives of General Psychiatry*, *60*, 993–1000.

Merlo, L. J., Lehmkuhl, H. D., Geffken, G. R., & Storch, E. A. (2009). Decreased family accommodation associated with improved therapy outcome in pediatric obsessive-compulsive disorder. *Journal of Consulting and Clinical Psychology*, *77*(2), 355–360.

Merwin, R. M., Zucker, N. L., Lacy, J. L., & Elliott, C. A. (2010). Interoceptive awareness in eating disorders: Distinguishing lack of clarity from non-acceptance of internal experience. *Cognition and Emotion*, *24*, 892–902.

Michielsen, M., Comijs, H. C., Semeijn, E. J., Beekman, A. T., Deeg, D. J., & Kooij, J. S. (2013). The comorbidity of anxiety and depressive symptoms in older adults with attention-deficit/

hyperactivity disorder: A longitudinal study. *Journal of Affective Disorders*, *148*(2), 220–227.

Miller, M. W., Fogler, J. M., Wolf, E. J., Kaloupek, D. G., & Keane, T. M. (2008). The internalizing and externalizing structure of psychiatric comorbidity in combat veterans. *Journal of Traumatic Stress*, *21*, 58–65.

Miller, W. R., & Rollnick, S. (2002). *Motivational interviewing: Preparing people for change.* 2d ed. New York, NY: Guilford Press.

Miller, W. R., & Rollnick, S. (2012). Meeting in the middle: Motivational interviewing and self-determination theory. *The International Journal of Behavioral Nutrition and Physical Activity*, *9*.

Miller, W. R., & Rollnick, S. (2013). *Motivational interviewing: Preparing people for change.* 3d ed. New York, NY: Guilford Press.

Miranda, J., Bernal, G., Lau, A., Kohn, L., Hwang, W., & La Fromboise, T. (2005). State of the science on psychosocial interventions for ethnic minorities. *Annual Review of Clinical Psychology*, *1*, 113–142.

Mizes, J. S., Christiano, B., Madison, J., Post, G., Seime, R., & Varnado, P. (2000). Development of the Mizes Anorectic Cognitions Questionnaire-Revised: Psychometric properties and factor structure in a large sample of eating disorder patients. *International Journal of Eating Disorders*, *28*(4), 415–421.

Morin, C. M., & Benca, R. (2012). Chronic insomnia. *Lancet*, *379*, 1129–1141.

Morin, C. M., Blais, F., & Savard, J. (2002). Are changes in beliefs and attitudes about sleep related to sleep improvements in the treatment of insomnia? *Behaviour Research and Therapy*, *40*, 741–752.

Morin, C. M., Rodrigue, S., & Ivers, H. (2003). Role of stress, arousal, and coping skills in primary insomnia. *Psychosomatic Medicine*, *65*, 259–267.

Morin, C. M., Vallieres, A., & Ivers, H. (2007). Dysfunctional beliefs and attitudes about sleep (DBAS): validation of a brief version (DBAS-16). *Sleep*, *30*, 1547–1554.

Morley, K. C., Baillie, A., Sannibale, C., Teesson, M., & Haber, P. S. (2013). Integrated care for comorbid alcohol dependence and anxiety and/or depressive disorder: Study protocol for an assessor-blind, randomized controlled trial. *Addiction Science & Clinical Practice*, *8*(1), 1.

Mountford, V., Haase, A., & Waller, G. (2006). Body checking in the eating disorders: Associations between cognitions and behaviors. *International Journal of Eating Disorders*, *39*, 708–715.

Muehlenkamp, J. J. (2014). Distinguishing between suicidal and nonsuicidal self-injury. In M. K. Nock (Ed.), *The Oxford Handbook of Suicide and Self-Injury* (1st ed., pp. 23–46). New York, NY: Oxford University Press.

Mullins-Sweatt, S. N., Lengel, G. J., & Grant, D. M. (2013). Nonsuicidal self-injury: The contribution of general personality functioning. *Personality and Mental Health*, *7*, 56–68.

Mundt, J. C., Marks, I. M., Shear, M. K., & Greist, J. H. (2002). The Work and Social Adjustment Scale: a simple measure of impairment in functioning. *British Journal of Psychiatry*, *180*, 461–464.

Muñoz, R. F., & Mendelson, T. (2005). Toward evidence-based interventions for diverse populations: The San Francisco General Hospital prevention and treatment manuals. *Journal of*

Consulting and Clinical Psychology, *73*, 790–799.

Murray, G., Goldstone, E., & Cunningham, E. (2007). Personality and the predisposition(s) to bipolar disorder: heuristic benefits of a two-dimensional model. *Bipolar Disorders*, *9*(5), 453–461.

Murray, L. K., Dorsey, S., Haroz, E., Lee, C., Alsiary, M. M., Haydary, A.,…, Bolton, P. (2014). A common elements treatment approach for adult mental health problems in low-and middle-income countries. *Cognitive and Behavioral Practice*, *21*(2), 111–123.

Nakamura, B. J., Pestle, S. L., & Chorpita, B. F. (2009). Differential sequencing of cognitive-behavioral techniques for reducing child and adolescent anxiety. *Journal of Cognitive Psychotherapy*, *23*(2), 114–135.

Naragon-Gainey, K. (2010). Meta-analysis of the relations of anxiety sensitivity to the depressive and anxiety disorders. *Psychological Bulletin*, *136*, 128–150.

Narasimhan, M., & Campbell, N. (2010). A tale of two comorbidities: Understanding the neurobiology of depression and pain. *Indian Journal of Psychiatry, 52*(2), 127–130.

National Institutes of Health (NIH). (2005). National Institutes of Health State of the Science Conference statement on manifestations and management of chronic insomnia in adults, June 13–15, 2005. *Sleep*, *28*, 1049–1057.

Newby, J. M., McKinnon, A., Kuyken, W., Gilbody, S., & Dalgleish, T. (2015). Systematic review and meta-analysis of transdiagnostic psychological treatments for anxiety and depressive disorders in adulthood. *Clinical Psychology Review*, *40*, 91–110.

Newman, M. (2000). Recommendations for a cost-offset model of psychotherapy allocation using generalized anxiety disorder as an example. *Journal of Consulting and Clinical Psychology*, *68*(4), 549–555.

Newman, M. G., & Fisher, A. J. (2010). Expectancy/credibility change as a mediator of cognitive behavioral therapy for generalized anxiety disorder: Mechanism of action or proxy for symptom change? *International Journal of Cognitive Therapy*, *3*, 245–261.

Newman, M. G., & Llera, S. J. (2011). A novel theory of experiential avoidance in generalized anxiety disorder: A review and synthesis of research supporting a contrast avoidance model of worry. *Clinical Psychology Review*, *31*(3), 371–382.

Nock, M. K. (2010). Self-injury. *Annual Review of Clinical Psychology*, *6*, 339–363.

Nock, M. K., & Favazza, A. (2009). Non-suicidal self-injury: Definition and classification. In M. K. Nock (Ed.), *Understanding nonsuicidal self-injury* (pp. 9–18). Washington, DC: American Psychological Association.

Nock, M. K., & Prinstein, M. J. (2004). A functional approach to the assessment of self-mutilative behavior. *Journal of Consulting and Clinical Psychology*, *72*, 885–890.

Nock, M. K., Cha, C. B., & Dour, H. J. (2011). Disorders of impulse control and self-harm. In D. H. Barlow (Ed.), *The Oxford Handbook of Clinical Psychology* (1st ed., pp. 504–529). New York, NY: Oxford University Press.

Nock, M. K., Guilherme, B., Bromet, E., Cha, C., Kessler, R., & Lee, S. (2008). Suicide and suicidal behavior. *Epidemiologic Reviews*, *30*, 133–155.

Nock, M. K., Holmberg, E. B., Photos, V. I., & Michel, B. D. (2007). Self-Injurious Thoughts and Behaviors Interview: Development, reliability, and validity in an adolescent sample. *Psychological Assessment, 19*, 309–317.

Nolen-Hoeksema, S. (1991). Responses to depression and their effects on the duration of depressive episodes. *Journal of Abnormal Psychology, 100*, 569–582.

Nolen-Hoeksema, S. (2000). The role of rumination in depressive disorders and mixed anxiety/ depressive symptoms. *Journal of Abnormal Psychology, 109*, 504–511.

Nolen-Hoeksema, S., Larson, J., & Grayson, C. (1999). Explaining the gender difference in depressive symptoms. *Journal of Personality and Social Psychology, 77*, 1061–1072.

Norman, S. B., Cissell, S. H., Means-Christensen, A. J., & Stein, M. B. (2006). Development and validation of an Overall Anxiety Severity and Impairment Scale (OASIS). *Depression and Anxiety, 23*, 245–249.

Norton, G. R., Rockman, G. E., Ediger, J., Pepe, C., Goldberg, S., Cox, B. J., & Asmundson, G. J. G. (1997). Anxiety sensitivity and drug choice in individuals seeking treatment for substance abuse. *Behaviour Research and Therapy, 35*, 859–862.

Norton, P. J., & Barrera, T. L. (2012). Transdiagnostic versus diagnosis-specific CBT for anxiety disorders: A preliminary randomized controlled noninferiority trial. *Depression and Anxiety, 29*(10), 874–882.

Norton, P. J., & Philipp, L. M. (2008). Transdiagnostic approaches to the treatment of anxiety disorders: A quantitative review. *Psychotherapy: Theory, Research, Practice, Training, 45*(2), 214–226.

Nowakowski, M. E., McFarlane, T., & Cassin, S. (2013). Alexithymia and eating disorders: A critical review of the literature. *Journal of Eating Disorders, 1*, 21.

Obsessive Compulsive Cognitions Working Group. (1997). Cognitive assessment of obsessive-compulsive disorder. *Behaviour Research and Therapy, 35*(7), 667–681.

O'Connor, D. B., O'Connor, R. C., & Marshall, R. (2007). Perfectionism and psychological distress: Evidence of the mediating effects of rumination. *European Journal of Personality, 21*, 429–452.

Odlaug, B. L., Weinhandl, E., Mancebo, M. C., Mortensen, E. L., Eisen, J. L., Rasmussen, S. A.,…, Grant, J. E. (2014). Excluding the typical patient: Thirty years of pharmacotherapy efficacy trials for obsessive-compulsive disorder. *Annals of Clinical Psychiatry, 26*, 39–46.

Oetting, E. R., & Beauvais, F. (1991). Orthogonal cultural identification theory: The cultural identification of minority adolescents. *International Journal of the Addictions, 25*(5a and 6a), 655–685.

Olfson, M., Marcus, S. C., Tedeschi, M., Wan, G. J. (2006). Continuity of antidepressant treatment for adults with depression in the United States. *American Journal of Psychiatry, 163*, 101–108.

Olfson, M., Mojtabai, R., Sampson, N. A., Hwang, I., Druss, B., Wang, P. S.,…, Kessler, R. C. (2009). Dropout from outpatient mental health care in the United States. *Psychiatric Services, 60*(7), 898–907.

Olfson, M., & Pincus, H. A. (1996). Outpatient mental health care in nonhospital settings Distribution of patients across provider groups. *American Journal of Psychiatry, 153*(10), 1353–1356.

Osma, J., Castellano, C., Crespo, E., & García-Palacios, A. (2015). The Unified Protocol for the Transdiagnostic Treatment of Emotional Disorders in group format in a Spanish public mental health setting. *Psicología Conductual*, *23*(3), 447.

Otto, M. W., O'Cleirigh, C. M., & Pollack, M. H. (2007). Attending to emotional cues for drug abuse: Bridging the gap between clinic and home behaviors. *Science & Practice Perspectives*, *3*(2), 48–55.

Otto, M. W., Simon, N. M., Wisniewski, S. R., Miklowitz, D. J., Kogan, J. N., Relly-Harrington, N. A.,…, & Pollack, M. H. (2006). Prospective 12-month course of bipolar disorder in outpatients with and without comorbid anxiety disorders. *British Journal of Psychiatry*, *189*, 20–25.

Ozkan, M., & Altindag, A. (2005). Comorbid personality disorders in subjects with panic disorder: do personality disorders increase clinical severity? *Comprehensive Psychiatry*, *46*(1), 20–26.

Paquette, V., Levesque, J., Mensour, B., Leroux, J. M., Beaudoin, G., Bourgouin, P., & Beauregard, M. (2003). "Change the mind and you change the brain": Effects of cognitive-behavioral therapy on the neural correlates of spider phobia. *NeuroImage*, *18*, 401–409.

Parham, T., White, J., & Ajumi, A. (1999). *The psychology of Blacks: An African-centered perspective*. Upper Saddle River, NJ: Prentice Hall.

Park, A. L., Chorpita, B. F., Regan, J., Weisz, J. R., & Research Network on Youth Mental Health. (2014). Integrity of evidence-based practice: Are providers modifying practice content or practice sequencing? *Administration and Policy in Mental Health and Mental Health Services Research*, 1–11.

Parthasarathy, S., Vasquez, M. M., Halonen, M., Bootzin, R., Quan, S. F., Martinez, F. D., & Guerra, S. (2015). Persistent insomnia is associated with mortality risk. *American Journal of Medicine*, *128*, 268–275. e262.

Paulesu, E., Sambugaro, E., Torti, T., Danelli, L., Ferri, F., Scialfa, G.,…, Sassaroli, S. (2010). Neural correlates of worry in generalized anxiety disorder and in normal controls: A functional MRI study. *Psychological Medicine*, *40*, 117–124.

Payne, L., Ellard, K. K., Farchione, T. J., Fairholme, C. P., & Barlow, D. H. (In press). Emotional disorders: A unified protocol. In David H. Barlow (Ed.), *Clinical handbook of psychological disorders: A step-by-step treatment manual* (5th ed.). New York, NY US: The Guilford Press.

Payne, L. A., Tsao, J. C. I., & Zeltzer, L. K. (2014). Unified protocol for youth with chronic pain in pediatric medical settings. In J. T. Ehrenreich-May & B. C. Chu (Eds.), *Transdiagnostic Treatments for Children and Adolescents: Principles and Practice* (pp. 385–401). New York: The Guilford Press.

Persons, J. B. (2005). Empiricism, mechanism, and the practice of cognitive-behavior therapy. *Behavior Therapy*, *36*(2), 107–118.

Peterson, M. J., & Benca, R. M. (2006). Sleep in mood disorders. *Psychiatric Clinics of North America*, *29*, 1009–1032; abstract, ix.

Peterson, R. A., & Reiss, S. (1993). *Anxiety sensitivity index revised test manual*. Worthington, OH: International Diagnostic Systems Publishing.

Petit, G., Luminet, O., Maurage, F., Tecco, J., Lechantre, S., Ferauge, M.,…, & Timary, P. (2015).

Emotion Regulation in Alcohol Dependence. *Alcoholism: Clinical and Experimental Research*, *39*(12), 2471–2479.

Phan, K. L., Fitzgerald, D. A., Nathan, P. J., & Tancer, M. E. (2006). Association between amygdala hyperactivity to harsh faces and severity of social anxiety in generalized social phobia. *Biological Psychiatry*, *59*, 424–429.

Phillips, K. A., Stein, D. J., Rauch, S., Hollander, E., Fallon, B. A., Barsky, A.,…, Leckman, J. (2010). Should an obsessive-compulsive spectrum grouping of disorders be included in DSM-V? *Depression and Anxiety*, *27*(6), 528–555.

Phillips, M. L., & Vieta, E. (2007). Identifying functional neuroimaging biomarkers of bipolar disorder: toward DSM-V. *Schizophrenia Bulletin*, *33*(4), 893–904.

Phinney, J. (1992). The Multigroup Ethnic Identity Measure: A new scale for use with adolescents and young adults from diverse groups. *Journal of Adolescent Research*, *7*, 156–176.

Pickett, S. M., Lodis, C. S., Parkhill, M. R., & Orcutt, H. K. (2012). Personality and experiential avoidance: A model of anxiety sensitivity. *Personality and Individual Differences*, *53*, 246–250.

Plehn, K., & Peterson, R. A. (2002). Anxiety sensitivity as a predictor of the development of panic symptoms, panic attacks, and panic disorder: A prospective study. *Journal of Anxiety Disorders*, *16*, 455–473.

Pope, M., Dudley, R., & Scott, J. (2007), Determinants of social functioning in bipolar disorder. *Bipolar Disorders*, *9*, 38–44.

Porto, P. R., Oliveira, L., Mari, J., Volchan, E., Figueira, I., & Ventura, P. (2009). Does cognitive behavioral therapy change the brain? A systematic review of neuroimaging in anxiety disorders. *Journal of Neuropsychiatry and Clinical Neurosciences*, *21*, 114–125.

Powers, M. B., Halpern, J. M., Ferenschak, M. P., Gillihan, S. J., Foa, E. B. (2010). A meta-analytic review of prolonged exposure for posttraumatic stress disorder. *Clinical Psychology Review*, *30*, 635–641.

Prescott, C. A., Neale, M. C., Corey, L. A., & Kendler, K. S. (1997). Predictors of problem drinking and alcohol dependence in a population-based sample of female twins. *Journal of Studies on Alcohol*, *58*(2), 167–181.

Purdon, C. (1999). Thought suppression and psychopathology. *Behaviour Research and Therapy*, *37*, 1029–1054.

Rachman, S., & de Silva, P. (1978). Abnormal and normal obsessions. *Behaviour Research and Therapy*, *16*(4), 233–248.

Ramsawh, H. J., Ancoli-Israel, S., Sullivan, S. G., Hitchcock, C. A., & Stein, M. B. (2011). Neuroticism mediates the relationship between childhood adversity and adult sleep quality. *Behavioral Sleep Medicine*, *9*, 130–143.

Randall, C. L., Thomas, S., & Thevos, A. K. (2001). Concurrent alcoholism and social anxiety disorder: A first step toward developing effective treatments. *Alcoholism: Clinical and Experimental Research*, *25*(2), 210–220.

Rasmussen, M. K., & Pidgeon, A. M. (2011). The direct and indirect benefits of dispositional mindfulness on self-esteem and social anxiety. *Anxiety, Stress, and Coping: An International Journal*, *24*, 227–233.

Rassin, E., Muris, P., Schmidt, H., & Merkelbach, H. (2000). Relationship between thought action fusion, thought suppression, and obsessive-compulsive symptoms: A structural equation model approach. *Behaviour Research and Therapy*, *38*, 889–897.

Rassovsky, Y., Kushner, M. G., Schwarze, N. J., & Wangensteen, O. D. (2000). Psychological and physiological predictors of response to carbon dioxide challenge in individuals with panic disorders. *Journal of Abnormal Psychology*, *109*, 616–623.

Reardon, J. M., & Williams, N. L. (2007). The specificity of cognitive vulnerabilities to emotional disorders: Anxiety sensitivity, looming vulnerability, and explanatory style. *Journal of Anxiety Disorders*, *21*, 625–643.

Reas, D. L., Whisenhunt, B. L., Netemeyer, R., & Williamson, D. A. (2002). Development of the body checking questionnaire: A self-report measure of body checking behaviours. *International Journal of Eating Disorders*, *31*, 324–333.

Rector, N. A., Hood, K., Richter, M. A., & Michael Bagby, R. (2002). Obsessive-compulsive disorder and the five-factor model of personality: Distinction and overlap with major depressive disorder. *Behaviour Research and Therapy*, *40*(10), 1205–1219.

Reiss, S. (1991). Expectancy model of fear, anxiety, and panic. *Clinical Psychology Review*, *11*, 141–153.

Reiss, S., Peterson, R. A., Gursky, D. M., & McNally, R. J. (1986). Anxiety sensitivity, anxiety frequency and the prediction of fearfulness. *Behaviour Research and Therapy*, *24*, 1–8.

Resick, P. A., Nishith, P., Weaver, T. L., Astin, M. C., & Feuer, C. A. (2002). A comparison of cognitive processing therapy with prolonged exposure and a writing condition for the treatment of chronic posttraumatic stress disorder in female rape victims. *Journal of Consulting and Clinical Psychology*, *70*, 867–879.

Resick, P. A., Wachen, J. S., Mintz, J., Young-McCaughan, S., Roache, J. D., Borah, A. M.,..., & Peterson, A. L. (2015). A randomized clinical trial of group cognitive processing therapy compared with group present-cenered therapy for PTSD among active duty military personnel. *Journal of consulting and clinical psychology*, *83*(6), 1058–1068.

Resick, P. A., Williams, L. F., Suvak, M. K., Monson, C. M., Gradus, J. L. (2012) Long-term outcomes of cognitivebehavioral treatments for posttraumatic stress disorder among female rape survivors. *Journal of Consulting and Clinical Psychology*, *80*, 201–210.

Resnicow, K., Soler, R., Braithwait, R. L., Ahluwalia, J. S., Butler, J. (2000). Cultural sensitivity in substance abuse prevention. *Journal of Community Psychology*, *28*, 271–290.

Reynolds, C. F., Redline, S., & The DSM-V Sleep-Wake Disorders Workgroup and Advisors. (2010). The DSM-V sleep-wake disorders nosology: An update and an invitation to the sleep community. *Journal of Clinical Sleep Medicine*, *6*, 9–10.

Ribeiro, J. D., Bodell, L. P., Hames, J. L., Hagan, C. R., & Joiner, T. E. (2013). An empirically based approach to the assessment and management of suicidal behavior, *Journal of Psychotherapy Integration*, *23*, 207–221.

Ribeiro, S. C., Kennedy, S. E., Smith, Y. R., Stohler, C. S., & Zubieta, J. K. (2005). Interface of physical and emotional stress regulation through the endogenous opioid system and mu-opioid receptors. *Progress in Neuro-psychopharmacology and Biological Psychiatry, 29*(8), 1264–

1280.

Richards, D. A., & Suckling, R. (2009). Improving access to psychological therapies: Phase IV prospective cohort study. *British Journal of Clinical Psychology*, *48*(4), 377–396.

Riegel, B., Bruenahl, C. A., Ahyai, S., Bingel, U., Fisch, M., & Lowe, B. (2014). Assessing psychological factors, social aspects and psychiatric co-morbidity associated with Chronic Prostatitis/Chronic Pelvic Pain Syndrome (CP/CPPS) in men—a systematic review. *Journal of Psychosomatic Research, 77*(5), 333–350.

Roberts, M. E., Tchanturia, K., & Treasure, J. L. (2010). Exploring the neurocognitive signature of poor set-shifting in anorexia and bulimia nervosa. *Journal of Psychiatric Research*, *44*, 964–970.

Roberts, R. E., Phinney, J. S., Masse, L. C., Chen, Y. R., Roberts, C. R., & Romero, A. (1999). The structure of ethnic identity of young adolescents from diverse ethnocultural groups. *Journal of Early Adolescence*, *19*(3), 301–322.

Roemer, L., & Orsillo, S.M. (2009). *Mindfulness and acceptance-based behavioral therapies in practice*. New York, NY: Guilford Press.

Roemer, L., Salters, K., Raffa, S., & Orsillo, S. M. (2005). Fear and avoidance of internal experiences in GAD: Preliminary tests of a conceptual model. *Cognitive Therapy and Research*, *29*, 71–88.

Rosellini, A. J. (2013). *Initial development and validation of a dimensional classification system for the emotional disorders*. Unpublished doctoral dissertation, Boston University, Boston, MA.

Rosellini, A. J., Boettcher, H., Brown, T. A., & Barlow, D. H. (2015). A transdiagnostic temperament-phenotype profile approach to emotional disorder classification: An update. *Psychopathology Review*, *2*, 110–128.

Rosellini, A. J., & Brown, T. A. (2014). Initial interpretation and evaluation of a profile-based classification system for the anxiety and mood disorders: Incremental validity compared to DSM-IV categories. *Psychological Assessment*, *26*(4), 1212.

Rosellini, A. J., Lawrence, A., Meyer, J., & Brown, T. A. (2010). The effects of extraverted temperament on agoraphobia in panic disorder. *Journal of Abnormal Psychology*, *119*, 420–426.

Ross, H. E., Glaser, F. B., & Germanson, T. (1988). The prevalence of psychiatric disorders in patients with alcohol and other drug problems. *Archives of General Psychiatry*, *45*(11), 1023–1031.

Rowland, J. E., Hamilton, M. K., Lino, B. J., Ly, P., Denny, K., Hwang, E. J.,..., Green, M. J. (2013). Cognitive regulation of negative affect in schizophrenia and bipolar disorder. *Psychiatry Research*, *208*(1), 21–28.

Roy-Byrne, P. P., Craske, M. G., & Stein, M. B. (2006). Panic disorder. *Lancet*, *368*(9540), 1023–1032.

Rudd, M. D., Bryan, C. J., Wertenberger, E. G., Peterson, A. L., Young-McCaughan, S., Mintz, J., ..., Bruce, T. O. (2015). Brief cognitive behavioral therapy effects on post-treatment suicide attempts in a military sample: Results of a randomized clinical trial with 2-year follow-up. *American Journal of Psychiatry*, *172*, 441–449.

Ruscio, A. M., Borkovec, T. D., & Ruscio, J. (2001). A taxometric investigation of the latent structure of worry. *Journal of Abnormal Psychology*, *110*(3), 413.

Ruscio, A. M., & Ruscio, J. (2002). The latent structure of analogue depression: Should the Beck Depression Inventory be used to classify groups? *Psychological Assessment*, *14*(2), 135.

Ruscio, A. M., Ruscio, J., & Keane, T. M. (2002). The latent structure of posttraumatic stress disorder: A taxometric investigation of reactions to extreme stress. *Journal of Abnormal Psychology*, *111*(2), 290.

Sadock, B. J., & Sadock, V. A. (2000). *Kaplan & Sadock's comprehensive textbook of psychiatry, Vols. 1 & 2 (7th ed.).* (B. J. Sadock & V. A. Sadock, Eds.). Philadelphia, PA US: Lippincott Williams & Wilkins Publishers.

Salkovskis, P. M., & Harrison, J. (1984). Abnormal and normal obsessions—A replication. *Behaviour Research and Therapy*, *22*(5), 549–552.

Samuels, J., Eaton, W. W., Bienvenu, O. J., 3rd, Brown, C. H., Costa, P. T., Jr, & Nestadt, G. (2002). Prevalence and correlates of personality disorders in a community sample. *The British journal of psychiatry: the journal of mental science*, *180*, 536–542.

Samuels, J., Nestadt, G., Bienvenu, O. J., Costa, P. T., Riddle, M. A., Liang, K.-Y.,…, Cullen, B. A. M. (2000). Personality disorders and normal personality dimensions in obsessive—compulsive disorder. *British Journal of Psychiatry*, *177*(5), 457–462.

Sanchez-Craig, M., Annis, H. M., Bronet, A. R., & MacDonald, K. R. (1984). Random assignment to abstinence and controlled drinking: Evaluation of a cognitive-behavioral program for problem drinkers. *Journal of Consulting and Clinical Psychology*, *52*(3), 390–403.

Sarin, S., Abela, J., & Auerbach, R. (2005). Response styles theory of depression: A test of specificity and causal mediation. *Cognition & Emotion*, *19*, 751–761.

Sauer, S. E., & Baer, R. A. (2009). Responding to negative internal experience: Relationships between acceptance and change-based approaches and psychological adjustment. *Journal of Psychopathology and Behavioral Assessment*, *31*, 378–386.

Sauer-Zavala, S., & Barlow, D. H. (2014). The case for borderline personality disorder as an emotional disorder. *Clinical Psychology: Science and Practice*, *21*(2), 118–138.

Sauer-Zavala, S. E., Bentley, K. H., & Wilner, J. G. (2015). Transdiagnostic treatment of borderline personality disorder and comorbid disorders: A clinical replication series. *Journal of Personality Disorders*, *29*, 179.

Sauer-Zavala, S., Bentley, K. H., & Wilner, J. G. (2016). Transdiagnostic treatment of borderline personality disorder and comorbid disorders: A clinical replication series. *Journal of Personality Disorders*, *30*, 35–51.

Sauer-Zavala, S., Boswell, J. F., Gallagher, M. W., Bentley, K. H., Ametaj, A., & Barlow, D. H. (2012). The role of negative affectivity and negative reactivity to emotions in predicting outcomes in the Unified Protocol for the Transdiagnostic Treatment of Emotional Disorders. *Behaviour Research and Therapy*, *50*, 551–557.

Sauer-Zavala, S., Cassiello-Robbins, C., Conklin, L. R., Bullis, J. R., Thompson-Hollands, J., & Kennedy, K. (2017). Isolating the unique effects of the Unified Protocol treatment modules using single case experimental design. *Behavior Modification*, *41*(2), 286–307.

Saunders, E. (2013). Sleep quality during euthymia in bipolar disorder: The role of clinical features, personality traits, and stressful life events. *International Journal of Bipolar Disorders*, *1*(1), 16.

Scarrabelotti, M. B., Duck, J. M., & Dickerson, M. M. (1995). Individual differences in Obsessive-Compulsive behaviour: The role of the Eysenckian dimensions and appraisals of responsibility. *Personality and Individual Differences*, *18*(3), 413–421.

Schmidt, N. B., Keough, M. E., Timpano, K. R., & Richey, J. A. (2008). Anxiety sensitivity profile: Predictive and incremental validity. *Journal of Anxiety Disorders*, *22*, 1180–1189.

Schneier, F. R., Foose, T. E., Hasin, D. S., Heimberg, R. G., Liu, S. M., Grant, B. F., & Blanco, C. (2010). Social anxiety disorder and alcohol use disorder co-morbidity in the National Epidemiologic Survey on alcohol and related conditions. *Psychological Medicine*, *40*(6), 977–988.

Schnurr, P. P., Lunney, C. A., Bovin, M. J., & Marx, B. P. (2009). Posttraumatic stress disorder and quality of life: Extension of findings to veterans of the wars in Iraq and Afghanistan. *Clinical Psychology Review*, *29*, 727–735.

Segal, Z. V., Williams, J. M. G., & Teasdale, J. D. (2002). *Mindfulness-based cognitive therapy for depression: A new approach to preventing relapse.* New York, NY: Guilford Press.

Segerstrom, S. C., Tsao, J. C. I., Alden, L. E., & Craske, M. G. (2000). Worry and rumination: Repetitive thought as a concomitant and predictor of negative mood. *Cognitive Therapy and Research*, *24*, 671–688.

Selby, E. A., Anestis, M. D., & Joiner, T. E. (2008). Understanding the relationship between emotional and behavioral dysregulation: Emotional cascades. *Behaviour Research and Therapy*, *46*, 593–611.

Selby, E. A., Bender, T. W., Gordon, K. H., Nock, M. K., & Joiner, T. E., Jr. (2012). Nonsuicidal self-injury (NSSI) disorder: A preliminary study. *Personality Disorders: Theory, Research, and Treatment*, *3*(2), 167.

Selby, E. A., Joiner, T. E., Jr., & Ribeiro, J. D. (2014). Comprehensive theoretical models of suicidal behaviors. In M. K. Nock (Ed.), *The Oxford Handbook of Suicide and Self-Injury* (1st ed., pp. 286–307). New York, NY: Oxford University Press.

Semple, C. J., Dunwoody, L., Sullivan, K., & Kernohan, W. G. (2006). Patients with head and neck cancer prefer individualized cognitive behavioural therapy. *European Journal of Cancer Care (English Language Edition)*, *15*, 220–227.

Serpell, L., Livingstone, A., Neiderman, M., & Lask, B. (2002). Anorexia nervosa: Obsessive-compulsive disorder, obsessive-compulsive personality disorder, or neither? *Clinical Psychology Review*, *22*, 647–669.

Shafran, R., Fairburn, C. G., Robinson, P., & Lask, B. (2004). Body checking and its avoidance in eating disorders. *International Journal of Eating Disorders*, *35*, 93–101.

Shafran, R., & Rachman, S. (2004). Thought-action fusion: A review. *Journal of Behavior Therapy and Experimental Psychiatry*, *35*(2), 87–107.

Shahar, B., & Herr, N. R. (2011). Depressive symptoms predict inflexibly high levels of experiential avoidance in response to daily negative affect: A daily diary study. *Behaviour Research and Therapy*, *49*, 676–681.

Shapiro, D. A., Cavanagh, K., & Lomas, H. (2003). Geographic inequity in the availability of cognitive behavioral therapy in England and Wales. *Behavioural and Cognitive Psychotherapy*, *31*, 185–192.

Sharp, D. M., Power, K. G., & Swanson, V. (2004). A comparision of the efficacy and acceptability of group versus individual cognitive behaviour therapy in the treatment of panic disorder and agoraphobia in primary care. *Clinical Psychology and Psychotherapy*, *11*, 73–82.

Sheeran, T., Brown, E. L., Nassisi, P., & Bruce, M. L. (2004). Does depression predict falls among home health patients? Using a clinical-research partnership to improve the quality of geriatric care. *Home Healthcare Nurse*, *22*(6), 384–389.

Sheeran, T., Byers, A. L., & Bruce, M. L. (2010). Depression and increased short-term hospitalization risk among geriatric patients receiving home health care services. *Psychiatric Services*, *61*(1), 78–80.

Shear, M. K., Vander Bilt, J., Rucci, P., Endicott, J., Lydiard, B., Otto, M. W.,…, Frank, D. M. (2001). Reliability and validity of a structured interview guide for the Hamilton Anxiety Rating Scale (SIGH-A). *Depression and Anxiety*, *13*(4), 166–178.

Sher, K. J., & Grekin, E. R. (2007). Alcohol and affect regulation. In J. J. Gross & J. J. Gross (Eds.), *Handbook of emotion regulation* (pp. 560–580). New York, NY: Guilford Press.

Shin, L. M., & Liberzon, I. (2010). The neurocircuitry of fear, stress, and anxiety disorders. *Neuropsychopharmacology*, *35*, 169–191.

Shin, L. M., Wright, C. I., Cannistraro, P. A., Wedig, M. M., McMullin, K., Martis, B.,…, Rauch, S. L. (2005). A functional magnetic resonance imaging study of amygdala and medial prefrontal cortex responses to overtly presented fearful faces in posttraumatic stress disorder. *Archives of General Psychiatry*, *62*, 273–281.

Shivarathre, D. G., Howard, N., Krishna, S., Cowan, C., & Platt, S. R. (2014). Psychological factors and personality traits associated with patients in chronic foot and ankle pain. *Foot & Ankle International, 35*(11), 1103–1107.

Shneidman, E. S. (1993). Suicide as psychache. *Journal of Nervous and Mental Disease, 181*, 147–149.

Short, N. A., Allan, N. P., Raines, A. M., & Schmidt, N. B. (2015). The effects of an anxiety sensitivity intervention on insomnia symptoms. *Sleep Medicine, 16*, 152–159.

Simon, N. M., Otto, M. W., Wisniewski, S. R., Fossey, M., Sagduyu, K., Frank, E.,…, Pollack, M. H. (2004). Anxiety disorder comorbidity in bipolar disorder patients: Data from the first 500 participants in the Systematic Treatment Enhancement Program for Bipolar Disorder (STEP-BD). *American Journal of Psychiatry, 161*, 2222–2229.

Skinner, H. A., & Horn, J. L. (1984). *Alcohol Dependence Scale: Users guide.* Toronto, Canada: Addiction Research Foundation.

Sloan, D. M., Marx, B. P., Bovin, M. J., Feinstein, B. A., & Gallagher, M. W. (2012). Written exposure as an Intervention for PTSD: A randomized clinical trial with motor vehicle accident survivors. *Behaviour Research and Therapy, 50*, 627–635.

Speisman, R. B., Kumar, A., Rani, A., Foster, T. C., & Omerod, B. K. (2012). Daily exercise improves memory, stimulates hippocampal neurogenesis and modulates immune and neuroimmune cytokines in aging rats. *Brain, Behavior, and Immunity, 28*, 25–43.

Steinglass, J., Albano, A. M., Simpson, H. B., Carpenter, K., Schebendach, J., & Attia, E. (2012). Fear of food as a treatment target: Exposure and response prevention for anorexia nervosa in an open series. *International Journal of Eating Disorders, 45*, 615–621.

Steinglass, J., Sysco, R., Glasofer, D., Albano, A. M., Simpson, H. B., & Walsh, B. T. (2011). Rationale for the application of exposure and response prevention to the treatment of anorexia nervosa. *International Journal of Eating Disorders, 44*, 134–141.

Steinglass, J. E., Albano, A. M., Simpson, H. B., Wang, Y., Zou, J., Attia, E., & Walsh, B. T. (2014). Confronting fear using exposure and response prevention for anorexia nervosa: A randomized controlled pilot study. *International Journal of Eating Disorders, 47*, 174–180.

Stepanski, E. J., & Rybarczyk, B. (2006). Emerging research on the treatment and etiology of secondary or comorbid insomnia. *Sleep Medicine Reviews, 10*, 7–18.

Stephenson, M. (2000). Development and validation of the Stephenson Multigroup Acculturation Scale (SMAS). *Psychological Assessment, 12*(1), 77.

Stewart, S. E., Beresin, C., Haddad, S., Stack, D. E., Fama, J., & Jenike, M. (2008). Predictors of family accommodation in obsessive-compulsive disorder. *Annals of Clinical Psychiatry, 20*, 65–70.

Stice, E., Agras, W. S., Telch, C. F., Halmi, K. A., Mitchell, J. E., & Wilson, T. (2001). Subtyping binge eating-disordered women along dieting and negative affect dimensions. *International Journal of Eating Disorders, 30*(1), 11–27.

Stiles, W. B., Barkham, M., Mellor-Clark, J., & Connell, J. (2008). Effectiveness of cognitive-behavioural, person-centered, and psychodynamic therapies in UK primary-care routine practice: Replication in a larger sample. *Psychological Medicine, 38*(5), 677–688.

Storch, E. A., Rasmussen, S. A., Price, L. H., Larson, M. J., Murphy, T. K., & Goodman, W. K. (2010). Development and psychometric evaluation of the Yale-Brown Obsessive-Compulsive Scale— Second Edition. *Psychological Assessment, 22*(2), 223–232.

Straube, T., Mentzel, H. J., & Miltner, W. H. (2006). Neural mechanisms of automatic and direct processing of phobogenic stimuli in specific phobia. *Biological Psychiatry, 59*, 162–170.

Strigo, I. A., Simmons, A. N., Matthews, S. C., Craig, A. D., & Paulus, M. P. (2008). Major depressive disorder is associated with altered functional brain response during anticipation and processing of heat pain. *Archives of General Psychiatry, 65*(11), 1275–1284.

Stringer, D., Marshall, D., Pester, B., Baker, A., Langenecker, S. A., Angers, K.,…, Ryan, K. A. (2014). Openness predicts cognitive functioning in bipolar disorder. *Journal of Affective Disorders, 168*, 51–57.

Strupp, H. (1973). The future of research in psychotherapy. In H. Strupp (Ed.), *Psychotherapy: Clinical, research, and theoretical issues* (pp. 733–756). Lanham, MD: Jason Aronson.

Swannell, S. V., Martin, G. E., Page, A., Hasking, P., & St. John, N. J. (2014). Prevalence of nonsuicidal self-injury in nonclinical samples: Systematic review, meta-analysis and meta-regression. *Suicide and Life-Threatening Behavior, 44*(3), 273–303.

Swartz, M., Blazer, D., George, L., & Winfield, I. (1990). Estimating the prevalence of borderline personality disorder in the community. *Journal of Personality Disorders, 4*(3), 257–272.

Sue, D. W., Gallardo, M. E., & Neville, H. A. (2013). *Case studies in multicultural counseling and therapy*. Hoboken, NJ: John Wiley & Sons.

Sullivan, M. J. L., Rouse, D., Bishop, S., & Johnston, S. (1997). Thought suppression, catastrophizing, and pain. *Cognitive Therapy and Research, 21*, 555–568.

Sunday, S. R., Halmi, K. A., & Einhorn, A. (1995). Yale-Brown-Cornell Eating Disorder Scale: A new scale to assess eating disorder symptomatology. *International Journal of Eating Disorders, 18*(3), 237–245.

Suter, P., Suter, W. N., & Johnston, D. (2008). Depression revealed: The need for screening, treatment, and monitoring. *Home Healthcare Nurse, 26*(9), 543–550.

Svaldi, J., Griepenstroh, J., Tuschen-Caffier, B., & Ehring, T. (2012). Emotion regulation deficits in eating disorders: A marker of eating pathology or general psychopathology? *Psychiatry Research, 197*, 103–111.

Swendsen, J. D., Conway, K. P., Rounsaville, B. J., & Merikangas, K. R. (2002). Are personality traits familial risk factors for substance use disorders? Results of a controlled family study. *American Journal of Psychiatry, 159*(10), 1760–1766.

Tanji, F., Kakizaki, M., Sugawara, Y., Watanabe, I., Nakaya, N., Minami, Y., Fukao, A., & Tsuji, I. (2014). Personality and suicide risk: The impact of economic crisis in Japan. *Psychological Medicine, 45*(03), 559–573.

Tarrier, N., Taylor, K., & Gooding, P. (2008). Cognitive-behavioral interventions to reduce suicide behavior a systematic review and meta-analysis. *Behavior Modification, 32*(1), 77–108.

Taylor, S. (1999). *Anxiety sensitivity: Theory, research and treatment of the fear of anxiety*. Mahwah, NJ: Erlbaum.

Tchanturia, K., Anderluh, M. B., Morris, R. G., Rabe-Hesketh, S., Collier, D. A., Sanchez, P., & Treasure, J. L. (2004). Cognitive flexibility in anorexia nervosa and bulimia nervosa. *Journal of the International Neuropsychological Society, 10*, 513–520.

Tchanturia, K., Davies, H., Roberts, M., Harrison, A., Nakazato, M., Schmidt, U.,…, Morris, R. (2012). Poor cognitive flexibility in eating disorders: Examining the evidence using the Wisconsin Card Sorting Task. *PLoS ONE, 7*(1): e28331.

Teasdale, J.D., & Barnard, P. J. (1993). *Affect, cognition, and change: Re-modeling depressive thought*. Hillsdale, NJ: Erlbaum.

Teesson, M., Hall, W., Slade, T., Mills, K., Grove, R., Mewton, L.,…, Haber, P. (2010). Prevalence and correlates of DSM-IV alcohol abuse and dependence in Australia: Findings of the 2007 National Survey of Mental Health and Wellbeing. *Addiction, 105*(12), 2085–2094.

Teesson, M., Hodder, T., & Buhrich, N. (2003). Alcohol and other drug use disorders among homeless people in Australia. *Substance Use & Misuse, 38*(3–6), 463–474.

Tegethoff, M., Belardi, A., Stalujanis, E., & Meinlschmidt, G. (2015). Comorbidity of mental disorders and chronic pain: chronology of onset in adolescents of a national representative cohort. *Journal of Pain, 16*(10), 1054–1064.

Tellegen, A. (1985). Structures of mood and personality and their relevance to assessing anxiety, with an emphasis on self-report. In A. H. Tuma & J. D. Maser (Eds.), *Anxiety and the anxiety disorders* (pp. 681–706). Hillsdale, NJ: Erlbaum.

Thielke, S., Vannoy, S., & Unutzer, J. (2007). Integrating mental health and primary care. *Primary Care: Clinics in Office Practice, 34*, 571–592.

Thomas, J., Knowles, R., Tai, S., & Bentall, R. P. (2007). Response styles to depressed mood in bipolar affective disorder. *Journal of Affective Disorders, 100*(1–3), 249–252.

Thompson-Brenner, H., & Ice, S. (2014). *Integrating behavioral and emotional interventions.* Paper presented at the Annual Renfrew Center Foundation Conference, November, Philadelphia, PA.

Thompson-Hollands, J., Abramovitch, A., Tompson, M. C., & Barlow, D. H. (2015). A randomized clinical trial of a brief family intervention to reduce accommodation in obsessive-compulsive disorder: A preliminary study. *Behavior Therapy, 46*(2), 218–229.

Thompson-Hollands, J., Bentley, K. H., Gallagher, M. W., Boswell, J. F., & Barlow, D. H. (2014). Credibility and outcome expectancy in the Unified Protocol: Relationship to outcomes. *Journal of Experimental Psychopathology, 5*, 72–82.

Thompson-Hollands, J., Edson, A., Tompson, M. C., & Comer, J. S. (2014). Family involvement in the psychological treatment of obsessive-compulsive disorder: A meta-analysis. *Journal of Family Psychology, 28*(3), 287–298.

Thompson-Hollands, J., Kerns, C. E., Pincus, D. B., & Comer, J. S. (2014). Parental accommodation of child anxiety and related symptoms: Range, impact, and correlates. *Journal of Anxiety Disorders, 28*(8), 765–773.

Tillfors, M., Furmark, T., Marteinsdottir, I., & Fredrikson, M. (2002). Cerebral blood flow during anticipation of public speaking in social phobia: A PET study. *Biological Psychiatry, 52*, 1113–1119.

Titov, N., Andrews, G., Davies, M., McIntyre, K., Robinson, E., & Solley, K. (2010). Internet treatment for depression: A randomized controlled trial comparing clinician vs. technician assistance. *PLoS ONE, 5*(6), e10939.

Titov, N., Dear, B. F., Schwencke, G., Andrews, G., Johnston, L., Craske, M., McEvoy, P. (2011). Transdiagnostic Internet treatment of anxiety and depression: A randomized controlled trial. *Behaviour Research and Therapy, 49*(8), 441–452.

Tryer, P. (1989). *Classification of neurosis.* Oxford, England: John Wiley and Sons.

Tryon, W. W. (2008). Whatever happened to symptom substitution? *Clinical Psychology Review, 28*(6), 963–968.

Tsao, J. C. I., Lewin, M. R., & Craske, M. G. (1998). The effects of cognitive-behavior therapy for panic disorders on comorbid conditions. *Journal of Anxiety Disorders, 12*, 357–371.

Tsao, J. C. I., Mystkowski, J. L., Zucker, B. G., & Craske, M. G. (2002). Effects of cognitive-behavioral therapy for panic disorder on comorbid conditions: Replication and extension. *Behavior Therapy, 33*(4), 493–509.

Tsao, J. C. I., Mystkowski, J. L., Zucker, B. G., & Craske, M. G. (2005). Impact of cognitive-behavioral therapy for panic disorder on comorbidity: A controlled investigation. *Behaviour Research and Therapy, 43*(7), 959–970.

Tull, M. T., & Roemer, L. (2007). Emotion regulation difficulties associated with the experience of uncued panic attacks: Evidence of experiential avoidance, emotional nonacceptance, and decreased emotional clarity. *Behavior Therapy, 38*, 378–391.

Turner, B. J., Austin, S. B., & Chapman, A. L. (2014). Treating nonsuicidal self-injury: A systematic review of psychological and pharmacological interventions. *Canadian Journal of Psychiatry*, *59*(11), 576–585.

Tuzer, V., Dogan Bulut, S., Bastug, B., Kayalar, G., Göka, E., & Bestepe, E. (2010). Causal attributions and alexithymia in female patients with fibromyalgia or chronic low back pain. *Nordic Journal of Psychiatry, Early Online*, 1–7.

Tyrer, P. J. (1989). *Classification of neurosis.* Chichester, UK: Wiley.

Urosević, S., Abramson, L. Y., Alloy, L. B., Nusslock, R., Harmon-Jones, E., Bender, R., & Hogan, M. E. (2010). Increased rates of events that activate or deactivate the behavioral approach system, but not events related to goal attainment, in bipolar spectrum disorders. *Journal of Abnormal Psychology*, *119*(3), 610–615.

U.S. Census Bureau (2011). *Statistical abstract of the United States: 2011.* Retrieved April 4, 2013.

Van der Gucht, E., Morriss, R., Lancaster, G., Kinderman, P., & Bentall, R. P. (2009). Psychological processes in bipolar affective disorder: Negative cognitive style and reward processing. *British Journal of Psychiatry: The Journal of Mental Science*, *194*(2), 146–151.

Van Dijke, A., Ford, J. D., van der Hart, O., van Son, M., van der Heijden, P., & Buhring, M. (2012). Complex posttraumatic stress disorder in patients with borderline personality disorder and somatoform disorders. *Psychological Trauma: Theory, Research, Practice, and Policy*, *4*(2), 162–168.

van Hecke, O., Torrance, N., & Smith, B. H. (2013). Chronic pain epidemiology and its clinical relevance. *British Journal of Anaesthesia, 111*(1), 13–18.

van Middendorp, H., Lumley, M. A., Jacobs, J. W., van Doornen, L. J., Bijlsma, J. W., & Geenen, R. (2008). Emotions and emotional approach and avoidance strategies in fibromyalgia. *Journal of Psychosomatic Research, 64*(2), 159–167.

Van Rheenen, T. E., Murray, G., & Rossell, S. L. (2015). Emotion regulation in bipolar disorder: profile and utility in predicting trait mania and depression propensity. *Psychiatry Research*, *225*(3), 425–432.

Van Rheenen, T. E., & Rossell, S. (2013). Phenomenological predictors of psychosocial function in bipolar disorder: Is there evidence that social cognitive and emotion regulation abnormalities contribute? *Australian and New Zealand Journal of Psychiatry*.

Varela, R. E., Vernberg, E. M., Sanchez-Sosa, J. J., Riveros, A., Mitchell, M., & Mashunkashey, J. (2004). Anxiety reporting and culturally associated interpretation biases and cognitive schemas: A comparison of Mexican, Mexican American, and European American families. *Journal of Clinical Child and Adolescent Psychology*, *33*(2), 237–247.

Vignarajah, B., & Links, P. S. (2009). The clinical significance of co-morbid post-traumatic stress disorder and borderline personality disorder: Case study and literature review. *Personality and Mental Health*, *3*(3), 217–224.

Vincent, N., Cox, B., & Clara, I. (2009). Are personality dimensions associated with sleep length in a large nationally representative sample? *Comprehensive Psychiatry*, *50*, 158–163.

Vincent, N., & Walker, J. (2001). Anxiety sensitivity: Predictor of sleep-related impairment and medication use in chronic insomnia. *Depression and Anxiety*, *14*, 238–243.

Vocks, S., Schulte, D., Busch, M., Gronemeyer, D., Herpertz, S., & Suchan, B. (2011). Changes in neuronal correlates of body image processing by means of cognitive-behavioural body image therapy for eating disorders: A randomized controlled fMRI study. *Psychological Medicine*, *41*, 1651–1663.

Waller, G., Ohanian, V., Meyer, C., & Osman, S. (2000). Cognitive content among bulimic women: The role of core beliefs. *International Journal of Eating Disorders*, *28*, 235–241.

Walsh, J. K. (2004). Clinical and socioeconomic correlates of insomnia. *Journal of Clinical Psychiatry*, *65*(Suppl 8), 13–19.

Wang, P. S., Berglund, P., Olfson, M., Pincus, H. A., Wells, K. B., & Kessler, R. C. (2005). Failure and delay in initial treatment contact after first onset of mental disorders in the National Comorbidity Survey Replication. *Archives of General Psychiatry*, *62*(6), 603–613.

Wang, P. S., Lane, M., Olfson, M., Pincus, H. A., Wells, K. B., & Kessler, R. C. (2005). Twelve-month use of mental health services in the United States: Results from the National Comorbidity Survey Replication. *Archives of General Psychiatry*, *62*(6), 629–640.

Watson, D. (2005). Rethinking mood and anxiety disorders: A quantitative hierarchical model for DSM-V. *Journal of Abnormal Psychology*, *114*, 522–536.

Watson, D., & Clark, L. A. (1993). Behavioral disinhibition versus constraint: A dispositional perspective. In D. M. Wegner & J. W. Pennebaker (Eds.), *Handbook of mental control* (pp. 506–527). New York, NY: Prentice Hall.

Watson, D., & Clark, L. A. (1994). *The PANAS-X: Manual for the Positive and Negative Affect Schedule—Expanded Form.* Iowa City, IA: Iowa Research Online.

Watson, D., Clark, L. A., & Tellegen, A. (1988). Development and validation of brief measures of positive and negative affect: the PANAS scales. *Journal of Personality and Social Psychology*, *54*, 1063–1070.

Watson, D., & Naragon-Gainey, K. (2014). Personality, emotions, and the emotional disorders. *Clinical Psychological Science*, *2*, 422–442.

Watts, B. V., Schnurr, P. P., Mayo, L., Young-Xu, Y., Weeks, W. B., & Friedman, M. J. (2013). Meta-analysis of the efficacy of treatments for posttraumatic stress disorder. *Journal of Clinical Psychiatry*, *74*, 541–550.

Weathers, F. W., Litz, B. T., Herman, D. S., Huska, J. A., & Keane, T. M. (1993). *The PTSD Checklist (PCL): Reliability, validity, and diagnostic utility.* Paper presented at the annual meeting of the International Society for Traumatic Stress Studies, October, San Antonio, TX.

Wedig, M. M., Silverman, M. H., Frankenburg, F. R., Bradford Reich, D., Fitzmaurice, G., & Zanarini, M. C. (2012). Predictors of suicide attempts in patients with borderline personality disorder over 16 years of prospective follow-up. *Psychological Medicine*, *42*, 2395–2404.

Wegner, D. M., Schneider, D. J., Carter, S. R., & White, T. L. (1987). The paradoxical effects of thought suppression. *Journal of Personality and Social Psychology*, *53*, 5–13.

Weiler, M. A., Val, E. R., Gaviria, M., Prasad, R. B., Lahmeyer, H. W., & Rodgers, P. (1988). Panic disorder is borderline personality disorder. *Psychiatric journal of the University of Ottawa: Revue de psychiatrie de l'Université d'Ottawa*, *13*(3), 140–143.

Weiss, N., Sullivan, T. P., & Tull, M. (2015). Explicating the role of emotion dysregulation in risky behaviors: A review and synthesis of the literature with directions for future research and clinical practice. *Current Opinion in Psychology, 3*, 22–29.

Weiss, N. H., Tull, M. T., Davis, L. T., Dehon, E. E., Fulton, J. J., & Gratz, K. L. (2012). Examining the association between emotion regulation difficulties and probable posttraumatic stress disorder within a sample of African Americans. *Cognitive Behaviour Therapy, 41*, 5–14.

Weisz, J. R., Chorpita, B. F., Palinkas, L. A., Schoenwald, S. K., Miranda, J., Bearman, S. K.,…, & Gray, J. (2012). Testing standard and modular designs for psychotherapy treating depression, anxiety, and conduct problems in youth: A randomized effectiveness trial. *Archives of General Psychiatry, 69*(3), 274–282.

Weisz, J. R., Sandler, I. N., Durlak, J. A., & Anton, B. S. (2005). Promoting and protecting youth mental health through evidence-based prevention and treatment. *American Psychology, 60*(6), 628–648.

Westra, H., & Dozois, D. A. (2006). Preparing clients for cognitive behavioral therapy: A randomized pilot study of motivational interviewing for anxiety. *Cognitive Therapy and Research, 30*(4), 481–498.

Westra, H., Constantino, M. J., & Antony, M. M. (2015). *Motivational interviewing and cognitive behavioral therapy for severe generalized anxiety: Symptom outcomes.* Paper presented at the annual Society for Psychotherapy Research Conference, June, Philadelphia, PA.

Westra, H. A., Arkowitz, H., & Dozois, D. J. A. (2009). Adding a motivational interviewing pretreatment to cognitive behavioral therapy for generalized anxiety disorder: A preliminary randomized controlled trial. *Journal of Anxiety Disorders, 23*(8), 1106–1117.

Whitfield, G. (2010). Group cognitive-behavioural therapy for anxiety and depression. *Advances in Psychiatric Treatment, 16*, 219–227.

Wicklow, A., & Espie, C. A. (2000). Intrusive thoughts and their relationship to actigraphic measurement of sleep: Towards a cognitive model of insomnia. *Behaviour Research and Therapy, 38*, 679–693.

Wilamowska, Z. A., Thompson-Hollands, J., Fairholme, C. P., Ellard, K. K., Farchione, T. J., & Barlow, D. H. (2010). Conceptual background, development, and preliminary data from the unified protocol for transdiagnostic treatment of emotional disorders. *Depression and Anxiety, 27*(10), 882–890.

Wildes, J. E., Ringham, R. M., & Marcus, M. D. (2010). Emotion avoidance in patients with anorexia nervosa: Initial test of a functional model. *International Journal of Eating Disorders, 43*, 398–404.

Williams, J. B., Kobak, K. A., Bech, P., Engelhardt, N., Evans, K., Lipsitz, J.,…, Kalali, A. (2008). The GRID-HAMD: standardization of the Hamilton depression rating scale. *International Clinical Psychopharmacology, 23*(3), 120–129.

Williams, K. E., Chambless, D. L., & Ahrens, A. H. (1997). Are emotions frightening? An extension of the fear of fear concept. *Behaviour Research and Therapy, 35*, 239–248.

Williams, P. G., & Moroz, T. L. (2009). Personality vulnerability to stress-related sleep disruption: Pathways to adverse mental and physical health outcomes. *Personality and Individual Differences, 46*, 598–603.

Williams, A. C., Eccleston, C., & Morley, S. (2012). Psychological therapies for the management of chronic pain (excluding headache) in adults. *Cochrane Database of Systematic Reviews*, *11*, CD007407.

Williamson, A., & Hoggart, B. (2005). Pain: a review of three commonly used pain rating scales. *Journal of Clinical Nursing, 14*(7), 798–804.

Wilner, J. G., Vranceanu, A. M., & Blashill, A. J. (2014). Neuroticism prospectively predicts pain among adolescents: results from a nationally representative sample. *Journal of Psychosomatic Research*, *77*(6), 474–476.

Wolkenstein, L., Zwick, J. C., Hautzinger, M., & Joormann, J. (2014). Cognitive emotion regulation in euthymic bipolar disorder. *Journal of Affective Disorders*, *160*, 92–97.

Wood, P. S., & Mallinckrodt, B. (1990). Culturally sensitive assertiveness training for ethnic minority clients. *Professional Psychology: Research and Practice*, *21*, 5–11.

World Health Organization. (2012). *Public health action for the prevention of suicide: A framework*. Geneva, Switzerland: WHO Press.

Wu, K. D., Clark, L. A., & Watson, D. (2006). Relations between obsessive-compulsive disorder and personality: Beyond Axis I-Axis II comorbidity. *Journal of Anxiety Disorders*, *20*(6), 695–717.

Wupperman, P., Neumann, C., & Axelrod, S. (2008). Do deficits in mindfulness underlie borderline personality disorder features and core difficulties? *Journal of Personality Disorders*, *22*, 466–482.

Wupperman, P., Neumann, C., Whitman, J., & Axelrod, S. (2009). The role of mindfulness in borderline personality disorder features. *Journal of Nervous and Mental Disease*, *197*, 766–771.

Yadollahi, P., Khalaginia, Z., Vedadhir, A., Ariashekouh, A., Taghizadeh, Z., & Khormaei, F. (2014). The study of predicting role of personality traits in the perception of labor pain. *Iranian Journal of Nursing and Midwifery Research*, *19*(7 Suppl 1), S97–S102.

Young, R. C., Biggs, J. T., Ziegler, V. E., & Meyer, D. A. (1978). A rating scale for mania: Reliability, validity and sensitivity. *British Journal of Psychiatry*, *133*(5), 429–435.

Young, J. E., Klosko, J. S., & Weishaar, M. E. (2003). *Schema therapy: A practitioner's guide*. New York: Guilford Press.

Yunus, M. B. (2012). The prevalence of fibromyalgia in other chronic pain conditions. Pain *Research and Treatment, 2012*, 584573.

Zanarini, M. (2003). Zanarini Rating Scale for Borderline Personality Disorder (ZANBPD): A continuous measure of DSM-IV borderline psychopathology. *Journal of Personality Disorders*, *17*, 233–242.

Zanarini, M. C., Frankenburg, F. R., Chauncey, D. L., & Gunderson, J. G. (1987). The Diagnostic Interview for Personality Disorders: Interrater and test-retest reliability. *Comprehensive Psychiatry*, *28*(6), 467–480.

Zanarini, M. C., Frankenburg, F. R., Dubo, E. D., Sickel, A. E., Trikha, A., Levin, A., & Reynolds, V. (1998). Axis II comorbidity of borderline personality disorder. *Comprehensive Psychiatry*, *39*(5), 296–302.

Zanarini, M., Frankenberg, F., Reich, D., Silk, K., Judson, J., & McSweeney, L. (2007). The subsyndromal phenomenology of borderline personality disorder: A 10-year follow-up study. *American Journal of Psychiatry*, *164*, 929–935.

Zayfert, C., & DeViva, J. C. (2004). Residual insomnia following cognitive behavioral therapy for PTSD. *Journal of Traumatic Stress*, *17*, 69–73.

Zimmerman, M., & Mattia, J. I. (1999). Axis I diagnostic comorbidity and borderline personality disorder. *Comprehensive Psychiatry*, *40*(4), 245–252.

Zucker, N. L., Merwin, R. M., Bulik, C.M., Moskovich, A., Wildes, J.E., & Groh, J. (2013). Subjective experience of sensation in anorexia nervosa. *Behaviour Research and Therapy*, *51*, 256–265.